लेखक-परिचय

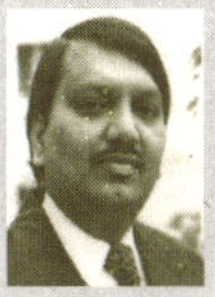

डॉ. यतीश अग्रवाल (एम.बी.बी.एस., एम.डी., डी.एस.सी.)

डॉ. यतीश अग्रवाल सुविख्यात चिकित्सक होने के साथ-साथ एक सिद्धहस्त लेखक हैं और पत्र-पत्रिकाओं में अपने स्वास्थ्य-संबंधी कॉलमों के लिये भी विशेष रूप से जाने जाते हैं। वे अपनी अनेक लोकप्रिय पुस्तकों, निबंध रचनाओं, कॉलमों, रेडियो प्रसारणों और टीवी-धारावाहिकों के माध्यम से लाखों लोगों को अच्छे स्वास्थ्य और सहज तथा युक्तियुक्त जीवन-चर्या का संदेश देते आए हैं। उनकी अनेक किताबें बेस्टसेलर साबित होने के बाद अब अनेक भाषाओं में उपलब्ध हैं। प्रमुख राष्ट्रीय अंग्रेज़ी दैनिक *हिंदुस्तान टाइम्स* में उनके कॉलम *यू आस्क वी आन्सर, बॉडी टॉक और मेडिबाइट* तथा महिलाओं की अत्यंत लोकप्रिय पत्रिका *गृहशोभा* में उनका कॉलम *स्वास्थ्य-सुलझन* बेहद लोकप्रिय हैं। दिल्ली विश्वविद्यालय से डॉक्टर ऑफ़ मेडिसिन की उपाधि प्राप्त डॉ. यतीश अग्रवाल समय-समय पर अत्यंत महत्त्वपूर्ण पुरस्कारों से सम्मानित किए गए हैं, जिनमें प्रमुख हैं—*आत्माराम सम्मान (1999), नेशनल साइंस अवार्ड(1999), मेघनाद साहा पुरस्कार (1991, 92 और 93), नेशनल एक्स्सेलेंस अवार्ड (1992-93)* एवं *स्वास्थ्य मंत्रालय का नेशनल अवार्ड (1994, 95, 97)*। डॉ. अग्रवाल सफ़दरजंग अस्पताल में कार्यरत हैं। पूर्व में वे नई दिल्ली के वल्लभभाई पटेल चेस्ट इंस्टीच्यूट एवं राजन बाबू ट्यूबर्कुलोसिस हॉस्पिटल तथा टोकिओ के नेशनल कैंसर सेंटर हॉस्पिटल से संबद्ध रहे हैं।

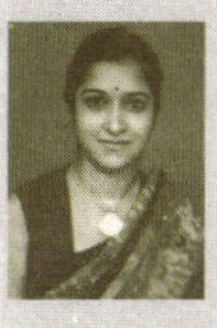

रेखा अग्रवाल (बी.एस.सी., एम.ए., पत्रकारिता में स्नातकोत्तर डिप्लोमा)

रेखा अग्रवाल प्रसिद्ध लेखिका, प्रसारणकर्ता एवं संपादिका हैं। उनकी पिछली कृतियों में स्वास्थ्य-विज्ञान विषयक *रक्त की कहानी* और *नारी विज्ञान* के अतिरिक्त बालोपयोगी कहानी-संकलन *खलीफ़ा की पगड़ी* शामिल हैं। उनकी कहानियां और अन्य रचनाएं अनेक प्रमुख साहित्यिक पत्र-पत्रिकाओं में तथा राष्ट्रीय दैनिक पत्रों में प्रकाशित होती रही हैं, तथा कुछ रचनाएं उड़िया और बांग्ला में भी प्रकाशित हुई हैं। उन्हें 1985 के *हिन्दी अकादमी पुरस्कार* और 1997 के *स्वास्थ्य मंत्रालय (भारत सरकार) के राष्ट्रीय पुरस्कार* से भी सम्मानित किया गया है। संप्रति, वे नई दिल्ली स्थित राष्ट्रीय शैक्षिक अनुसंधान और प्रशिक्षण परिषद् में संपादक के रूप में कार्यरत हैं।

डॉ. यतीश अग्रवाल एवं डॉ. रेखा अग्रवाल की प्रमुख कृतियां

- डागडर बाबू
- मन की दुनिया
- 365 स्वास्थ्य मंत्र
- जटिल रोग सरल उपचार
- रोग नीरोग
- सबके लिए स्वास्थ्य
- स्वस्थ खाएं तनमन जगाएं
- नारी स्वास्थ्य और सौंदर्य
- खिले मातृत्व गूंजें किलकारियां
- नेत्र रोग
- दांपत्य विज्ञान
- डायबिटीज के साथ जीने की राह
- स्वस्थ हृदय : देखरेख और उपचार
- ब्लड प्रेशर : जितना संयत उतना स्वस्थ
- कोरोनरी धमनी हृदय रोग
- डायबिटीज के साथ स्वस्थ जीवन
- दवाएं और हम
- प्यार के मोती (एड्स पर केंद्रित)
- हृदय रोग से कैंसर तक

बाल साहित्य

- फर्स्ट एड
- रक्त की कहानी
- बुलबुलों की गिनती
- जादू की सूइयां
- नारी शरीर के रहस्य
- शल्यचिकित्सा की कहानी

अंग्रेजी में

- अ हंडरेड लैम्पस
- मेजिक मंत्राज़ टू अ पैन-फ्री यूथफूल बैक
- द वर्ल्ड विदिन
- द स्टोरी ऑफ ब्लड
- हार्ट केयर
- बॉडी टॉक
- ऑल अबाउट हेविंग अ बेबी
- हार्ट टॉक
- मेनेजिंग डायबिटीज : हाओ मच शूगर इज टू मच
- हाई ब्लड प्रेशर : टेम द स्टेल्थ किलर
- द डेली ब्रेड
- द मेडिसन चेस्ट
- रिवर्सिंग बैक पैन

खिले मातृत्व गूंजें किलकारियां

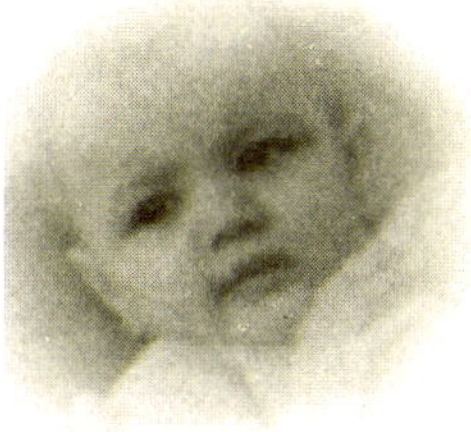

गर्भावस्था और शिशु की देखरेख पर एक संपूर्ण पुस्तक

डॉ. यतीश अग्रवाल
रेखा अग्रवाल

राजकमल प्रकाशन
नयी दिल्ली पटना इलाहाबाद कोलकाता

ISBN : 978-81-267-1408-7

पहला संस्करण 2002
राजकमल से पहली बार 2007
पहली आवृत्ति 2013

मूल्य ₹ 395

प्रकाशक
राजकमल प्रकाशन प्रा. लि.
1-बी, नेताजी सुभाष मार्ग, दरियागंज
नई दिल्ली-110 002
फोन : 011-23274463, 23288769 फैक्स : 23278144

शाखाएँ
अशोक राजपथ, साइंस कॉलेज के सामने, पटना-800 006
पहली मंजिल, दरबारी बिल्डिंग, महात्मा गांधी मार्ग, इलाहाबाद-211 001
36 ए, शेक्सपियर सरणी, कोलकाता-700 017

वेबसाइट : www.rajkamalprakashan.com
ई-मेल : info@rajkamalprakashan.com

कलापक्ष
नरेन्द्र श्रीवास्तव

पुनरीक्षक
डॉ. पिंकी सक्सेना, प्रसूति चिकित्सक
सफदरजंग अस्पताल, नई दिल्ली-110 029

सौजन्य
विज्ञान प्रसार
सी-24, कुतुब इंस्टीट्यूशनल एरिया
नई दिल्ली-110 011

मुद्रक
बी.के. ऑफसेट
नवीन शाहदरा, दिल्ली-110 032

KHILE MATRITVA GOONJEIN KILKARIYAN
by Dr. Yatish Agarwal & Rekha Agarwal

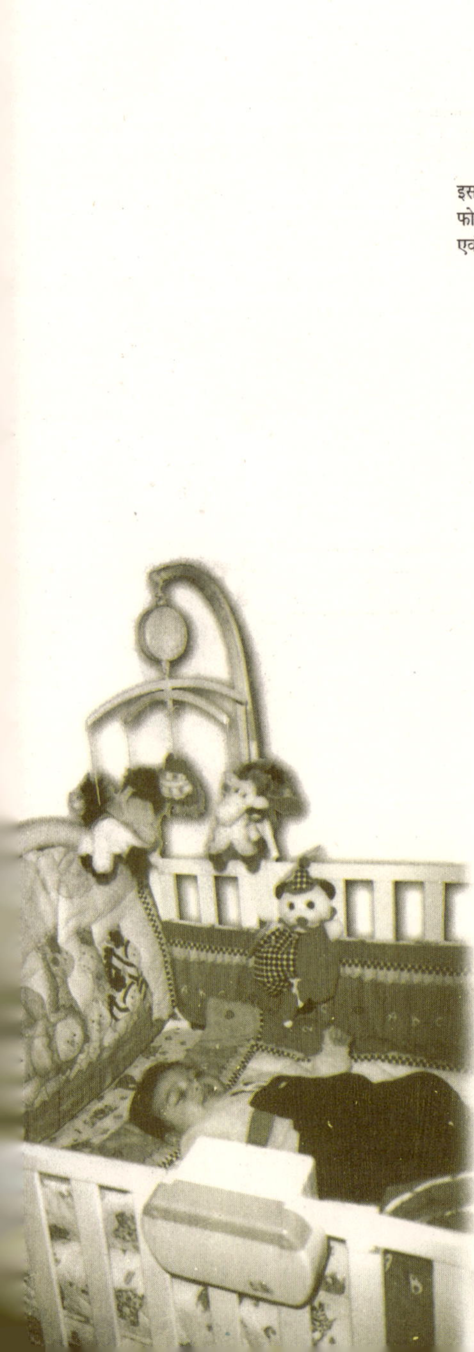

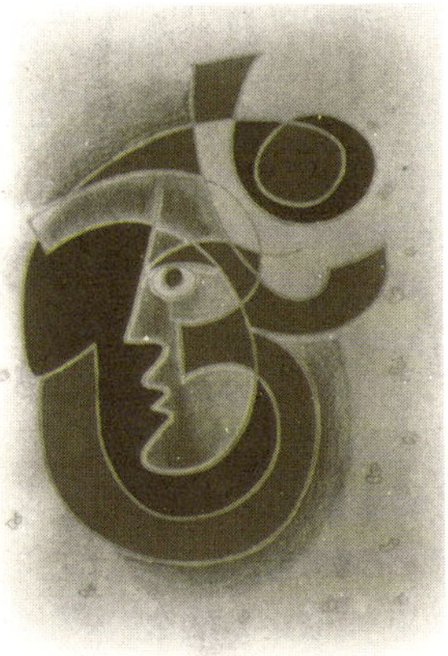

।। अपने माता-पिता आदर्श और सत्प्रकाश को ।।

जिन्होंने दिया मुझे जीवन,
ज्ञान की एषणा,
और उसे
सबमें बांटने का संकल्प।

महके ममता का आंगन

घर में बच्चे का जन्म खुशियों का सबसे बड़ा और सबसे पवित्र उत्सव है। यह एक ऐसा महापर्व है जिसके बाद से जीवन एक नया अर्थ पा लेता है। हंसते-खेलते परिवार में बच्चे का आना पति-पत्नी के लिए जैसे अग्नि को साक्षी मान किए गए वादों को फिर से ताज़ा कर लेना है। इससे प्यार और गाढ़ा तथा रिश्ता और मज़बूत और पुख़्ता हो जाता है। बच्चे की भोली-भाली निर्विकार छवि में न सिर्फ पति-पत्नी का प्रेम प्रकट होता है, बल्कि वह दोनों के ही शरीर, मन, आत्मा से उपजा एक ऐसा फूल है जो दोनों की अस्मिताओं, जीवन ध्येय और सपनों को भी जीवित रखने और आगे ले जाने की क्षमता रखता है। जीवन में जो कुछ नायाब, अनमोल और सुंदर है, बच्चा दरअसल उसी का मूर्त रूप होता है। उसकी गोलमटोल आंखों में अपनी छवि देखकर अंतस् में आशाओं की असंख्य कोपलें खिल उठती हैं।

जैसे ही मन में माता-पिता बनने का सपना खिलने लगे, कुछ तैयारियां करनी ज़रूरी हो जाती हैं। माता-पिता के बीज से ही ममता का आंगन महकता है। इस क्रियाविधि के सरल नियमों को जानना न सिर्फ संतान-बीज को रोपने के लिए ज़रूरी है, बल्कि उसके मंगलमय विकास के लिए भी नितांत आवश्यक है।

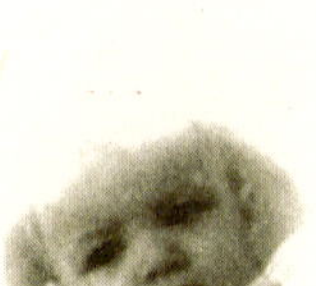

जीवन में खिल उठती हैं. . . आशाओं की असंख्य कोपलें !

गर्भधारण के समय यह जीवन-बीज एक मिलीमीटर से भी सूक्ष्मतर होता है। फिर रफ़्ता-रफ़्ता, ज़र्रा-ज़र्रा अपने खून से सींचकर मां उसे जीवन की लौ देती है। इसी से धरती पर जीवन रौशन रहता है, सृष्टि की डोर बनी रहती है। यह सपना साकार करने में जिस उपलब्धि और परितोष की अनुभूति होती है, वह एक मां ही जान सकती है।

इस 40 हफ़्तों की सृजन-यात्रा में अनेक रोमांचक घटनाएं होती हैं। कैसे-कैसे शिशु के एक-एक अंग की रचना होती है, कब वह अपनी पलकें खोलने लगता है, कब बाहर की आहटें सुनने लगता

है—यह अनुभूतियां मां की धरोहर बन जाती हैं। इस सफ़र में कभी-कभार कुछ बाधाएं भी आ सकती हैं। पर समझदारी के साथ उन्हें अक्सर पार किया जा सकता है।

और फिर आता है, वह बड़ा दिन, जब बच्चा गोद में होता है। उस नन्हे-मुन्ने आनंद के आधार को बड़ा करने की उन दिनों की अपनी अलग ही तपस्या होती है और अपनी अलग खुशियां! जागी-जागी रातों की वह थकान, सिर में उठते शूल बच्चे की एक मुस्कान, उसकी नन्ही उंगलियों की कोमल पकड़ से जैसे फुर्र हो जाते हैं। जीवन के इस दौर में बच्चे की देखरेख के सामान्य नियम जानना बच्चे के स्वस्थ पालन-पोषण के लिए ज़रूरी होते हैं।

खिले मातृत्व गूंजें किलकारियां इन तमाम बातों पर रौशनी डालती है। इसमें आज के आधुनिकतम ज्ञान का आलोक और पिछले ज़माने की समझदारी की बातें साथ-साथ गुंथी हैं। साथ ही, मिथकों को नई दृष्टि से परखने की कोशिश भी मौजूद है। एक दोस्त की तरह यह आप के अधिकांश सवालों, जिज्ञासाओं का सच्चाई और ईमानदारी के साथ जवाब दे सके, यह हमारी कोशिश रही है। मगर इतना सब होते हुए भी यह उस प्रसूति विशेषज्ञ का स्थान नहीं ले सकती जिसे उसी समय परिस्थितियों की नज़ाकत के अनुसार निर्णय लेने पड़ते हैं। यह कृति तो दरअसल एक सहचारिणी है जिसे पढ़कर और जिससे लाभ पाकर रंग-बिरंगे सपनों की झालर, मीठे सौंधे सपनों की खुशबू ममत्व की झोली में सुंदर फूल खिला सकती है। इन्हीं शुभकामनाओं के साथ!

डॉ. यतीश अग्रवाल
रेखा अग्रवाल

अनुक्रम

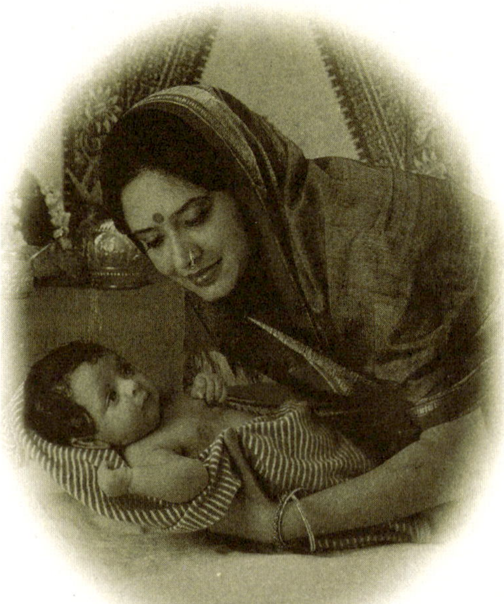

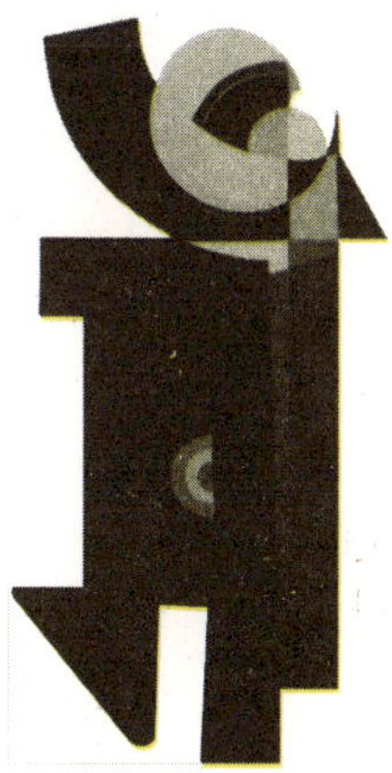

ईश्वर हर जगह नहीं हो सकता था,
इसीलिए उसने रचीं माताएं।

यहूदी कहावत

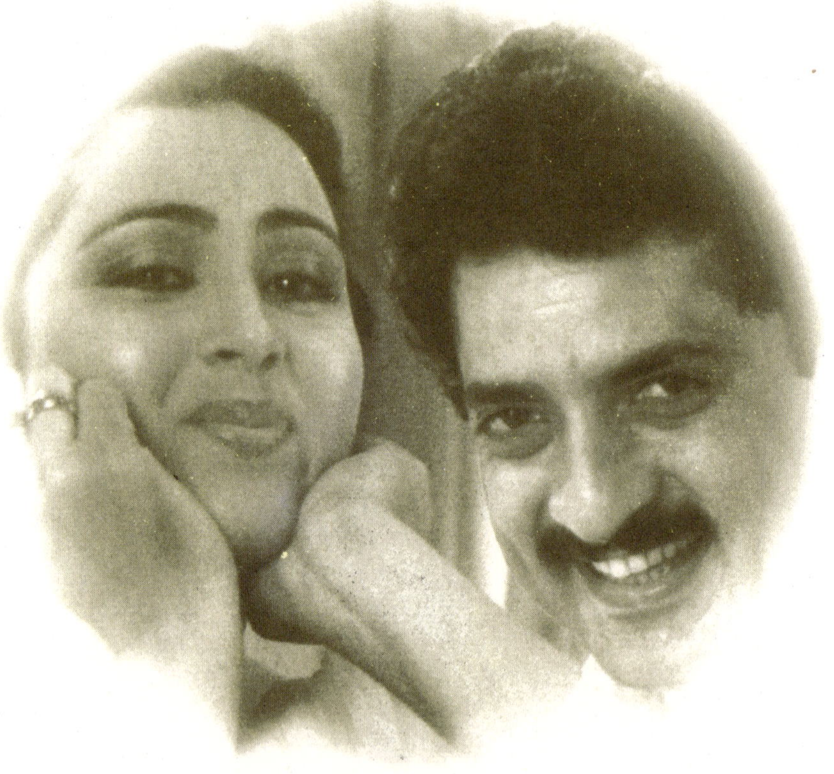

कितनी मीठी अभिलाषाएं उसमें चुपके से रहीं घूम!
कितने मंगल के मधुर गान उसके कोनों को रहे चूम!
मैं उसके लिए बिछाऊंगी फूलों के रस का मृदुल फेन।
झूले पर उसे झुलाऊंगी दुलरा कर लूंगी बदन चूम!

जयशंकर प्रसाद (1890-1937)
कामायनी

जब उठे मन में बच्चे की चाह

बच्चे की किलकारियों के बिना सब कुछ सूना-सूना सा मालूम देता है। उसके आते ही जीवन के सागर में खुशियों की लहरें खेलने लगती हैं। उसके मधुर बोल, तुतलाहट-भरे स्वर कानों में मिठास घोल देते हैं। उसकी बाल-क्रीड़ाओं से मन पुलकित हो उठता है। मगर यह सुख पाने की भी अपनी एक उम्र है, अपनी एक क्रियाविधि। बच्चे को गर्भ में धारण करने से पहले माता-पिता के लिए कुछ खास-खास बातें जान लेना ज़रूरी है।

मन में माता-पिता बनने का सपना संजोते ही उसे साकार करने की तैयारी शुरू हो जाती है। गर्भधारण के क्षण से बच्चे के जन्म लेने तक मां अपने लहू से अपने भीतर पनप रहे जीव को सींचती है। उसकी सेहत, जीवन-चर्या और खान-पान का उसके बच्चे के स्वास्थ्य पर सीधा असर पड़ता है। सावधानी न बरती जाए तो कुछ बीमारियां, गोलियां और दवाएं, धूम्रपान, काम-काज की जगह के खतरे. . . ये और अन्य कई चीज़ें न केवल बच्चे के विकास को रोक सकती हैं बल्कि उसमें कुछ असामान्यताएं भी ला सकती हैं। गर्भावस्था के पहले तीन-चार महीने इस दृष्टि से सबसे महत्त्वपूर्ण होते हैं। गर्भधारण के पहले 12 हफ्तों में शिशु के मस्तिष्क, स्नायुतंत्र और हृदय समेत सभी अंगों की रचना हो जाती है, यद्यपि अनेक माताओं को तो इस समय तक गर्भ से होने का बोध ही नहीं होता। इसलिए अच्छा यही है कि बच्चे का मन बनाने के साथ ही जरूरी सावधानियां अमल में लाई जाएं। इससे गर्भ में आने के क्षण से ही परिस्थितियां बच्चे के स्वस्थ विकास के लायक साबित होंगी।

मां बनने का गौरव कुदरत ने औरत को ही दिया है। उसकी कोख में ही संतान-बीज पोषित होकर एक जीते-जागते परिपूर्ण स्वतंत्र बच्चे को जन्म देता है। इसके पीछे कुछ महत्त्वपूर्ण जैविक सत्य भी हैं जिनके बारे में जानकारी रखना संतान की मनोकामना रखने वाले हर पति-पत्नी के लिए ज़रूरी है।

मां बनने के सबसे अच्छे साल

आधुनिक जीवन में आज अनेक स्त्रियां तरह-तरह के व्यवसायों में पुरुषों के साथ कंधे से कंधा मिलाकर चल रही हैं। उनके लिए युवा वर्ष सचमुच संघर्षशील और द्वंद्व भरे साबित होते हैं—एक तरफ अपने वृत्ति-व्यवसाय में खास मुकाम हासिल करने की आकांक्षाएं, दूसरी तरफ विवाह कर घर-गृहस्थी रचाने के सपने! फैसला कर पाना सचमुच बहुत मुश्किल होता है। लेकिन विषय को विशुद्ध वैज्ञानिक कसौटी पर परखें तो प्राथमिकता शायद मातृत्व-सुख को ही देनी चाहिए। जनन-क्षमता पर किए गए अनेक वैज्ञानिक अध्ययनों में इस जैविक सत्य की पुष्टि हुई है कि मां बनने की सबसे अच्छी संभावना जीवन के 20वें साल से 25वें साल के बीच होती है।

जनन-क्षमता और औरत की आयु के बीच क्या संबंध है इसकी पड़ताल करने के लिए सर्वप्रथम अनेक वर्ष पूर्व मैथ्यूज डंकन ने अध्ययन किया। उन्होंने विभिन्न आयु की स्त्रियों की जनन-क्षमता की पड़ताल करते हुए यह पाया कि स्त्रियों की जनन-क्षमता जीवन के 18वें से 25वें वर्ष के बीच सबसे अच्छी थी। यह एक कठोर सत्य है कि मानव के विकासक्रम ने स्त्री के अन्य शरीर-अंगों के मुकाबले उसके जनन-तंत्र के जरा-जीर्ण होने की रफ़्तार अधिक तेज़ रखी है। इसका सबसे प्रभावपूर्ण चिह्न है मध्य-जीवन-काल में ही होने वाली रजोनिवृत्ति जो दरअसल जनन-क्षमता के अध्याय का पटाक्षेप है, जबकि क्षमता में गिरावट तो काफी पहले से ही आरंभ हो जाती है। जनन की संभावनाएं 30 वर्ष की आयु के बाद से क्षीण होने लगती हैं और 40 के बाद इसके आसार काफी कम रह जाते हैं।

आयु का स्त्री के डिंबों पर सीधा असर पड़ता है। उसकी अंडग्रंथियों में उम्र के साथ-साथ शरीर-क्रिया के स्तर पर ऐसे परिवर्तन होते हैं कि उसकी जनन-क्षमता घटती जाती है। देखा गया है कि 30 साल से अधिक उम्र की सामान्य स्त्रियों में सिर्फ उम्र के कारण ही कृत्रिम गर्भाधान के प्रयास कई बार असफल रह जाते हैं। उनमें सबसे बड़ी कठिनाई डिंबों के बूढ़े होने की ही होती है।

इसके विपरीत, युवा महिलाओं के डिंबों के साथ गर्भधारण सुगमता से हो जाता है। देखा गया है कि यदि रजोनिवृत्ति-प्राप्त महिलाएं भी किसी युवा स्त्री का डिंब अपने भीतर धारण करें, तो गर्भ बनाए रखने में उन्हें कोई कठिनाई नहीं आती। दरअसल मानव प्रजनन में केंद्रीय भूमिका गर्भाशय की नहीं डिंब की ही होती है। लेकिन कम ही महिलाएं ऐसी होंगी जो स्वेच्छा से किसी अन्य स्त्री के डिंब को अपने गर्भ में बसेरा देने की इच्छुक होंगी।

इसीलिए सबसे बेहतर तो यही है कि प्रकृति की योजना के अनुसार ही चला जाए। सोच लें कि मां बनने की सफलता के लिए सर्वोत्तम आयु 20 से ले कर 30 के अंदर ही है। इसके बाद उम्मीदें धूमिल होती जाती हैं और सफलता संयोग की ही बात रह जाती है। जैसे-जैसे एक-एक कर साल बीतते जाते हैं, वैसे-वैसे यह संयोग और भी कम होता जाता है। 30 से 35 वर्ष की आयु वाली महिला को 10 वर्ष पहले की तुलना में अब गर्भधारण करने में दुगुना समय लगता है। चुनांचे गर्भधारण को अपने बाद के वर्षों के लिए टालना चौपड़ खेलने के समान है। जीत भी हो सकती है, और हार भी। फैसला यह जानते हुए ही लेना चाहिए, ताकि बाद में रंज न रहे।

गर्भ-निरोधक कब बंद करें

यदि गर्भ-निरोधक गोलियों का इस्तेमाल कर रही हैं तो सबसे अच्छा कदाचित यही होगा कि गर्भधारण चाहने के लगभग तीन महीने पहले से उनका इस्तेमाल बंद कर दिया जाए। इन तीन महीनों के दौरान कंडोम या कैप और साथ-साथ शुक्राणुनाशक जैली का इस्तेमाल सबसे अच्छा है। इतने समय में हार्मोन-चक्र सामान्य धुरी पर लौट आएगा। दूसरा लाभ यह है कि सामान्य मासिक चक्र में लौटने के बाद गर्भधारण करने से शिशु के आगमन की तिथि ठीक-ठीक सुनिश्चित की जा सकती है।

यदि कॉपर-टी लगी हुई हो तो इसे किसी भी मासिक ऋतुस्राव के अंत में निकलवाना ठीक रहेगा। इसके बाद बिना प्रतीक्षा किए गर्भधारण किया जा सकता है। यही बात कंडोम, शुक्राणुनाशक जैली और कैप पर भी लागू होती है। इनका प्रयोग बंद करते ही गर्भधारण किया जा सकता है।

जांच लें अपनी रुबेला-रोधी ताकत

गर्भावस्था के दौरान रुबेला (जर्मन मीज़ल्स) से पीड़ित होना कड़ी मुश्किल में डाल देता है। इस वाइरस से बच्चे के विकास पर बहुत बुरा असर पड़ता है। यह संक्रमण गर्भावस्था के पहले तीन महीनों में हो जाए तो बच्चे के हृदय, स्नायु तंत्र और दूसरे अंगों में कमियां आ सकती हैं और बच्चा बहरा और अंधा हो सकता है। मां को गर्भपात या मृत-प्रसूति का भी कष्ट उठाना पड़ सकता है।

क्या करें

बचाव का सबसे अच्छा तरीका रुबेला-रोधी टीका लगवाना है। किसी भी महिला के लिए

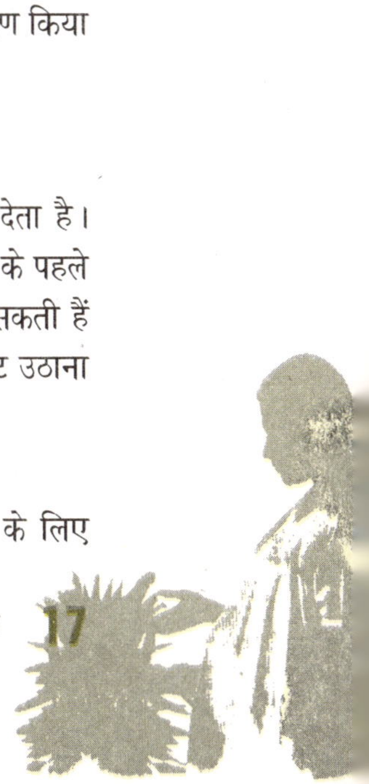

गर्भधारण का मन बनाने से पहले यह पता कर लेना आवश्यक है कि उसे बचपन में यह टीका लगा है या नहीं। अगर नहीं, तो टीका अब लगवा लें। यह एक साधारण सा इन्जेक्शन होता है। इसे लगवाने के तीन महीने बाद तक गर्भधारण नहीं करना होता।

अगर यह टीका नहीं लिया हो तथा गर्भधारण हो जाए और फिर किसी रुबेला के रोगी से सामना हो जाए तो इसकी सूचना तत्काल डॉक्टर को देनी चाहिए। रक्त की एक जांच से यह पता लगाया जा सकता है कि शरीर में रुबेला से बचने की ताकत है या नहीं। यदि नहीं है, तो 15-15 दिनों के अंतर से अपनी रक्त-जांच करा कर देखना चाहिए कि कहीं रुबेला का संक्रमण तो नहीं हुआ। अगर किसी भी समय संक्रमण की पुष्टि होती है तो गर्भ-समापन करा लेना ही अच्छा है।

धूम्रपान पर पाबंदी

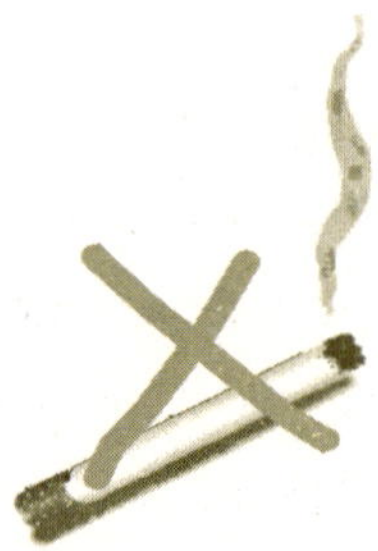

गर्भावस्था में धूम्रपान के अनेक खतरे हैं। इससे गर्भ के भीतर विकसित हो रहे शिशु को काफ़ी नुकसान पहुंचता है और उसका विकास अधूरा रह सकता है। शिशु के स्वास्थ्य पर भी बुरा असर पड़ता है। वह कमज़ोर रह जाता है। आंका गया है कि धूम्रपान करने वाली मां के बच्चे का वज़न सामान्य अपेक्षित वजन से 200 ग्राम कम होता है। यह दोष निकोटीन और कॉर्बन मोनोऑक्सॉइड का है जो मां के रक्त में मिलकर शिशु के शरीर में पहुंच जाती हैं। इससे बच्चे को मिलने वाले ऑक्सीजन की कुल मात्रा घट जाती है और बच्चा ठीक से नहीं पनप पाता। धूम्रपान करने वाली माताओं में समयपूर्व प्रसव की भी अधिक आशंका रहती है और प्रसव के समय भी मां कुछ तकलीफदेह जटिलताओं से घिर सकती है।

क्या करें

अपनी औलाद की खातिर भी धूम्रपान छोड़ने का फैसला ले पाना हमेशा आसान नहीं होता। फिर भी इससे मिलने वाले फ़ायदों पर विचार किया जाए तो संकल्प लेने में कठिनाई नहीं होती। यह संकल्प ले लेने मात्र से पहली बाज़ी जीत ली जाती है। अब बस इतना करना है कि सारी सिगरेटें, लाइटर, माचिस, ऐश-ट्रे फेंक दें और पीना बंद कर दें। बगैर सिगरेट पहले एक दिन, फिर दूसरा दिन, और फिर एक-एक कर इसी तरह दिन बीतते चलते हैं। फिर अच्छा लगने लगता है और धूम्रपान न करने के फ़ायदे भी मिलने शुरू हो जाते हैं। आगे दिए गए उपाय अपनाने से यह संकल्प पूरा करने में आसानी होती है :

- हाथों को व्यस्त रखने का कोई तरीका ढूंढ़ लें ताकि सिगरेट पकड़े रखना और उससे खेलना छूट जाए। चाबी के गुच्छे से या अंगूठे से खेलने की आदत डाली जा सकती है, अथवा कढ़ाई, बुनाई या सिलाई की हॉबी अपनाई जा सकती है।
- रिलैक्स करने के लिए कोई दूसरा तरीका अपनाएं। कुछ गहरी सांसें लेना, स्नान करना, थोड़ी सैर कर आना या तैराकी करना सबसे अच्छा है।
- जब भी सिगरेट की तलब हो, कुछ-न-कुछ करने में लग जाना अच्छा है। एक गिलास पानी पी लें, सेब खा लें, बुनाई कर लें, या किसी लेखन में या गमले के पौधे को संवारने में लग जाएं, किसी दोस्त को फोन कर लें, या कुछ भी और! अपना ध्यान किसी भी और चीज़ में लगा लें, मगर बैठे-बैठे यह न सोचती रहें कि सिगरेट पीने का कितना मन हो रहा है।

ऐल्कोहॉल से परहेज़ बरतें

जम कर पीने की बात तो दूर, गर्भावस्था के दौरान औसत या हल्की-फुल्की मात्रा में पीना भी गर्भस्थ शिशु के विकास पर उल्टा असर डाल सकता है, खास कर शुरू के हफ़्तों में। ड्रिंक कितनी भी मात्रा में ली जाए, ऐल्कोहॉल मां के रक्त में मिल कर उससे होते हुए शिशु के रक्त में पहुंच ही जाता है। स्पष्ट है कि इसके अपने नुकसान हैं।

क्या करें

ऐल्कोहॉल बिल्कुल बंद कर देना ही अच्छा है। यह संकल्प गर्भधारण करने से पहले ही ले लेना ठीक है। बेजा ही कोई जोखिम क्यों उठाया जाए? विशेष समारोहों और पार्टियों में अपनी पसंद का कोई दूसरा सॉफ़्ट-ड्रिंक ले लें, मगर मदिरा के प्याले की ओर मुड़कर भी न देखें।

सावधानी बरतें! हर दवा खतरनाक हो सकती है

गर्भावस्था के दौरान सदा इस बात का ध्यान रखना चाहिए कि साधारण से साधारण दवा भी गर्भस्थ शिशु को नुकसान पहुंचा सकती है। यह परहेज़ हर पद्धति की दवा पर लागू होता है। उन दवाओं पर भी जो सर्दी-ज़ुकाम, दर्द-बुखार आदि के लिए बिना डॉक्टर के पर्चे के किसी भी दुकान से खरीदी जा सकती हैं।

बहुत सुरक्षित और अहानिकर दिखने वाली होमियोपैथिक, बॉयोकेमिक और आयुर्वेदिक गोलियां भी हानिकर हो सकती हैं, अतएव उनसे भी दूरी बरतना ज़रूरी है। सबसे ज़्यादा

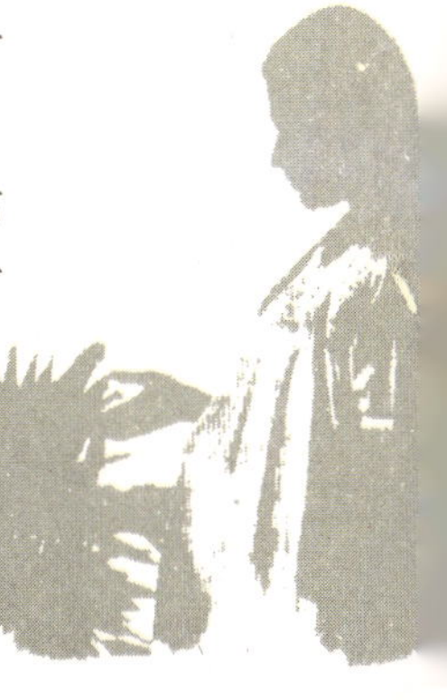

नुकसान हमेशा गर्भावस्था के शुरू के हफ़्तों में होता है, जब ज़्यादातर यही पता नहीं होता कि गर्भधारण हो चुका है।

क्या करें

यदि किसी पहले से चले आ रहे रोग के लिए कोई नियमित गोली या दवा ले रही हैं, तो गर्भधारण का मन बनाने से पहले डॉक्टर से पूछ लेना ज़रूरी है कि क्या दवा लेते हुए मां बना जा सकता है। और दूसरा, कि क्या इलाज में किसी परिवर्तन की ज़रूरत है? कुछ रोगों जैसे मिरगी (एपिलेप्सी) और डायबिटीज़ में गर्भावस्था के दौरान विशेष सार-संभाल और देखरेख की ज़रूरत होती है।

यों सामान्य स्वास्थ्य वाली किसी भी महिला के लिए गर्भधारण के पहले से ही हर प्रकार की दवा से परहेज़ बरतना सबसे अच्छा है। अगर दवा लेने की कोई अनिवार्यता आ ही जाए, तो किसी योग्य डॉक्टर की सलाह से उसकी देखरेख में ही दवा ली जानी चाहिए। डॉक्टर को भी इस बात के लिए आगाह कर देना चाहिए कि गर्भ में बच्चा हो सकता है।

काम-काज की जगह पर खतरे

काम-काज की कुछ खास जगहें, जैसे नाभिकीय शक्ति-संयंत्र, एक्स-रे विभाग, कैंसर चिकित्सा विभाग, ऑपरेशन थिएटर तथा रासायनिक और दूसरी उद्योग-फ़ैक्टरियां गर्भस्थ शिशु के लिए खतरे के स्थान हो सकते हैं। ऐसे में विकिरण किरणें, संज्ञाहारी गैसें, रसायन, मशीनों का तेज़ शोर, शिफ्ट ड्यूटी, शारीरिक थकान और तनाव भ्रूण के स्वास्थ्य पर प्रतिकूल प्रभाव डालने के दोषी हो सकते हैं।

क्या करें

अगर काम की जगह पर कोई ऐसा खतरा दिखे, तो अपने विभाग या संबंधित पर्सनेल ऑफिसर से बातचीत कर समस्या का हल निकालना आवश्यक है। यदि काम का संबंध रसायनों से है तो ठीक से पता कर लेना चाहिए कि इसके कोई जनन-संबंधी खतरे तो नहीं हैं।

यदि किसी काम को करते रहने से हानि पहुंचने का डर हो, तो किसी सुरक्षित काम पर आने की संभावनाएं तलाशी जानी चाहिए। उदाहरण के लिए, एक्स-रे विभाग में, जहां विकिरण के खतरे होते हैं, काम कर रही टेक्नीशियन या डॉक्टर अपनी सामान्य ड्यूटी से हट कर अल्ट्रासाउंड या रिपोर्टिंग कक्ष में जा सकती हैं। जैसे भी हो, गर्भधारण करने के बाद कोई भी खतरा नहीं लेना चाहिए। फिर चाहे इसके लिए नौकरी ही क्यों न बदलनी पड़े।

वंशानुगत असामान्यताएं

जिस प्रकार नैन-नक्श जीन के माध्यम से पीढ़ी-दर-पीढ़ी परिवार में आते हैं, ठीक वैसे ही कुछ असामान्यताएं भी एक पीढ़ी से अगली पीढ़ी में वंशानुक्रम से आ सकती हैं। यदि भावी माता या पिता या उनके किसी करीबी रिश्तेदार को मस्कुलर डिस्ट्रॉफी, हूटिंग्टन्स कोरिया, सिकिल सेल डिज़ीज़ या हीमोफिलिया जैसा वंशानुक्रम से आने वाला कोई रोग है, तो यह जान लेने का प्रयास किया जाना चाहिए कि क्या यह रोग बच्चे में भी आ सकता है। यदि हां, तो इसकी संभावना क्या और कितनी होगी?

अगली पीढ़ी में विकार के होने का ठीक-ठीक आकलन गर्भधारण से पहले ही किया जा सकता है। यह विकार की प्रवृत्ति और इस बात पर निर्भर करता है कि विकार माता-पिता में से किसी एक को या दोनों में है। कुछ विकार मात्र एक जीन में आए दोष के कारण होते हैं। उनके अगली पीढ़ी में जाने की संभावना स्पष्ट नियमों से निर्धारित होती है जिससे यह पता लग सकता है कि भावी संतान में रोग आने का जोखिम कितना बड़ा है। अलिंग सूत्र के प्रबल्य विकार (आटोसोमल डोमिनेन्ट डिफेक्ट) की अगली पीढ़ी में जाने की दर 50 प्रतिशत होती है। माता-पिता में से किसी एक को इस प्रकार का विकार है तो उनके दो में से एक बच्चे उसी विकार से प्रभावित हो सकते हैं। इस श्रेणी में अनेक विकार हैं। जैसे, हीमोग्लोबिन संरचना के दोष, लाल रक्त कोशिकाओं का दोष (हेरिडिटरी स्फीरोसायटोसिस), यकृत दोष (गिलबर्ट सिन्ड्रॉम), मस्तिष्क और तंत्रिकातंत्र संबंधी दोष (हटिंग्टन्स कोरिया), मस्कुलर डिस्ट्रॉफी, हड्डियों के बार-बार टूटते रहने वाला दोष (ओस्टियोजेनेसिस इमपरफेक्टा), गुर्दों की पॉलीसिस्टिक डिज़ीज़, बड़ी आंत के पोलिप, आदि।

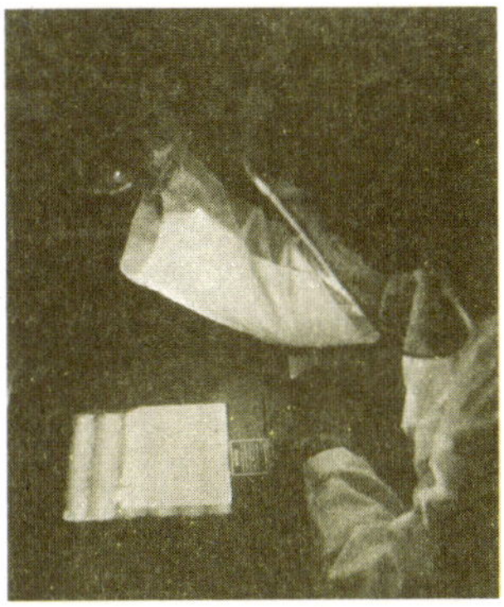

जेनेटिक दोष की तलाश

इन विकारों की तुलना में एक दूसरी बड़ी श्रेणी उन आनुवंशिक विकारों की है जो प्रायः अप्रकट रह जाते हैं। इन्हें रिसेसीव विकार कहते हैं। यह संतान में तभी दोष के रूप में प्रकट होते हैं जब माता-पिता दोनों में ही उस विकार का अप्रकट जीन होता है। इस स्थिति में उनके बच्चों में विकार होने की दर 25 प्रतिशत पाई गई है। इस श्रेणी के विकारों में प्रमुख हैं—एल्बीनिज़्म, सिस्टिक फाइब्रोसिस, फेनकॉनी सिन्ड्रोम, फिनाइलकीटोनयूरिया, थैलेसीमिया, विल्सन डिज़ीज़, आदि।

तीसरी बड़ी श्रेणी उन आनुवंशिक विकारों की है जो लिंग-सूत्र के माध्यम से अगली पीढ़ियों में जाते हैं। इसकी आगे दो उपश्रेणियां हैं। पहली, जिसमें विकार प्रबल प्रकार का होता है और स्त्री तथा पुरुष दोनों में जा सकता है। दूसरी उपश्रेणी उन विकारों की है जो स्वस्थ प्रकट होने वाली स्त्रियों से उनकी पुरुष संतानों में जाकर प्रकट होता है, जबकि उनकी कन्याएं उन्हीं के समान रोगरहित रहती हैं किंतु अपने बेटों को रोग दे सकती हैं। इसका आम उदाहरण हीमोफिलिया है, जिसमें रक्त जमाव तत्त्व (फैक्टर VIII) की कमी से खून ठीक से जम नहीं पाता।

जिन एकल जीन दोषों की चर्चा हमने अभी की वे इतने अधिक हैं कि उनकी पूरी सूची भी यहां दे पाना मुश्किल है। अगर परिवार में किसी को कोई ऐसा दोष है तो डॉक्टर से इसके

कुछ आम विकारों का अनुमानित जोखिम

विकार	सामान्य दर	पुरुष : स्त्री अनुपात	सामान्य माता-पिता के दूसरे बच्चे में विकार होने की आशंका	माता या पिता में विकार होने पर उनके बच्चे में विकार आने की आशंका	माता या पिता में विकार होने पर दूसरे बच्चे में भी विकार होने की आशंका
सिर न होना (एननसिफेली)	2 प्रति 1000	1:2	5%	-	-
कटा हुआ तालु (क्लेफ्ट पेलेट)	4 प्रति 10,000	2:3	2%	7%	15%
बीच से कटा होंठ $\pm$ तालु	1 प्रति 1000	3:2	4%	4%	10%
पदविकृति (क्लब फुट)	1 प्रति 1000	2:1	3%	3%	10%
हृदय संरचना के दोष	1 प्रति 200	-	1-4%	1-4%	-
कूल्हे के जोड़ का उतरना	7 प्रति 10,000	1:6	4%	4%	10%
मिरगी	1 प्रति 200	1:1	5%	5%	10%
मेनिया	1 प्रति 250	2:3	-	10-15%	-
मंदबुद्धि	1 प्रति 200	1:1	3-5%	-	-
बधिरता	1 प्रति 1000	1:1	10%	8%	-
गुर्दों की अनुपस्थिति	1 प्रति 10,000	3:1	3-7%	-	-
अमाशय ग्रहणीद्वार संकीर्णता (पाइलोरिक स्टीनोसिस)	3 प्रति 1000	5:1	2-10%	4-17%	13-38%
स्कीज़ोफ्रीनिया	1-2 प्रति 100	1:1	-	16%	-
मेरुदंड के अस्थिदोष	3 प्रति 1000	2:3	5%	3%	-

बारे में स्पष्ट रूप से पूछा जा सकता है कि दोष किस प्रकार का है और उसके अगली पीढ़ी में आने की संभावित दर कितनी है। इस विषय पर अधिक विस्तृत जानकारी हासिल करने के लिए किंसी जेनेटिक काउन्सलर से मिलना सबसे अच्छा है।

कई आमफहम विकारों की पारगमनीयता तो इससे भी अधिक जटिल है। यह विकार एकाधिक तत्त्वों से संचालित होते हैं जिनमें कई जीन दोष और परिवेश के गुण-अवगुण साथ-साथ महत्त्वपूर्ण भूमिका अदा करते हैं। इनमें से अधिक होने वाले कुछ आम विकारों की अनुभवसिद्ध अनुमानित जोखिम दर यहां पर दी जा रही है।

यदि बच्चे में किसी गंभीर वंशागत विकार के आने की संभावना बहुत प्रबल हो, तो दम्पति गर्भावस्था के 16वें हफ़्ते में भ्रूण की जांच करा सकते हैं। यदि भ्रूण दोषयुक्त हो तो गर्भ-समापन का निर्णय लिया जा सकता है। यदि विकार बहुत गंभीर है और उसकी पुनरावृत्ति की दर बहुत अधिक है तब स्वस्थ बच्चे की चाह पूरी करने का एक और रास्ता भी है। यदि पिता की ओर से विकार है, तो किसी और पुरुष के शुक्राणु लेकर और यदि मां में विकार है तो किसी और स्त्री का डिंब लेकर प्रयोगशाला में कृत्रिम विधि से डिंब निषेचित किया जा सकता है और इसे बाद में स्त्री के गर्भ में रोपित किया जा सकता है।

कब बनता है गर्भधारण का संयोग

लगभग सभी संस्कृत चिकित्सा ग्रंथों में ऋतुस्राव समाप्त होने के अगले दिन को गर्भ-धारण के लिए सबसे उत्तम दिन बताया गया है। लेकिन आधुनिक विज्ञान के अनुसार यह गणना सही नहीं है। सच्चाई यह है कि जिस दिन डिंबग्रंथि से डिंब छूटता है, उसके पास के दिनों में ही गर्भधारण का संयोग बनता है। दरअसल डिंबग्रंथि से निकलने के बाद डिंब का कुल जीवन 24 घंटों का होता है। यदि गर्भधारण होना है, तो डिंब का इन 24 घंटों में ही निषेचित होना ज़रूरी है। फिर शुक्राणु का जीवन-काल भी कोई अधिक नहीं होता। यह क्षरित होने के बाद डिंब को अगले 48 से 72 घंटों के अंदर ही निषेचित कर पाने की ताकत रखता है। इसलिए गर्भधारण का सबसे उत्तम संयोग डिंबग्रंथि से डिंब के छूटने (डिंबक्षरण) के दिनों में ही होता है।

डिंबग्रंथि से डिंब के छूटने का समय मालूम करने की कई विधियां हैं। यहां कुछ सरल विधियां दी जा रही हैं जिनमें से कोई एक या कुछ-एक विधियां अपना कर डिंबक्षरण का ठीक-ठीक समय, या कहें, गर्भधारण के लिए उत्तम समय मालूम किया जा सकता है।

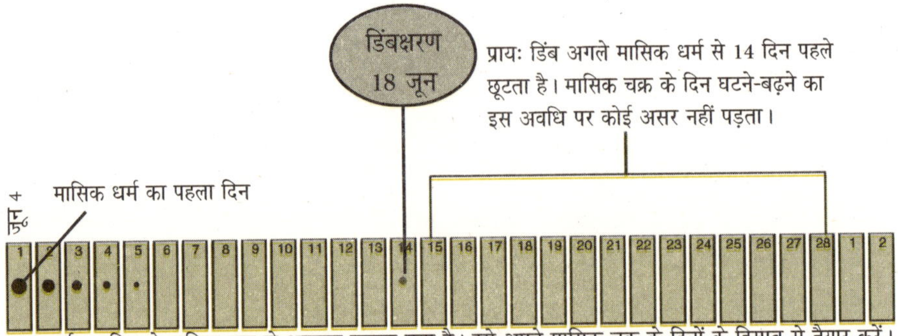

यह चार्ट 28 दिन के मासिक चक्र के अनुसार बनाया गया है। इसे अपने मासिक चक्र के दिनों के हिसाब से तैयार करें।

कैलेंडर विधि से पता लगाएं कब छूटेगा डिंब

डिंबक्षरण का समय मालूम करने की विधियां

कैलेंडर विधि

1. जिन महिलाओं का मासिक चक्र नियम से होता है, उन्हें अपने अगले ऋतुस्राव की तारीख की गणना में कोई कठिनाई नहीं आती। ऐसी स्थिति में डिंबक्षरण की तारीख की गिनती कर पाना भी आसान है। इसके लिए सबसे पहले अपने मासिक चक्र के क्रम को ठीक से समझना आवश्यक है। कुछ महीनों तक लगातार किसी डायरी या कैलेंडर में ऋतुस्राव शुरू होने का दिन दर्ज करते जाएं।
2. अब दो ऋतुस्रावों के शुरू होने के बीच के दिनों की गणना कर मासिक चक्र की ठीक-ठीक अवधि पता की जा सकती है। इसके लिए पहला ऋतुस्राव आने के दिन से लेकर दूसरा ऋतुस्राव आने के ठीक पूर्व के दिन तक गिनना चाहिए। ऐसा लगातार कुछ महीनों तक करें। यदि मासिक चक्र नियमित है तो हर बार इसकी अवधि लगभग एक ही आएगी। किंतु, यदि यह अवधि काफी हद तक अलग-अलग आती है, तो इसका मतलब है कि मासिक चक्र नियमित नहीं है। ऐसी स्थिति में तापमान विधि या श्लेष्मा विधि का उपयोग करना ही ठीक होगा।
3. मासिक चक्र की अवधि हर महिला में थोड़ी-बहुत अलग-अलग ही होती है। फिर भी डिंबक्षरण अगले ऋतुस्राव के आने से लगभग 14 दिन पहले होता है। अतः सबसे पहले मासिक चक्र की सामान्य अवधि के आधार पर अगले ऋतुस्राव के आने की तारीख की गणना करें। जिस दिन ऋतुस्राव होने वाला है, उससे फिर वापस 14 दिन गिनें। यही डिंबक्षरण की संभावित तारीख है। इस दिन और उसके आस-पास के दिनों में समागम करना गर्भधारण की दृष्टि से सबसे फलदायी होगा।

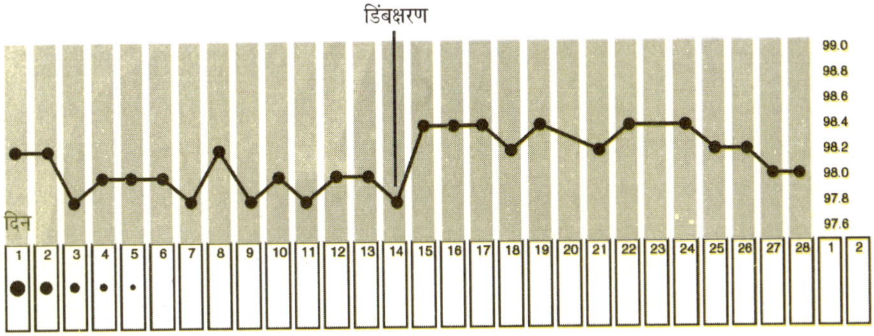

शरीर के तापमान से भी डिंब छूटने की तिथि जानी जा सकती है

तापमान विधि

शरीर के तापमान का रिकार्ड रख कर भी यह जाना जा सकता है कि डिंबक्षरण कब हो रहा है। जिन महिलाओं को गर्भधारण में कठिनाई होती है, उन्हें डॉक्टर नियमित तापमान-चार्ट रखने की सलाह देते हैं। इससे मालूम हो जाता है कि डिंबक्षरण हो भी रहा है या नहीं और यदि हो रहा है तो कब हो रहा है। यह विधि अपनाने का सही तरीका इस प्रकार है :

1. तापमान ऋतुस्राव के पहले दिन से देखना शुरू करें। सुबह-सुबह बगैर बिस्तर से उठे, बिना कुछ खाए-पिए थर्मामीटर से शारीरिक तापमान देखें और उसे कापी में दर्ज कर लें। इसके लिए विशेष फर्टिलिटी थर्मामीटर का प्रयोग करें और उसे पूरे दो मिनट तक मुंह में रखें।
2. एक चार्ट बनाकर हर दिन का तापमान रिकार्ड करती जाएं।
3. अगले मासिक के शुरू होने के साथ नया चार्ट बना लें।
4. इस चार्ट से स्पष्ट हो जाएगा कि प्रत्येक मासिक से 14 दिन पूर्व तापमान में पहले हल्की कमी होती है और फिर तापमान 0.5 से 1 डिग्री फ़ारेनहाइट बढ़ जाता है।
5. जिस समय तापमान बढ़ता है, डिंबक्षरण हो चुका होता है। लेकिन डिंब का जीवन-काल चूंकि 24 घंटों का होता है, इसलिए इस समय भी समागम कर गर्भधारण में सफलता प्राप्त की जा सकती है।

श्लेष्मा विधि

डिंबक्षरण के दिनों में गर्भाशय-ग्रीवा में श्लेष्मा अधिक मात्रा में बनने लगती है और थोड़ी पतली हो जाती है। इस समय पर स्राव की मात्रा भी बढ़ जाती है और योनि में तरलता भी।

कुछ महिलाओं को इस समय पर एक स्वच्छ जैली जैसा स्राव भी होता है। ये दोनों लक्षण भावी डिंबक्षरण का संकेत देते हैं। कई संवेदनशील महिलाएं इस परिवर्तन को ठीक-ठीक भांप लेती हैं।

यह विधि प्रयोग में लानी हो तो प्रत्येक बार मूत्र-त्याग के समय अपनी उंगली या टिशू-पेपर से योनिद्वार के पास हल्का-सा पोंछें। जिन दिनों में डिंबक्षरण होने वाला होगा, श्लेष्मास्राव और तरलता स्वयं ही बढ़ जाएगी। पहले-पहल इन परिवर्तनों को पहचानना थोड़ा मुश्किल लग सकता है, लेकिन अनुभव-अभ्यास से यह काफी आसान हो जाता है।

गर्भधारण की प्रतीक्षा

बिलकुल सही समय पर समागम करें तब भी जरूरी नहीं कि गर्भधारण हो ही जाए। कई वर्षों से लगातार गर्भ-निरोधकों का इस्तेमाल करने वाली महिलाएं अक्सर सोचती हैं कि इनका इस्तेमाल बंद करते ही वे गर्भवती हो जाएंगी। लेकिन, वास्तविक परिस्थितियों में ऐसा नहीं होता। किसी भी महिला को गर्भधारण करने में कुछ महीने तो लग ही सकते हैं। यदि पूरे एक वर्ष गर्भधारण का प्रयास करते रहने के बावजूद सफलता न मिले, तो डॉक्टर की राय लेने के बारे में सोचना चाहिए।

ऐसी स्थिति में डॉक्टर से मिल कर उन्हें अपनी चिंता से अवगत कराया जा सकता है। गर्भधारण में असफलता के कई कारण हो सकते हैं। यह कारण शारीरिक हो सकते हैं जैसे, वीर्य में कम शुक्राणुओं का होना, स्त्री का डिंबक्षरण ही न होना या डिंबवाही नलिकाओं का मार्ग अवरुद्ध होना, आदि। इनमें से अब अधिकांश विकारों की चिकित्सा संभव है। कभी-कभी अतिचिंता, शारीरिक थकान और मानसिक तनाव से भी गर्भधारण नहीं हो पाता। कारण जो भी हो, यदि गर्भधारण में सफलता न मिले तो डॉक्टर से मिल कर समस्या को जानना और उसका इलाज कराना ही अच्छा है।

चुनाव बेटे और बेटी का

बेटे और बेटी में चुनाव का प्रश्न युगों-युगों से मनुष्य के सरोकार का विषय रहा है। स्त्री-पुरुष, वैद्य-हकीम और समाज इस प्रश्न के संबंध में समान रूप से उत्सुक रहे हैं, और समय-समय पर इसके लिए कुछ नियमों को खोज निकालने के प्रयास करते आए हैं। प्राचीन चिकित्सा-ग्रंथों के पृष्ठ पलटने पर अनेक रोचक विश्वासों की जानकारी मिलती है, यद्यपि इनके निगमन के आधार का पता नहीं चलता। इन विश्वासों में शामिल हैं—खास तिथियों का पालन, विशिष्ट मुद्राओं का अपनाया जाना और विशेष आहार आदि के नियम।

काश कि, यह सब कुछ इतना आसान होता! प्रजनन-चिकित्सा के क्षेत्र में हम काफी आगे बढ़े हैं—परखनलियों और पेट्रीडिशों में भ्रूण की रचना करने, दाता डिंबग्रंथियों से डिंब लेने, गर्भ की किराए पर व्यवस्था करने आदि में कामयाब हुए हैं, फिर भी कुछ राज़ आज भी हमारे लिए अबूझ बने हुए हैं। लड़के-लड़की का सवाल भी इनमें से एक है।

कोई नहीं जानता कि नए जीवन का बीज पड़ते समय कौन सी स्थितियां 'एक्स' शुक्राणु को और कौन सी 'वाई' शुक्राणु को निषेचन के लिए प्रेरित करती हैं। नियंता के इस महान खेल का, जिसकी चाबी केवल प्रकृति के हाथ में है, विज्ञान इतना ही अंश मालूम कर सका है कि जब डिंब को 'एक्स' शुक्राणु निषेचित करता है तो लड़की, और जब 'वाई' शुक्राणु निषेचित करता है तो लड़का जन्म लेता है। दोनों की संभावना एक जैसी होती है। निषेचन किस शुक्राणु से होगा, यह निरे संयोग की बात है। इस पर न तो पुरुष का ही वश चलता है और न ही स्त्री का। यह फैसला केवल प्रकृति के हाथ में है।

यह घोर आश्चर्य की बात है कि फिर भी कई नीम-हकीम सार्वजनिक रूप से बेटे या बेटी की चाहत पूरी करने वाली जादू की पुड़ियां और खुराकें बेच रहे हैं। बसें, ट्रेन के डिब्बे और इमारतों की दीवारें उनके दावों और माल परखने की दावत देने वाले लुभावने विज्ञापनों से अटी पड़ी हैं। अनेक पढ़े-लिखे दंपति भी इन प्रलोभनों में पड़ कर नीम-हकीमों के चक्कर में अपनी पूंजी लुटाते फिरते हैं। उन्हें यह सामान्य बोध नहीं होता कि प्राकृतिक चुनाव हो जाने के बाद कोई भी गोली, चाहे जादू की पुड़िया ही क्यों न हो, शिशु का लिंग नहीं बदल सकती। गर्भधारण के समय ही आने वाले शिशु का लिंग तय हो जाता है और किसी भी नीम-हकीम के पास इसमें हेर-फेर करने की कोई शक्ति नहीं होती। कोई दलील दे और कहे कि अमुक की खुराक से लाभ हुआ तो उस पर भी यकीन न करें। सफलता के अगर कहीं कुछ उदाहरण हैं भी, तो सिर्फ इस कारण, कि प्रकृति ने इस संयोग के घटित होने की बराबर की संभावना रखी है। किसी भी नीम-हकीम को मिलने वाली सफलता का सारा श्रेय इसी संयोग को जाता है। जो भोले-भाले लोग इन नीम-हकीमों से ठगे जाते हैं उन्हें मात्र शक्कर की गोलियां भी दी जातीं तो प्रकृति इन नीम-हकीमों के 10 में से पांच प्रयासों को सफलता दे देती।

भावी मां के हाव-भाव को परख कर शिशु के लिंग का अंदाज़ लगाने की भी कई किंवदंतियां हैं। अनेक पुरानी धायों के ऐसे किस्से मिलते हैं, जो गर्भवती स्त्री के चलने-फिरने के ढंग, उसकी खाने-पीने की चीज़ों में खास पसंद, उसके स्वप्नों और अन्य शरीर-संकेतों से, जन्म लेने वाले शिशु के लिंग की भविष्यवाणी कर सकती थीं। किंतु इनके पीछे भी कोई वैज्ञानिक स्वीकृति नहीं है।

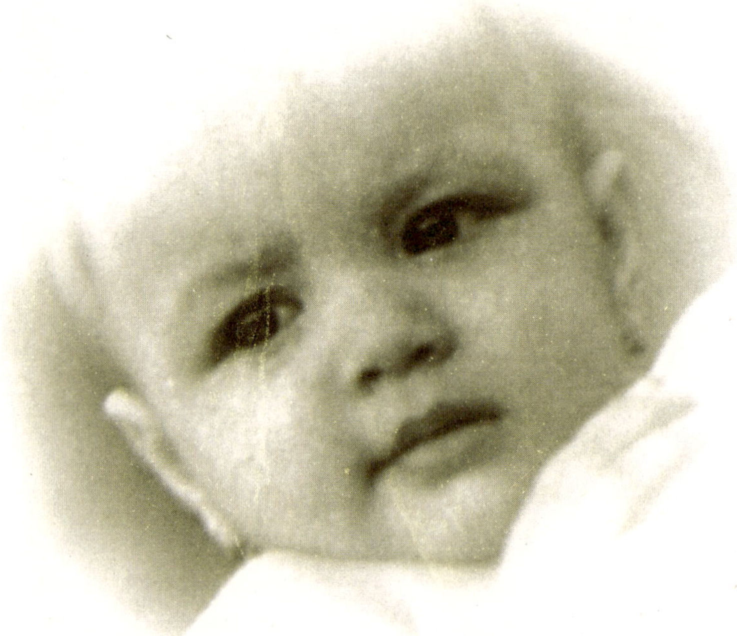

भाग्यहीन है वह देश, जिसमें सर्जन के प्रतीकों को तो लज्जा का उपादान बना दिया गया है और संहार के कारकों को सम्मान का पात्र। तिस पर भी इस अवयव को कहा जाता है गुह्य या लज्जाजनक अंग। मानो कि जीवन के सृजन से भी बढ़कर गौरवशाली कोई चीज़ होगी, या कि कोई चीज़ जीवन के संहार से भी नृशंस।

सीरानो द बैर्जेराक (1619-55), फ्रांसीसी लेखक, नाटककार
अ 'ल्यूनैरियन', इन द अदर वर्ल्ड : स्टेट्स ऐंड एम्पायर्स ऑफ द मून

संतान-बीज का मिलन

प्रकृति द्वारा सृजन किए जाने के बाद से आज तक मनुष्य की दुनिया में काफ़ी कुछ बदलाव आ चुका है। आज के परखनलियों, पेट्रीडिशों और सूक्ष्मदर्शियों से लैस मनुष्य ने अपनी प्रज्ञा से एक नए खोजी संसार का निर्माण किया है। बहुचर्चित क्लोनिंग तकनीक की सहायता से 'मातृ' भेड़ के वक्ष की एक कोशिका से धमाचौकड़ी मचाती नई भेड़, डॉली, का जन्म कराया जा चुका है। अभी हाल ही में एक चूहा, फाइब्रो, भी अपने पिता चूहे की पूंछ से ली गई कुल जमा एक कोशिका से पैदा कराया जा चुका है। मनुष्य ने प्रकृति के खेल को काफ़ी-कुछ उलट कर रख दिया है, फिर भी मनुष्य के जनन के नियम अभी भी कमोबेश वही हैं। नए मानव-जीवन का बीजारोपण सामान्य रूप से अभी भी वैज्ञानिक प्रयोगशालाओं में नहीं, शयनकक्षों में ही होता है। स्त्री और पुरुष के समागम से प्रारंभ जीवन के बीजारोपण में स्त्री की एक कोशिका और पुरुष की एक कोशिका एक साथ संलयन करती हैं, और इसके साथ ही शुरू होती है उन कोशिकाओं के एक शिशु में तब्दील होने की 40 हफ़्तों की यात्रा।

कुदरत ने आदमी को सचमुच एक लाजवाब प्रजनन-प्रणाली दी है। जब से आदम और हौवा ने धरती पर अपना घर बसाया, तब से जीवधारियों की अनेक प्रजातियों ने यहां जन्म लिया और लुप्त हो गईं, लेकिन मनुष्य ने अपना अस्तित्व इस ग्रह पर लगातार बनाए रखा।

दिलचस्प बात यह है कि हम स्त्री-पुरुषों में यह प्रजनन-प्रणाली काफी छोटी उम्र से ही सक्रिय हो जाती है। तरुणाई के अंगड़ाई लेते ही हमारे शरीर में जीवन के बीज जन्म लेने लगते हैं। स्त्री में डिंब पकने लगता है। जब तक स्त्री रजोनिवृत्त नहीं होती वर्षों तक बदस्तूर उसकी डिंबग्रंथि से हर माह एक डिंब तैयार होकर नया जीवन अंकुरित करने की बाट में रहता है। उसे इंतज़ार होता है सिर्फ एक शुक्राणु का, जो उसे बींधे और एक नए जीवन का सूत्रपात कर दे। हम में औलाद की चाह इतनी तीव्र होती है कि जब तक जीवन ढलने पर ही नहीं आ जाता, जीवन

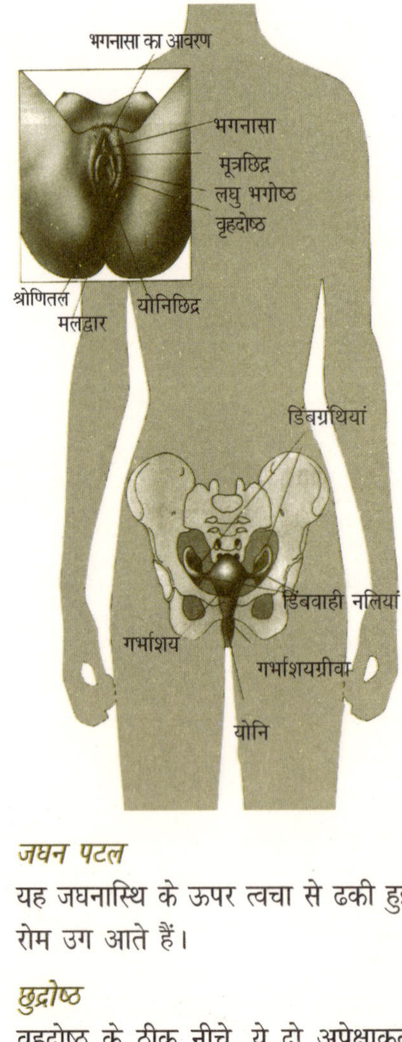

के बीज हम में बनते रहते हैं, चाहे उनका सही प्रयोग एक, दो या कुछ ही बार हो पाता है।

स्त्री और पुरुष की यौन-प्रणाली एक-दूसरे से बिल्कुल अलग-अलग होती है क्योंकि उनका कार्य भी अलग-अलग ही होता है। तो आइए देखें कि उनकी बनावट और कार्य का स्वरूप क्या है।

स्त्री यौन तंत्र

बाह्य यौन अंग

भग

भग ही स्त्री का बाह्य यौन अंग है। इसके अनेक उपांग हैं जिनमें सबसे सुस्पष्ट अंग है—वृहदोष्ठ।

वृहदोष्ठ

मध्यरेखा पर एक-दूसरे से मिलने वाले दो ओष्ठ योनि को ढांपते हैं। स्त्री के खड़े रहने पर इनसे एक संकरे विदर की-सी आकृति बनती है। ये मुख्यतया योनिगुहा में नमी बनाए रखने वाली कुछ लघु ग्रंथियों और वसा की परतों से मिल कर बने होते हैं।

जघन पटल

यह जघनास्थि के ऊपर त्वचा से ढकी हुई वसा की एक परत है, जिस पर वयःसंधि काल में रोम उग आते हैं।

छुद्रोष्ठ

वृहदोष्ठ के ठीक नीचे, ये दो अपेक्षाकृत छोटी और अधिक संवेदनशील पर्तें होती हैं। ये भगनासा के सामने उसके ऊपरी हिस्से पर दोनों ओर से मिलती हैं।

भगनासा

यह तीव्र संवेदी तंत्रिकाओं से भरा हुआ अत्यंत लघु अंग है, जिसमें संवेदित होकर तन आने की क्षमता होती है। अनेक बातों में इसकी पुरुष के शिश्न से समानता की जा सकती है। यह

समागम के समय स्त्री के यौनानंद और कामतृप्ति का प्रमुख आधार होता है।

मूत्रछिद्र

यह भगनासा के थोड़ा नीचे एक छोटा मूत्रमार्ग है, जो अंदर जा कर मूत्राशय से जुड़ता है।

योनिछिद्र

मूत्रछिद्र के ठीक नीचे यह योनिगुहा का द्वार होता है।

बार्थोलिन ग्रंथियां

योनिछिद्र के दोनों ओर एक-एक छोटी ग्रंथि होती है। इनसे समागम के समय एक चिकने द्रव पदार्थ का स्राव होता है जिससे समागम की क्रिया में आसानी होती है।

योनि

योनि, मलाशय के ऊपर और मूत्राशय के नीचे अवस्थित होती है और तीन से चार इंच गहरी होती है। यह अंदर ऊपर की ओर कोणीय रूप से बढ़ते हुए, गर्भाशय-ग्रीवा (गर्भाशय के मुख) तक जाती है। अत्यंत लचीली होने के कारण इसमें काफ़ी फैलाव की क्षमता होती है। समागम के समय पुरुष अंग इसी हिस्से से मिलता है और शुक्राणु को सर्वप्रथम प्राप्त करने का स्थान भी यही है।

अपने कार्य की सुगमता के लिए योनि में चिकनापन बनाए रखने की एक प्राकृतिक प्रणाली होती है। इसमें बनी रहने वाली इस चिकनाई का स्तर मासिक चक्र के अलग-अलग दिनों में भिन्न-भिन्न होता है यौन-उत्तेजना के समय भी यह स्निग्धता बढ़ जाती है ।

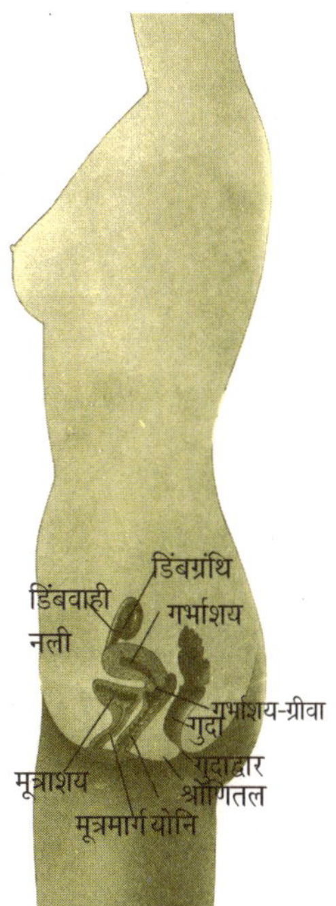

स्त्री के आंतरिक जनन अंग

आंतरिक यौन अंग

गर्भाशय-ग्रीवा

योनिगुहा का ऊपरी छोर गर्भाशय-ग्रीवा में खुलता है। यह गर्भाशय का निचला बाहरी हिस्सा है और काफ़ी संकरा होता है। गर्भाशय-ग्रीवा में मौजूद ग्रंथियों से श्लेष्मा का स्राव होता है। इस स्राव की प्रकृति मासिक चक्र के भिन्न-भिन्न चरणों में भिन्न-भिन्न होती है। यह परिवर्तन स्त्री के विशिष्ट यौन हार्मोनों, ईस्ट्रोजेन और प्रोजेस्टेरोन, द्वारा निर्देशित होता है। डिंबक्षरण के दिनों में इस श्लेष्मा-स्राव में

काफ़ी अनुकूलता आ जाती है ताकि शुक्राणु इसमें से तैर कर अपने गंतव्य तक सुगमता से पहुंच सकें।

गर्भाशय

गर्भाशय मांसपेशी से बना हुआ नाशपाती के आकार का, पोला, लगभग तीन इंच लंबा, दो इंच चौड़ा और एक इंच मोटा आंतरिक अंग है। यह अंदर से एक गुहा के समान होता है। इसके आकार में बहुत अधिक परिवर्तन की क्षमता होती है। विकसित होता गर्भ यहीं आवास करता है। इसी में उसका पोषण होता है जिससे वह शिशु का रूप लेता है।

गर्भाशय का स्थान शरीर की मध्यरेखा में श्रोणिगुहा में होता है, और यह आगे की ओर झुका होता है। इसकी भित्ति पर अंदर की ओर विशेष प्रकार के ऊतक से बनी एक पतली अंतःपर्त (एंडोमीट्रियम) होती है। इसकी मोटाई मासिक चक्र के दिनों के आधार पर दिन-प्रतिदिन बदलती रहती है। अंडाशय में बनने वाले हार्मोन इस परिवर्तन को नियंत्रित करते हैं। इन हार्मोनों की क्रिया से, संतान-बीज के स्वागत के लिए यह भरपूर मोटी हो जाती है। डिंब के निषेचित न हो पाने की स्थिति में यही सघन ऊतक टूट-टूट कर रज के रूप में बाहर आते हैं। प्रजननक्षम काल में जब तक स्त्री गर्भवती नहीं होती, यह रक्तस्राव तीन से सात दिनों के लिए हर माह होता है।

गर्भाशय के मुख्य हिस्से को पिंड (बॉडी) और सबसे ऊपरी हिस्से को बुध्न (फंडस) कहते हैं। गर्भाशय के दोनों ऊपरी कोनों से एक-एक पतली नाल निकल कर डिंबवाहिनी नलिका में मिलती है।

डिंबवाहिनी नलिका

दोनों डिंबवाहिनी नलिकाएं लगभग चार-चार इंच लंबी होती हैं और आखिरी सिरे पर अपनी-अपनी तरफ की डिंबग्रंथियों के बहुत पास जाकर खुलती हैं। ये डिंबग्रंथियों से सीधी नहीं जुड़ी होतीं बल्कि उनके सन्निकट एक घेरा बनाती हैं। डिंबग्रंथि से छूटने के बाद डिंब स्वाभाविक रूप से डिंबवाहिनी नलिका की ओर खिंच कर उसमें प्रविष्ट हो जाता है और नीचे गर्भाशय की दिशा में यात्रा जारी रखता है। डिंबवाहिनी नलिका के भीतर स्थित रोमिकाएं डिंब की गति में सहायता करती हैं। डिंब के शुक्राणु के साथ मिलने की क्रिया को डिंब का निषेचन कहते हैं, और यह क्रिया समान रूप से डिंबवाहिनी नलिका में ही संपन्न होती है। डिंबवाहिनी

नलिकाओं के अवरुद्ध होने की स्थिति में, चिकित्सकीय सहायता के बगैर गर्भधारण की इच्छा मात्र एक स्वप्न बनकर रह जाती है।

डिंबग्रंथि

डिंबग्रंथियां गर्भाशय के दोनों ओर अवस्थित होती हैं। जन्म के समय से ही इनमें 2,00,000 से 4,00,000 डिंब मौजूद होते हैं। डिंबग्रंथियां ही ईस्ट्रोजेन और प्रोजेस्टेरोन हार्मोन भी बनाती हैं।

प्रत्येक डिंबग्रंथि बादाम के रूप और आकार का एक सफेद-भूरा अंग होती है। इसमें जन्म से ही सहस्रों अतिसूक्ष्म अल्प-विकसित डिंब भरे होते हैं। जब से स्त्री यौन रूप से वयस्क हो जाती है, तब से हर माह एक या अधिक डिंब विकसित हो कर डिंबग्रंथि से बाहर आता है। इस प्रक्रिया को डिंबक्षरण कहते हैं। यह क्रिया हर चार हफ्ते बाद दोहरायी जाती है, इस उम्मीद

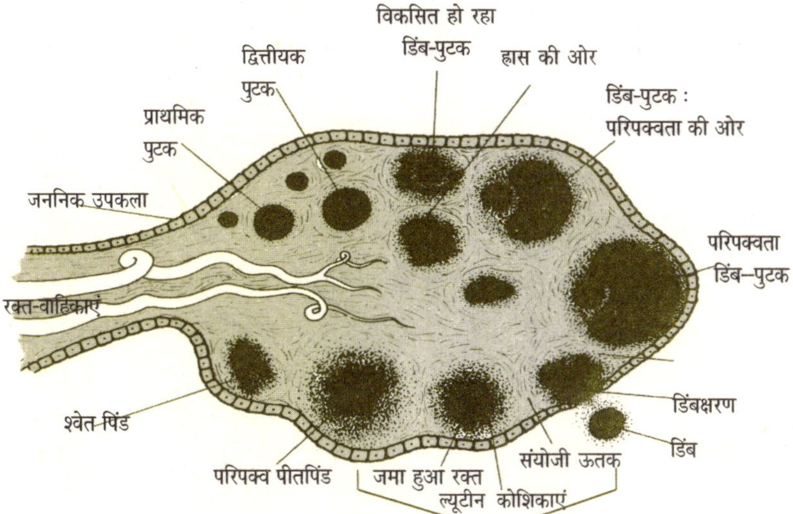

डिंब-ग्रंथि में डिंब का विकास : विभिन्न चरण

में कि शायद अबकी बार डिंब का निषेचन हो जाए और गर्भ रुक जाए। स्त्री के गर्भवती हो जाने पर इस प्रक्रिया में विराम आ जाता है। डिंबक्षरण होना रुक जाता है और फिर शिशु का जन्म हो जाने के कुछ महीनों बाद ही डिंबग्रंथियां अपनी नियमित लय में वापस आती हैं।

स्त्री यौन हार्मोन और उनके कार्य

स्त्री में दो यौन हार्मोन मूल हैं—ईस्ट्रोजेन और प्रोजेस्टेरोन। ये दोनों हार्मोन मुख्य रूप से डिंबग्रंथियों में और थोड़ी मात्रा में ऐड्रिनल ग्रंथियों में उत्पन्न होते हैं। इनके प्रभाव से ही बालिकाओं में वयःसंधिकाल में यौन परिपक्वता आती है। मासिक चक्र के दौरान भी ये दोनों हार्मोन अपनी-अपनी खास भूमिका निभाते हैं।

प्रधान भूमिका ईस्ट्रोजेन की होती है। यह बहुत से उपयोगी कार्य संपन्न करता है। बालिका में वयःसंधिकाल के आने पर बाह्य यौन-अंग, स्तन, गर्भाशय, डिंबवाहिनी नलिकाएं और डिंबग्रंथियां इसी के इशारे से बढ़ते और विकसित होते हैं। नारी-शरीर की सुघड़ता, पतले कंधे और चौड़े कूल्हे का विकास भी काफ़ी हद तक इसी हार्मोन का वरदान है। यह तरुणी की हड्डियों के पूर्ण विकसित होने में भी मदद करता है। सभी यौन अंगों के पूर्ण विकसित हो जाने के बाद ईस्ट्रोजेन इन्हें स्वस्थ रहने में भी पूरी मदद करता है। यह प्रतिमाह मासिक रजःस्राव में गर्भाशय की अंतःपर्त का क्षरण होने के बाद उसकी पुनर्रचना भी करता है और इस प्रकार निषेचित डिंब के लिए एक उत्तम आवास की व्यवस्था किए रहता है।

दूसरा प्रमुख हार्मोन प्रोजेस्टेरोन है। यह ईस्ट्रोजेन के कार्यों में उसका साथ देता है। ईस्ट्रोजेन के साथ यह स्तनों के विकसित होने की प्रक्रिया को उद्दीपित करता है और वयःसंधिकाल के दौरान गर्भाशय के पेशी तंतुओं को बढ़ने में मदद करता है। स्त्री में जब तक प्रजनन की क्षमता होती है, तब तक यह प्रतिमाह मासिक चक्र की बाद की आधी अवधि में गर्भाशय की अंतःपर्त को गर्भधारण होने की उम्मीद में पुष्ट और सघन करने में मदद करता है। इसी की सहायता से डिंबवाहिनी नलिकाओं के अंदर गतिशीलता बनी रहती है जिससे डिंब गर्भाशय की ओर यात्रा कर पाता है। गर्भावस्था के समय में गर्भाशय में होने वाली वृद्धि इसी हार्मोन से प्रेरित होती है।

ये दोनों हार्मोन ही मिलजुल कर जनन अंगों और उनके कार्यों की देख-रेख करते हैं। लेकिन इन पर पीयूष ग्रंथि से आने वाले कुछ हार्मोनों का पूरा नियंत्रण होता है। पीयूष ग्रंथि मस्तिष्क के आधार-तल में विद्यमान होती है और इससे संदेश प्राप्त करने के बाद ही डिंबग्रंथियों में मासिक चक्र की लय स्थापित होती है।

मासिक चक्र

हर प्रजननक्षम स्त्री में 10 से 16 साल की उम्र से, यानी कि जब वह रजस्वला होती है, 45-50 साल के होने और रजोनिवृत्ति पाने तक एक विशेष मासिक चक्र चलता है। हर माह लगभग 28 दिनों के अंतर पर (इसमें दो-चार दिन घटते-बढ़ते भी रहते हैं) उसके गर्भाशय की अंतःपर्त टूट-टूट कर रज के रूप में बाहर आती है। दो से सात दिनों तक चलने वाली यही क्रिया मासिक धर्म कहलाती है। इसी रक्तस्राव से एक नया मासिक चक्र शरू होता है। अलग-अलग प्रांतों में इसे अलग-अलग नाम दिए जाते हैं, और जब कोई स्त्री इसे किसी अनूठे नाम से बताती है तो यह समझना मुश्किल नहीं होता कि उसका मतलब क्या है।

गर्भाशय भित्ति की अंतःपर्त के बनने और फिर टूटने का यह मासिक चक्र शरीर के कुछ हार्मोनों द्वारा संचालित होता है। पीयूष ग्रंथि से निकलने वाले दो हार्मोन, पुटिका उद्दीपक (फॉलिकिल स्टिमुलेटिंग) हार्मोन (एफ.एस.एच.) और ल्यूटिनाइजिंग हार्मोन (एल.एच.), इस चक्र का नियंत्रण करते हैं। पीयूष ग्रंथि इन्हें रक्त की धारा में निर्मुक्त कर देती है, जहां से ये डिंबग्रंथियों की ओर तेज़ी से प्रवाहित हो जाते हैं। डिंबग्रंथियों में डिंब निष्क्रिय पुटिकाओं के रूप में मौजूद होते हैं। एफ.एस.एच. और एल.एच. प्रत्येक माह इनमें से एक या एकाधिक पुटिका को, परिपक्व हो कर संभावित गर्भधारण के लिए डिंबग्रंथि से निर्मुक्त होने के लिए उद्दीप्त करते हैं। ये पुटिकाएं भी पीछे नहीं रहतीं। ये भी दो

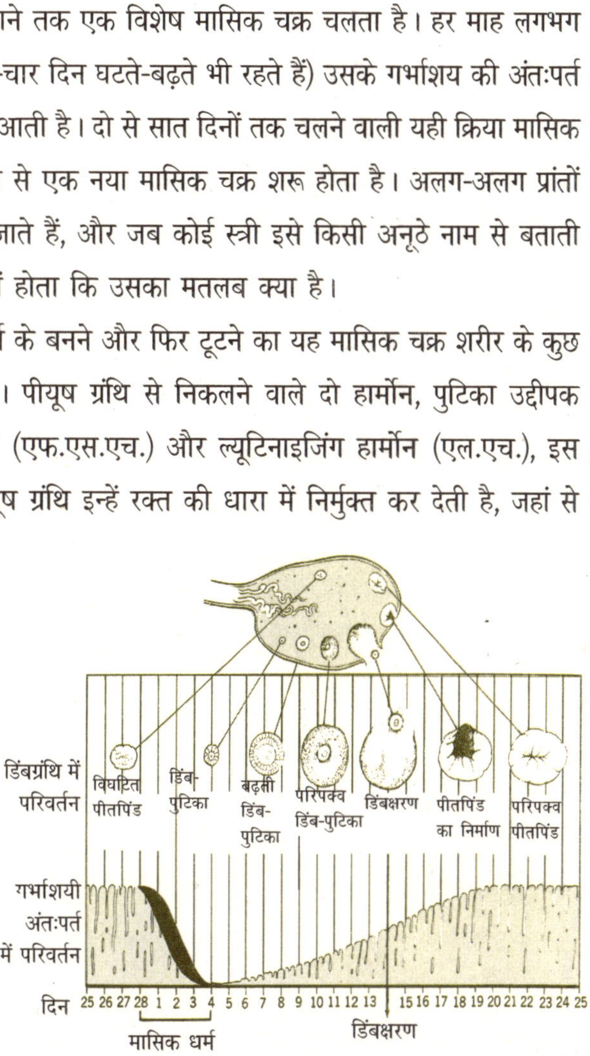

मासिक चक्र : डिंबग्रंथि और गर्भाशय में परिवर्तन का क्रम

हार्मोन—ईस्ट्रोजेन और प्रोजेस्टेरोन बनाती हैं। ईस्ट्रोजेन की भूमिका चक्र की पहली आधी अवधि में, डिंब के परिपक्व होने तक, सर्वाधिक महत्त्वपूर्ण होती है, जब कि प्रोजेस्टेरोन डिंबक्षरण हो जाने के बाद प्रभावी भूमिका में आता है।

मासिक स्राव के बाद गर्भाशयी अंतःपर्त को अगले दो हफ़्तों में फिर से निर्मित करने का कार्य ईस्ट्रोजेन का होता है। इसके प्रभाव में आकर गर्भाशयी अंतःपर्त (एंडोमीट्रियम) की ग्रंथियों की आंतरिक श्लेष्मा पर्त की लंबाई बढ़ने लगती है। साथ ही, रक्तवाहिकाओं की संख्या में वृद्धि होने और अंतःपर्त में तंतुओं का जाल निर्मित होने से अंतःपर्त मोटी हो जाती है। 14वें दिन के आस-पास, अर्थात् चक्र के मध्य में, गर्भाशयी अंतःपर्त चक्र की शुरुआती अवस्था की अपेक्षा लगभग तीन गुना मोटी हो जाती है और इसमें रक्त की सप्लाई भी इसी के अनुरूप काफ़ी बढ़ जाती है।

चक्र के 14वें दिन के आसपास डिंबक्षरण होता है। डिंब ल्यूटिनाइजिंग हार्मोन का संकेत प्राप्त कर डिंबग्रंथि से निर्मुक्त हो जाता है। यह निर्मुक्त डिंब डिंबवाहिनी नलिका में खिंचा चला आता है और उसमें प्रविष्ट होकर गर्भाशय की ओर चल पड़ता है। इसे निर्मुक्त करने वाली पुटिका ल्यूटिनाइजिंग हार्मोन द्वारा उद्दीप्त हो कर कार्पस ल्यूटियम नामक एक पीतपिंड का निर्माण करती है। इसी कार्पस ल्यूटियम से प्रोजेस्टेरोन स्रवित होता है। फिर प्रोजेस्टेरोन ही गर्भाशयी अंतःपर्त को उद्दीप्त कर उसे मोटा-ताज़ा होने में मदद करता है।

यदि डिंब निषेचित हो कर गर्भाशयी भित्ति में रोपित हो जाता है, तो कार्पस ल्यूटियम से प्रोजेस्टेरोन का स्राव बदस्तूर जारी रहता है, ताकि अंतःपर्त का पोषण होता रहे। किंतु यदि डिंब का निषेचन नहीं होता, तो कार्पस ल्यूटियम मर जाता है और प्रोजेस्टेरोन का स्तर भी एकदम गिर जाता है। इससे गर्भाशय की अंतःपर्त टूटने लगती है और टूट-टूट कर रजःस्राव के रूप में बाहर आने लगती है। सबसे पहले रक्त का एक छोटा सा धब्बा योनि से बाहर आता दिखता है। दूसरे-तीसरे दिन स्राव की मात्रा काफ़ी बढ़ जाती है, और यह तब तक चलता है जब तक कि पूरी अंतःपर्त ही टूट-टूट कर बाहर नहीं आ जाती। इसे ही मासिक स्राव कहते हैं। इसके उपरांत गर्भाशयी भित्ति फिर से बढ़ने लगती है, और फिर से नया चक्र शुरू हो जाता है।

पुरुष यौन तंत्र

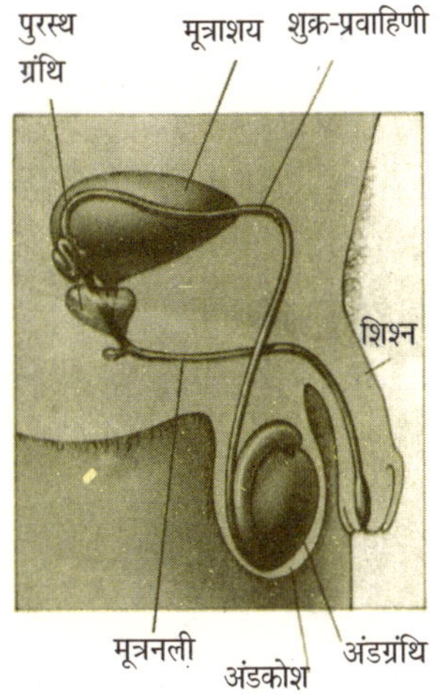

पुरुषों में भी जनन तंत्र समान रूप से सुव्यवस्थित है। इसमें शिश्न, अंडग्रंथियां, वाहिका तंत्र और कुछ सहायक ग्रंथियां होती हैं। अंडग्रंथियां शुक्राणु उत्पन्न करती हैं। वाहिका तंत्र, जिसमें अधिवृषण और शुक्र-प्रवाहिणी होते हैं, शुक्राणुओं का परिवहन करता है। सहायक ग्रंथियां, जिनमें प्रमुख रूप से शुक्राशय और पुरस्थ ग्रंथि (प्रॉस्टेट ग्लैंड) हैं, वाहिका तंत्र को नम बनाए रखने और शुक्राणुओं के पोषण के लिए द्रव का निर्माण करती हैं। शिश्न शुक्राणुओं को बाहर आने का मार्ग प्रदान करता है।

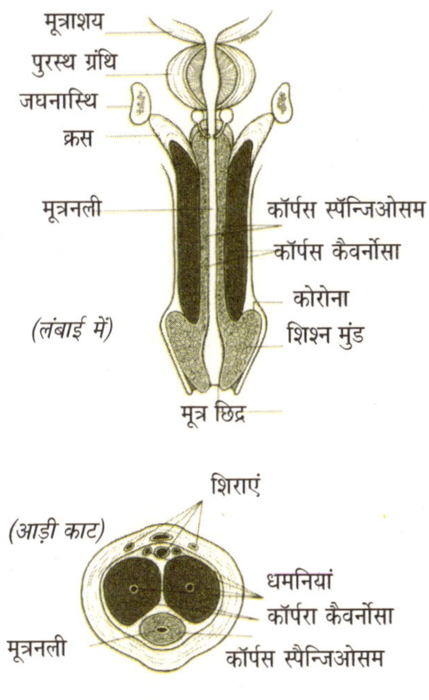

शिश्न की आंतरिक रचना

शिश्न

शिश्न छोटी रक्त वाहिकाओं और स्नायुओं से युक्त स्पंजी ऊतकों से बना होता है। इसमें उत्थानक्षम ऊतकों के तीन स्तंभ होते हैं, दो कॉर्पस कैवर्नोसा अगल-बगल स्थित होते हैं और उनके पीछे कॉर्पस स्पॅन्जिओसम होता है। कॉर्पस स्पॅन्जिओसम का बाह्य छोर आकार में काफी बड़ा हो कर एक कोणीय सिरा (शिश्नमुंड) बनाता है। शिश्नमुंड चिकना होता है और इसमें अनेक तंत्रिकाओं के छोर होते हैं जिनके कारण यह अत्यंत संवेदनशील होता है।

शिश्नमुंड के आखिरी सिरे पर मूत्रमार्ग का छिद्र होता है, जिससे होकर शरीर से मूत्र और शुक्र दोनों बाहर आते हैं। चर्म का एक ढीला वलन,

जिसे प्रीप्यूस या अग्रचर्म कहते हैं, शिश्नमुंड को आवरण की तरह घेरे रहता है। इसे मोड़ कर पीछे सरका कर शिश्नमुंड को अनावरित किया जा सकता है।

पुरुष के कामोत्तेजित होने पर शिश्न की धमनियां फैलती हैं जिससे इसमें अत्यधिक रक्त भर जाता है। इसी समय पेशी तंतुओं के प्रतिवर्त संकुचन से शिश्न की शिराएं दब कर रक्त के वापस जाने का मार्ग रोक देती हैं। नतीजतन रक्त वापस नहीं जा पाता। इससे शिश्न के अंदर के स्पंजी ऊतक तन जाते हैं और शिश्न आकार में बड़ा और सख्त हो जाता है।

अंडकोश

अंडकोश पतली भित्तियों वाले पेशीय ऊतकों से बनी मुलायम थैलीनुमा रचना है। यह दो हिस्सों में बंटी होती है और प्रत्येक में एक-एक अंडग्रंथि होती है।

अंडकोश में वातावरण को महसूस करने और तापमान में होने वाले परिवर्तनों के प्रति प्रतिक्रिया करने की अद्वितीय क्षमता होती है। बाहरी तापमान के बढ़ने पर अंडकोश बहुत ढीला और मुलायम हो जाता है। इससे अंडग्रंथियां भी नीचे की ओर लटक जाती हैं और शरीर से थोड़ी दूर चली जाती हैं। इसके विपरीत, तापमान ठंडा हो जाने पर अंडकोश के अंदर के पेशीय तंतु पूरे कोश में सिकुड़न और कसाव ला देते हैं, जिससे अंडग्रंथियां शरीर के नज़दीक आ जाती हैं।

अंडकोश का प्राथमिक कार्य अंडग्रंथियों के लिए प्राकृतिक जलवायु नियंत्रक केंद्र के रूप में कार्य करना है। अंडकोश का तापमान शरीर के सामान्य तापमान 98.6^{0}F (37^{0}C) से हमेशा एक या दो डिग्री कम बना रहता है। यह तापमान अंडग्रंथियों के अनुकूल होता है और इससे शुक्राणुओं के उत्पादन का काम सुचारु रूप से चलता रहता है। यदि अंडग्रंथियां लंबे समय तक शरीर के तापमान या उससे ऊंचे तापमान पर रहें तो पुरुष में बंध्यता आ सकती है। इसीलिए अंडकोश वातावरण के तापमान पर सदा कड़ी नजर रखता है और उससे सामंजस्य बैठाए रखता है ताकि अंडग्रंथियों का तापमान हमेशा शुक्राणु उत्पादन के अनुकूल बना रहे।

अंडग्रंथि

अंडग्रंथियां दो छोटे गोलकों के समान, शिश्न के नीचे अंडकोश में लटकती हुई ग्रंथियां हैं। प्रत्येक अंडग्रंथि आकार में अंडाकार और लगभग 1½ इंच लंबी, 1 इंच चौड़ी और 1¼ इंच मोटाई

लिए हुए तथा वज़न में लगभग एक आउंस की होती है। अधिकतर पुरुषों में बाईं अंडग्रंथि दाहिनी अंडग्रंथि की अपेक्षा किंचित बड़ी और भारी होती है और कुछ अधिक नीचे तक लटकी होती है। इसके ऐसा होने के कारण का ठीक पता नहीं है, किंतु यह इसलिए हो सकता है कि चलते समय दोनों अंडग्रंथियां आपस में न टकराएं।

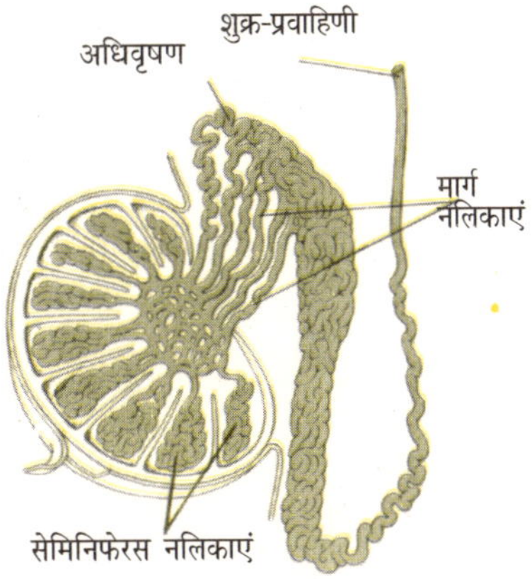

शुक्राणु उत्पादन और परिवहन प्रणाली

अंडग्रंथियों के दो कार्य हैं वयःसंधिकाल से मृत्यु तक लगातार शुक्राणु का उत्पादन करना, और पुरुष यौन हार्मोन ऐंड्रोजेन्स का उत्पादन करना जिनमें टैस्टोस्टेरॉन सर्वप्रमुख है।

एक स्वस्थ वयस्क पुरुष की अंडग्रंथियों में प्रतिदिन लगभग 20 करोड़ शुक्राणु बनते हैं। यह उत्पादन ताउम्र चलता रहता है, यद्यपि इसमें उम्र के साथ कुछ कमी आती है।

शुक्राणुओं का उत्पादन अंडग्रंथियों में एक विशेष प्रकार की संरचनाओं के अंदर होता है जिन्हें सेमिनिफेरस नलिकाएं कहते हैं। ये नलिकाएं अंडग्रंथियों के केंद्र में स्थित होती हैं और मार्गनलिकाओं की अनेक कड़ियों से जुड़ी होती हैं जिनसे गुज़र कर शुक्राणु पुरुष जनन-मार्ग के रास्ते स्खलन के समय आखिरकार शिश्न से बाहर आते हैं।

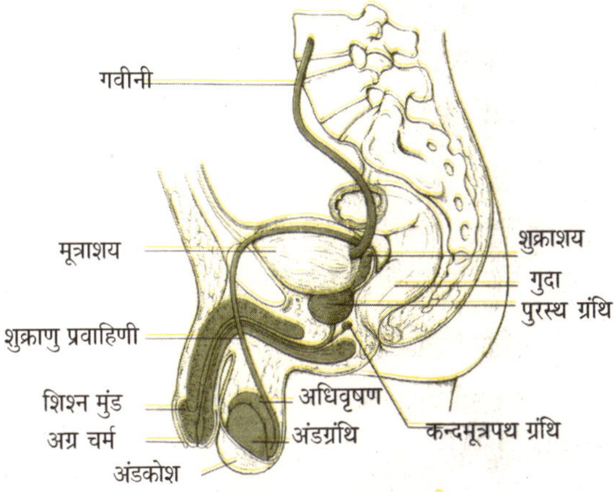

पुरुष जनन प्रणाली

प्रत्येक अंडग्रंथि में सेमिनिफेरस नलिकाओं के नज़दीक असंख्य अंतराली या लीडिग कोशिकाएं होती हैं। पुरुष यौन हार्मोन टेस्टोस्टेरॉन का उत्पादन

इन्हीं कोशिकाओं में होता है। यहां बन कर टेस्टोस्टेरॉन सीधे ही समीपवर्ती रक्तधारा में स्रवित होता रहता है। वयःसंधिकाल में लड़कों के शरीर में आने वाले अधिकांश परिवर्तन इसी टेस्टोस्टेरॉन हार्मोन से प्रेरित होते हैं।

अंडग्रंथियों में यौन उत्तेजना के समय अनेक परिवर्तन होते हैं। उनमें खून का दौरा बढ़ जाता है जिससे कि उनका आकार बढ़कर डेढ़ गुना हो जाता है। दूसरा, स्खलन के ठीक पहले वे सिकुड़ कर शरीर के अधिक नज़दीक आ जाती हैं। अत्यधिक भय और क्रोध की अवस्था में भी अंडग्रंथियां शरीर के अधिक नज़दीक सिकुड़ आती हैं।

अधिवृषण

प्रत्येक अंडग्रंथि के ऊपरी पिछले हिस्से में थोड़ा उभार होता है, यही अधिवृषण है। यह एक कसे हुए छल्ले की तरह की नलिका है जो अंडग्रंथि से सीधी जुड़ी होती है और नवविकसित शुक्राणुओं के लिए परिपक्वन और संग्रहण कक्ष की तरह कार्य करती है। शुक्राणु इसमें तब तक रहते हैं, जब तक कि वे या तो टूट कर आस-पास के ऊतकों द्वारा अवशोषित नहीं कर लिए जाते या स्खलित नहीं हो जाते।

शुक्र-प्रवाहिणी

अधिवृषण से शुक्राणु शुक्र-प्रवाहिणी में आते हैं। यह एक 16 से 17 इंच लंबी नलिका होती है जिसमें शुक्राणु शुक्राशय और पुरस्थ ग्रंथि के द्रव से मिलकर वीर्य का निर्माण करते हैं। यह नलिका आगे मूत्रनली से मिल जाती है, जो एक लंबी नली है और पूरे शिश्न से गुज़रती है।

शुक्राशय

पुरस्थ ग्रंथि के दोनों तरफ ठीक ऊपर की ओर दो शुक्राशय बने होते हैं। वे लगभग तीन इंच लंबी थैलियों की तरह होते हैं और इनसे एक मीठा द्रव फ्रक्टोज़ निकलता है। यह द्रव शुक्राणुओं को आवश्यक पोषण और ऊर्जा प्रदान करता है, जिससे वे अधिक प्रभावपूर्ण रूप से गति कर सकें।

पुरस्थ ग्रंथि

पुरस्थ ग्रंथि मूत्राशय की गर्दन के नीचे, मूत्रमार्ग को घेरती हुई रचना है। इस ग्रंथि से एक पतला, दूधिया, क्षारीय द्रव स्रवित होता है। यह द्रव स्खलन के समय मूत्रमार्ग में शुक्र के साथ मिल

जाता है और शुक्राणुओं के जीवन और गति के लिए माध्यम प्रदान करता है। वीर्य का लगभग 95 प्रतिशत भाग पुरस्थ द्रव से ही बना होता है। चार प्रतिशत भाग शुक्राशयी द्रव से और मात्र एक प्रतिशत भाग ही शुक्राणुओं से बनता है।

स्खलन

पुरुष मूत्रमार्ग से वीर्य का वेगपूर्वक छूटना स्खलन कहलाता है। यह क्रिया यौन उत्तेजना के चरम पर पहुंचने पर होती है। पुरुष जनन अंगों के आस-पास की पेशियों में आकुंचन की एक लहर उठती है जिससे शिश्नीय मूत्रमार्ग से शुक्र वेग के साथ बाहर आ जाता है।

एक बार में निष्कासित शुक्र की मात्रा दो से छः मिलीलीटर के बीच होती है और हर मिलीलीटर शुक्र में शुक्राणु की संख्या छः से 12 करोड़ होती है।

गर्भधारण

गर्भधारण होने के लिए शुक्राणु का डिंब को भेदना आवश्यक है। यह निषेचन, अर्थात संतान-बीज का मिलन, पुरुष और स्त्री के समागम द्वारा संपन्न होता है। कामोत्तेजना से सख्त हो आए शिश्न को समागम के दौरान पुरुष स्त्री की योनि में प्रविष्ट कराता है और स्खलित होने पर लाखों शुक्राणुओं को स्त्री में पहुंचा देता है। यही क्रिया समागम के बिना, कृत्रिम तरीके से भी संपन्न कराई जा सकती है। कृत्रिम गर्भाधान में, पहले से ही किसी पुरुष से एकत्रित किए गए शुक्र को स्त्री की योनि में यांत्रिक विधि से पहुंचा दिया जाता है। एक दूसरी तकनीक में, जिसे पात्र-निषेचन (इन-विट्रो फ़र्टिलाइज़ेशन) की विधि कहते हैं या जो 'टेस्ट ट्यूब बेबी टेक्नीक' के नाम से भी जानी जाती है, एकत्रित शुक्राणुओं से प्रयोगशाला में एक पात्र में रखे डिंबों को निषेचित कराया जाता है। तत्पश्चात् निषेचित डिंब स्त्री के गर्भाशय में रोपित कर दिया जाता है।

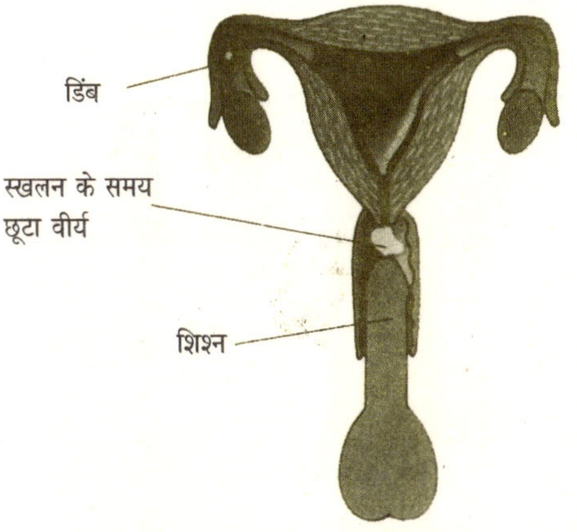

समागम

सामान्य स्थितियों में शुक्र समागम से योनि में पहुंचते ही द्रुत गति से तैरते हुए पहले गर्भाशय और फिर उसे भी पार करते हुए डिंबवाहिनी नलिकाओं में पहुंच जाते हैं। असंख्य शुक्राणु रास्ते में ही मर जाते हैं, पर कई हज़ार शुक्राणु डिंबवाहिनी नलिकाओं तक का सफर आसानी से पूरा कर लेते हैं। कुछ इतने चुस्त होते हैं कि पांच मिनट में ही यह दूरी तय कर लेते हैं, कुछ सुस्त होते हैं और इस यात्रा में कई घंटे ले लेते हैं। बहरहाल, शुक्राणुओं का जीवन-काल 48 से 72 घंटों तक का तो होता ही है, इसलिए इस बीच अगर कोई डिंब निर्मुक्त होता है तो वे उसे निषेचित करने की पूरी कोशिश करते हैं।

नवनिर्मुक्त डिंब की सतह पर, ज़ोना पेल्यूसिडा नामक कोशिकाओं की एक जैलीनुमा पर्त होती है। ज़ोना पेल्यूसिडा के भी ऊपर क्यूम्युलस ऊअफोरस नाम की एक और पर्त होती है। शुक्राणु को डिंब का निषेचन करने के लिए इन दोनों पर्तों को भेदना होता है। शुक्राणु का अग्रछोर (ऐक्रोसोम) कुछ विशेष एंज़ाइम निकालता है जो दोनों पर्तों की कोशिकाओं को छितरा कर शुक्राणु के लिए डिंब के भेदन का मार्ग सुगम कर देता है। यद्यपि अनेक शुक्राणु ज़ोना पेल्यूसिडा पर उमड़ पड़ते हैं, किंतु भेदन में सफलता केवल एक को मिलती है। इस प्रथम शुक्राणु के डिंब में प्रवेश करते ही डिंब अन्य शुक्राणुओं के लिए अपने द्वार बंद कर लेता है।

डिंब से शुक्राणु का यह मिलन अधिकतर किसी एक डिंबवाहिनी नलिका के बाहरी हिस्से में संपन्न होता है। शुक्राणु के 23 क्रोमोसोम डिंब के उतने ही क्रोमोसोमों से मिल कर एक मनुष्य के कुल 46 क्रोमोसोमों की अपेक्षित संख्या को पूरा कर देते हैं और यह निषेचित डिंब अब एक युग्मनज (ज़ाइगोट) बन जाता है। यह युग्मनज प्रतीक्षा में आंखें बिछाए गर्भाशय की ओर चल पड़ता है। इस यात्रा में तीन से पांच दिन लगते हैं, और इस दौरान युग्मनज, जो कि एक पूर्ण कोशिका होता है, दो समान कोशिकाओं में, फिर इनमें से प्रत्येक पुनः दो समान कोशिकाओं में, इस प्रकार बार-बार

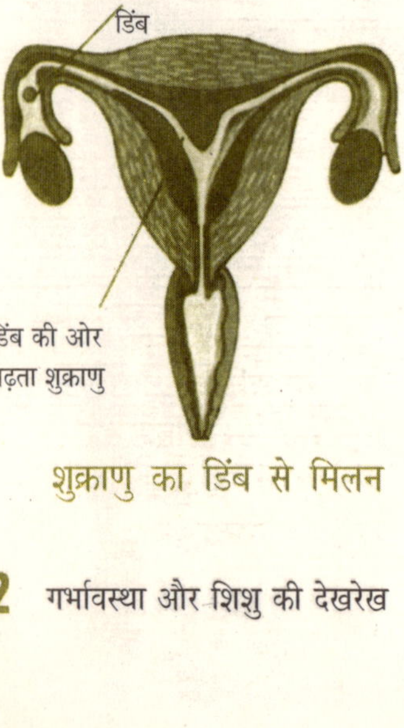

शुक्राणु का डिंब से मिलन

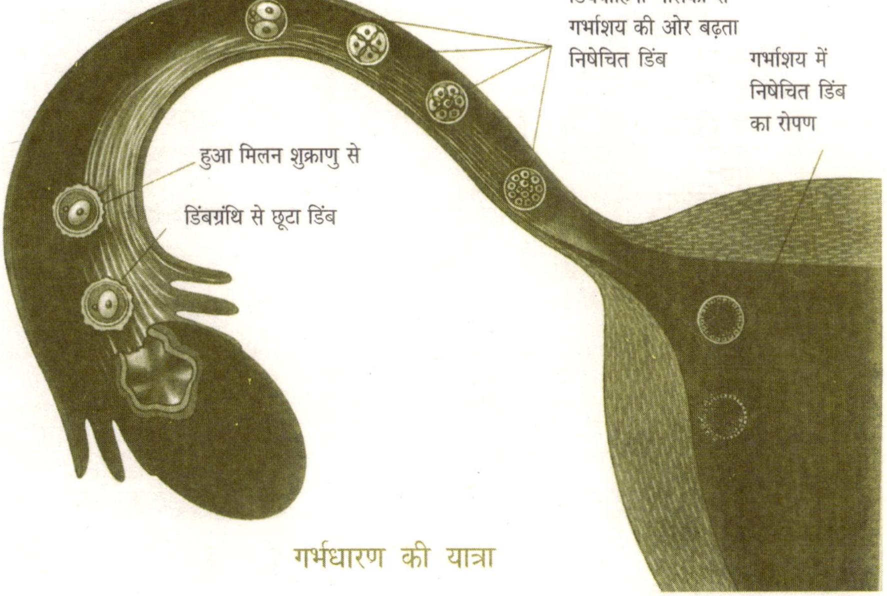

गर्भधारण की यात्रा

पुनर्विभाजित होता जाता है। हर एक विभाजन में कोशिकाओं की संख्या दुगुनी होती जाती है। गर्भाशय में पहुंचने तक यह कई कोशिकाओं का समूह बन चुका होता है। भ्रूण की रचना केंद्रीय कोशिकाओं से होती है, जबकि परिधीय कोशिकाएं अपरा (प्लासेंटा) का निर्माण करती हैं। यह शिशु-रचना कैसे पूरी होती है, इसका रोमांचक विवरण आगे प्रस्तुत है।

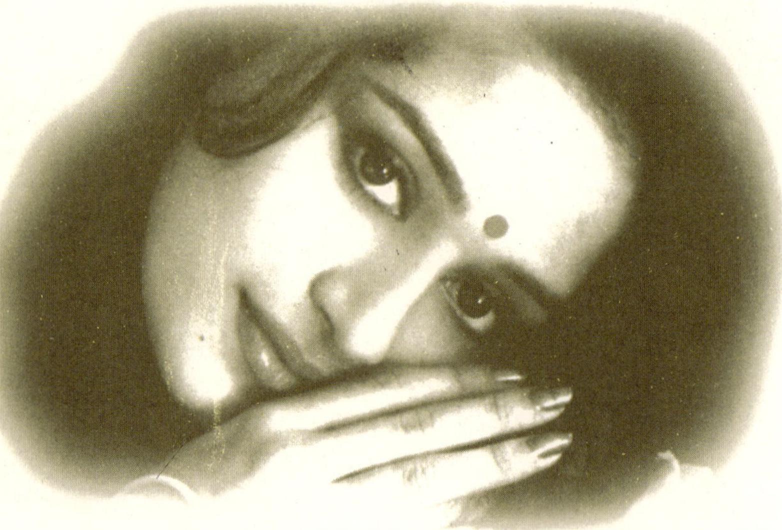

पल पल मैं गिनती रहती हूं
रात और दिन की लड़ियों में
आहट-सी सुनती रहती हूं।
कैसा होगा फूलों का राजा
क्या होगी परियों की रानी
गुड़िया हो या गुड्डा होगा
मेरा ही होगा, मेरा होगा
घड़ियों की पाज़ेब बनाकर
धड़कन गुनती रहती हूं।

अचला शर्मा
मानवी सॉन्ग्स, बी.बी.सी.

उमंग भरे पहले दिन

पहला-पहला आभास होते ही मां बनने की अभिलाषा अंतस् में इंद्रधुनुष बन खिल उठती है। नयनों में लाज, चेहरे पर स्मिता—भावी मां की पूरी दुनिया ही जैसे बदल जाती है। निषेचित डिंब को नीड़ बनाए चंद हफ्ते भी नहीं बीतते कि शरीर में तमाम तब्दीलियां जन्म लेने लगती हैं। इस अंदरूनी एहसास की पुष्टि के लिए कुछ सुगम टेस्ट भी हैं जिनकी मदद से दो-तीन हफ्ते ऊपर होने पर ही गर्भ के ठहरने का पता चल जाता है।

वसन्त की सुहावनी सुबहें अक्सर मन को एक उत्साह से भर देती हैं पर आज का सूरज मधुलिका के लिए ताज़गी भरा संचार नहीं बल्कि अजब-सी बेचैनी लिए आया है। मगर क्यों! जब से उठी है मन न तो प्रातः की सैर को राज़ी हुआ है और न ही रोज़ की तरह राहुल के साथ उद्यान की हरियाली का आनंद लेते हुए चाय पीने को। उसके चेहरे के भावों ने भाभी को बता दिया था कि वह भीतर से स्वयं को सामान्य महसूस नहीं कर रही है।

''मधु आज चाय नहीं पी. . .क्या हुआ?'' भाभी ने पूछा तो मधुलिका कुछ अचकचा गई, ''पता नहीं भाभी!''

''क्या राहुल से कुछ. . .मेरा मतलब है झगड़ा हुआ?'' भाभी की आंखों में भी प्रश्न था।

''नहीं भाभी बस यूं ही. . .सुबह से मतली-सी महसूस हो रही है।''

''सुबह से मतली! ओ. . .क्या तेरा मासिक समय पर हुआ?'' प्रश्न सुनकर मधुलिका कुछ उदास-सी हो गई, ''नहीं काफी दिन हो चुके. . .और. . .'', कहते-कहते वह चुप हो गई।

''रुक क्यों गई. . .कह न क्या हुआ?'' भाभी ने कुछ इतने दुलार से पूछा कि मधुलिका का जी भर आया। उसने भाभी की हथेली थाम ली, ''पता नहीं क्या हो गया है मुझे. . .

बार-बार बाथरूम जाने का मन होता है. . .रात में भी. . .और दूसरी ओर कब्ज़-सा भी लगता है। मेरी तबीयत . . ."

"क्या कोई खास गंध भी बुरी लगती है?" भाभी जड़ तक पहुंचने की कोशिश कर रही थीं।

"हां," आश्चर्य से भरकर मधुलिका ने कहा, "बंदगोभी और साबुन की. . .लेकिन आपको कैसे पता चला!"

"पगली, ये तो खुशी के लक्षण हैं," भाभी की आंखों में प्यार झलक रहा था, "लगता है तू . . .मेरा मतलब है मैं ताई बनने वाली हूं।" इन शब्दों ने मधुलिका को रोमांचित कर दिया, "आप ताई. . .यानी मैं मां!"

"हूं. . .अच्छा तू ये बता इमली या मिट्टी खाने का तो मन नहीं करता?" भाभी ने पूछा।

"नहीं, मगर. . .मन चाहता है कि कटर-कटर बर्फ चबाऊं।"

"मुझे तो ये सभी गर्भवती होने के लक्षण लग रहे हैं। आज शाम डॉक्टर साहब के पास चलेंगे। घर में यह खुशखबरी तभी सबको सुनाएंगे।" भाभी की बात पर मधुलिका के चेहरे की खुशी में लज्जा का हल्का गुलाबी रंग भी घुल गया।

■ ■ ■

गर्भ ठहरते ही शरीर में एक-साथ ढेरों परिवर्तन आते हैं। शरीर जैसे एकजुट होकर मां बनने की तैयारी में लग जाता है। अब आगे काफी सावधानी बरतने की ज़रूरत होती है। पहले तीनों महीने शिशु-रचना की दृष्टि से बेहद निर्णायक और नाजुक होते हैं। इसी अवधि में शिशु का मस्तिष्क, भुजाएं, पांव और सभी आंतरिक अंग निर्मित होते हैं। इसलिए सभी प्रकार की दवाओं और एक्स-रे से परहेज़ बरतने तथा धूम्रपान और ऐल्कोहॉल छोड़ देने में ही भलाई है। यह स्त्री-जीवन के बेहद नायाब क्षण हैं। इनमें स्त्री अपने आंचल में एक नए जीवन का फूल खिलाने का सपना सच होता देखती है, उसे कदम-कदम पर पोषित करती है और 40 हफ्तों का तप पूरा कर उसे जन्म देती है। एक दिन वह सपना साकार हो उसकी गोद को किलकारियों से भर देता है। यह अवसर अपने साथ अनेक अनुभूतियों को जीवन में पहली-पहली बार लाता है!

पहले-पहले संकेत

मासिक का चूकना, सुबह की मतली, बार-बार मूत्रत्याग की हाजत, स्तनों में वृद्धि, पेट का बढ़ना और जीव-स्पंद (क्विकनिंग)—सभी गर्भ रुकने के लक्षण हैं। इनके बारे में यहां विस्तार से चर्चा करना संगत होगा।

मासिक ऋतुस्राव का चूकना

मासिक का चूकना वह सबसे पहला लक्षण है जिससे गर्भधारण की संभावना की ओर ध्यान जाता है। लेकिन कभी-कभी कुछ गर्भवती महिलाओं में असामान्य रूप से पहले दो या तीन महीनों में हल्का मासिक-स्राव हो सकता है। पर कभी-कभी अनार्तव (मासिक रुक जाने) का लक्षण भी गर्भधारण हुए बिना हो सकता है। 19-20 वर्ष की लड़कियों में कार्य में बदलाव या स्थान-परिवर्तन के फलस्वरूप अक्सर ही मासिक कुछ दिनों के लिए टल जाता है। कभी-कभी बहुत अधिक मानसिक चिंता और दबाव से भी मासिक में देरी हो जाती है। इसलिए ऐसी स्थिति में आतंकित हुए बिना ठीक से जांच करा लेना ही सबसे अच्छा होता है।

अनार्तव की कुल अवधि से गर्भावस्था की अवधि का सही-सही आकलन करने में भी मदद मिलती है। गर्भावस्था की अवधि गिनने के लिए अंतिम मासिक के पहले दिन से ही दिन जोड़े जाते हैं। पर यह विधि कभी-कभी ठीक से काम नहीं कर पाती। जैसे, पहले बच्चे को स्तनपान कराते हुए यदि अनार्तव की अवधि में ही गर्भधारण हो जाए।

सुबह की मतली

हर गर्भवती स्त्री को यह तकलीफ नहीं होती, फिर भी पहली-पहली बार मां बनने वाली अधिकांश महिलाएं इस कष्ट से गुज़रती हैं। यह लक्षण आम तौर पर गर्भावस्था के दूसरे माह के शुरू में प्रकट होता है। इसकी गंभीरता प्रत्येक स्त्री में अलग-अलग होती है। कुछ का हल्का-फुल्का जी ही मिचलाता है तो कुछ को ज़ोर के उल्टियां होती रहती हैं। कुछ मिचली से इतनी परेशान रहती हैं कि सो कर उठते ही या नाश्ते में कुछ खाने के तुरंत बाद पहले उन्हें उल्टी होती है तब कहीं चैन मिलता है। कुछ स्त्रियों को बगैर उल्टी हुए सिर्फ मतली ही होती रहती है। कुछ में यह स्थिति कई-कई घंटों तक बनी रहती है और काफी तकलीफ़देह होती है। आमतौर पर यह परेशानी 12वें हफ़्ते तक रहती है, और तीसरे-चौथे महीने के पूरा होते ही स्वयं दूर हो जाती है।

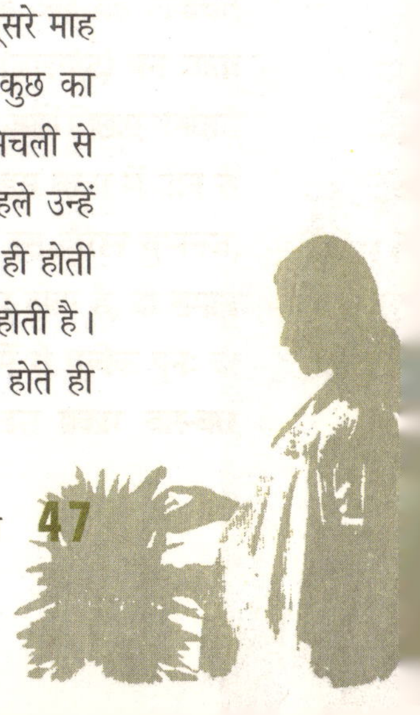

मूत्र-त्याग की हाजत

शुरू के दिनों में लगभग सभी गर्भवती स्त्रियों को बार-बार मूत्र-त्याग की हाजत होती है। पेशाब की मात्रा थोड़ी रहती है और किसी प्रकार की जलन या बुखार वगैरह, जैसा कि मूत्र-पथ संक्रमण (यू.टी.आई.) होने पर होता है, नहीं रहता। यह हाजत श्रोणिक्षेत्र में आए परिवर्तनों से उत्पन्न होती है जिनके कारण मूत्राशय बार-बार खाली होने के लिए आतुर होता रहता है। दूसरे-तीसरे माह में यह लक्षण सबसे प्रबल होता है। बढ़ते हुए गर्भाशय का दबाव और मूत्राशय की अपनी अतिरिक्त संवेदनशीलता इसे प्रकट रूप में ले आती है। तीसरे माह के बाद, जबकि गर्भाशय श्रोणिगुहा के किनारों से ऊपर बढ़ कर अधिक खड़ी स्थिति में आ जाता है, यह दबाव समाप्त हो जाता है और इस लक्षण से राहत मिल जाती है।

स्तनों में बदलाव

पहली गर्भावस्था में स्तनों में एक क्रम से अनेक परितर्वन आते हैं। इनमें से कुछ परिवर्तन स्थाई होते हैं और ताउम्र बने रहते हैं। स्तन-ग्रंथि आकार में काफी फैल जाती है। यह वृद्धि पहले-पहल स्तन के परिधीय खंडों में दिखाई देती है। इससे स्तन पिंडाकार दिखने लगते हैं और स्पर्श करने पर उनमें एक हल्की-सी नर्मी मालूम देती है। स्तनों में ये बदलाव अमूमन दूसरे माह के पूरा होने के साथ ही शुरू हो जाते हैं और गर्भावस्था बढ़ने के साथ-साथ अधिक साफ़ तौर पर दिखने लगते हैं। इसी समय स्तनों से स्वल्प मात्रा में साफ़ हल्का पीला स्राव भी आने लगता है। पूरी गर्भावस्था में इस स्राव की प्रकृति में अनेक बदलाव आते हैं। पहले-पहल दिखने वाला बहुत पतला हल्का पीला स्राव बाद के महीनों में अधिक गाढ़ा, अपारदर्शी

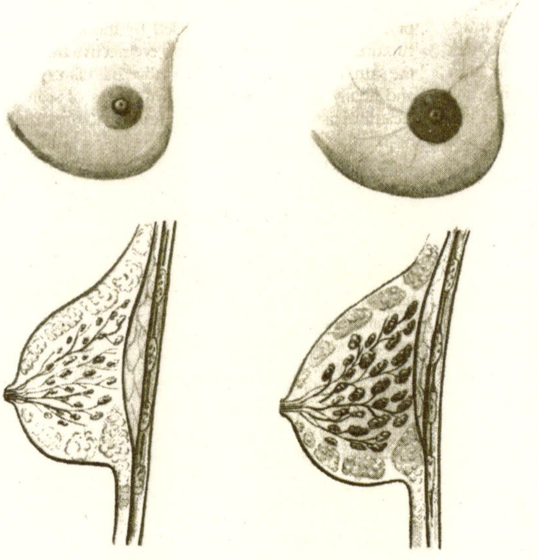

और पीला हो जाता है। स्तनाग्र और इसके आसपास स्तनाग्र-मंडल अधिक गहरे रंग का हो जाता है। सांवली महिलाओं में गोरी महिलाओं की अपेक्षा यह गहरापन अधिक पक्का दिखाई देता है। स्तनाग्र-मंडल के ऊपर बढ़ी हुई सिबैशियस ग्रंथियों की छोटी रंगहीन गिल्टियां सी उभर आती हैं। स्तनाग्र-मंडल ज़्यादा उभर आता है और इसके चारों ओर अपेक्षाकृत हल्के रंग का एक बाहरी घेरा, द्वितीयक स्तनाग्र-मंडल, बन जाता है। स्तन में खून का दौरा बढ़ जाता है और उसकी त्वचा की पर्त के नीचे से झांकने वाली शिराएं फैल कर चौड़ी हो जाती हैं।

पेट का बढ़ना

पेट का बढ़ना काफ़ी समय बाद दिखना शुरू होता है। गर्भाशय के अच्छी तरह श्रोणि के ऊपर आ जाने के बाद ही यह वृद्धि दिखाई देती है, अतः आधी गर्भावस्था बीतने के पहले शायद ही इस पर नज़र जाती है। जो महिलाएं पहले कई बार मां बन चुकी हैं उनमें, उदरीय भित्ति में ढीलापन आ चुके होने के कारण, आमतौर पर यह वृद्धि पहली-पहली बार मां बनी महिला की अपेक्षा जल्दी ही स्पष्ट होने लगती है।

जीव-स्पंद (क्विकनिंग)

प्राचीन अर्थों में इस शब्द के मायने हैं, 'जीवन पड़ना', और इससे यह इंगित होता है कि मां को अपने अंदर एक जीव के होने का एहसास हो गया है। पहली बार के समय अंदर कुछ चलता हुआ-सा मालूम होता है। इसे ही जीव-स्पंद (क्विकनिंग) कहते हैं। लेकिन बहुत सी स्त्रियां इसे इतनी सूक्ष्मता से अनुभव नहीं करतीं। उनके लिए यह बता पाना मुश्किल होता है कि गर्भ में कब पहली बार उन्हें कोई गति महसूस हुई। सामान्य रूप से जीव-स्पंद प्रायः 18वें और 20वें हफ़्ते के बीच होता है। यह गतिशीलता गर्भ के नवें महीने तक बनी रहती है। आखिरी महीनों में इसकी विशेष अहमियत होती है—इसके ठीक-ठीक होते रहने से पता चलता रहता है कि बच्चा ठीक-ठाक है। अगर कभी ऐसा लगे कि बच्चा सुस्त हो गया है और घूम नहीं रहा तो तुरंत डॉक्टर से बच्चे की जांच करानी चाहिए।

गर्भवती होने के इन्हीं प्रथम लक्षणों के साथ स्त्री डॉक्टर से मिलने का फैसला करती है। डॉक्टर अंदरूनी जांच से ही अक्सर उसके गर्भवती होने की पुष्टि कर देती हैं, लेकिन जब भी शक होता है, गर्भ के ठहरने को सुनिश्चित करने के लिए विशेष परीक्षण किए जाते हैं।

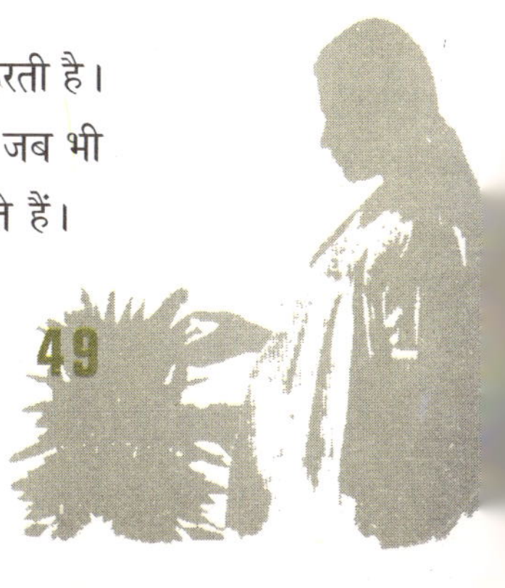

गर्भधारण की पुष्टि

हार्मोनल टेस्ट

विश्वसनीय परिणामों के लिए यह परीक्षण दिन चढ़ने के दो हफ़्तों बाद ही किया जाना चाहिए। यह परीक्षण गर्भवती स्त्री के मूत्र में पाए जानेवाले विशेष गर्भ हार्मोन (ह्यूमन कोरियॉनिक गोनैडोट्रॉफिन, या संक्षेप में एच.सी.जी.) की मौजूदगी पर निर्भर करता है। इसके लिए कई प्रकार के परीक्षण प्रचलन में हैं। सबसे आसान तरीका सुबह-सवेरे मूत्र का पहला-पहला नमूना ले कर उसे परीक्षण-शाला (लेबोरेटरी) में जांच के लिए भेजना है। यह नमूना एक ऐसी बिलकुल साफ शीशी में लेना चाहिए जिसके अंदर साबुन न लगा हो। परीक्षण-शाला से ली गई शीशी इस दृष्टि से सबसे विश्वसनीय मानी जा सकती है।

यह परीक्षण घर बैठे भी कर सकते हैं। इसके लिए केमिस्ट की दुकानों पर स्वयं-जांच प्रेगनेंसी किट मिलती है। यह किट लाकर, उस पर अंकित निर्देशों के अनुसार परीक्षण करें। इससे मिनट भर में ही परिणाम मिल जाता है। इस परीक्षण का सबसे बड़ा लाभ यह है कि यह स्वयं ही किया जा सकता है। लेकिन जांच करते हुए पूरी सावधानी बरतना ज़रूरी होता है। इसी से विश्वसनीय परिणाम प्राप्त हो पाते हैं।

परीक्षण-परिणाम

मासिक चूकने के दो हफ़्तों के बाद परीक्षण करने पर यदि टेस्ट पॉज़िटिव आता है, तो इससे गर्भधारण की लगभग निश्चित रूप से पुष्टि हो जाती है। पॉज़िटिव टेस्ट 100 में से 99 बार सही सिद्ध होते हैं। लेकिन दूसरी ओर, जांच के नेगेटिव आने पर उस पर पक्का यकीन नहीं किया जा सकता कि गर्भधारण नहीं हुआ। संभव है गर्भ हार्मोन मूत्र में इतनी पर्याप्त मात्रा में न हो कि जांच में यह पता चल सके। यदि टेस्ट नेगेटिव आने के बाद भी मासिक शुरू न हो, तो एक हफ़्ते के बाद जांच दोहराई जा सकती है। इस समय जांच का परिणाम अधिक विश्वसनीय होगा।

अल्ट्रासाउंड

यह प्रश्न यदि अब भी न सुलझे, तो श्रोणिक्षेत्र के अल्ट्रासाउंड परीक्षण से गर्भ के होने अथवा न होने की पुष्टि की जा सकती है। सामान्य अल्ट्रासाउंड से शीघ्र-से-शीघ्र पांचवें

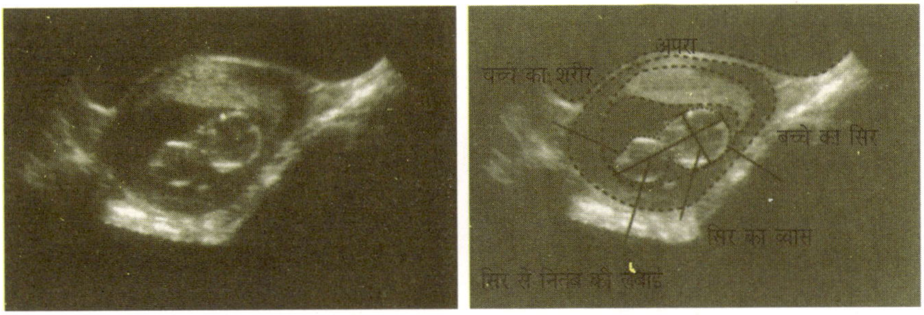

12 हफ्ते का गर्भ : अल्ट्रासाउंड-दर्शन

हफ़्ते में, अर्थात्, चूके हुए मासिक के हफ़्ते भर बाद गर्भ होने का पता चल सकता है। यदि गर्भ ठहरा हो, तो छठे हफ्ते में उसकी पक्के तौर पर पुष्टि की जा सकती है। आठवें हफ्ते से भ्रूण की छवि भी देखी जा सकती है और उसके भीतर हृदय की स्पंदन भी साफ दिखने लगती है। दिल अब जीवन की लय के साथ धड़कता हुआ नजर आता है। यदि जल्दी हो तो योनि-पारीय (ट्रांस वेजीनल) अल्ट्रासाउंड भी कराया जा सकता है। इसमें योनि के अंदर एक विशेष सलाई डाल कर अल्ट्रासाउंड किया जाता है और गर्भ ठहरने की पुष्टि पांचवें हफ्ते में ही की जा सकती है।

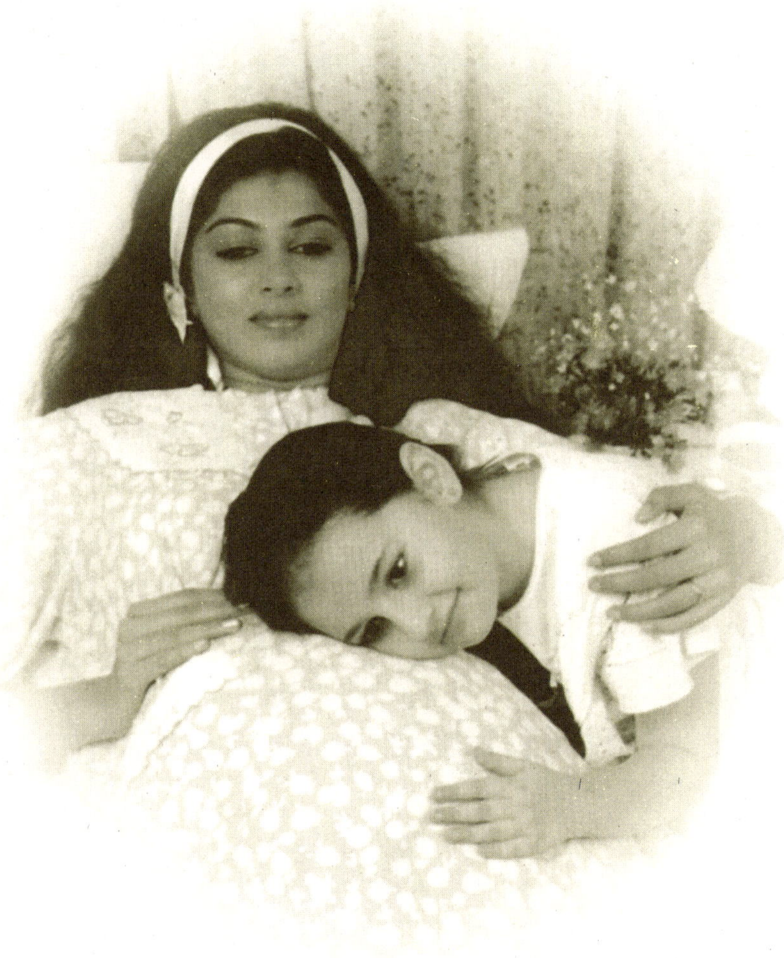

बच्चे के रूप में व्यक्त होती है ईश्वर की यह इच्छा कि जीवन-क्रम अनवरत चलता रहे।

कार्ल सैंडबर्ग (1878-1967), अमरीकी कवि
रिमेम्ब्रेन्स रॉक

रोमांचक घटनाएं गर्भावस्था की

क़तरा-क़तरा कर जैसे एक मां अपने भीतर सुंदर सजीव कृति की रचना करती है, वैसा नायाब उदाहरण दुनिया में दूसरा कोई नज़र नहीं आता। इस 40 हफ्तों की सृजन-यात्रा में बिंदु से भी छोटा संतान-बीज असीम आनंद देने वाले और आत्मभाव से भरे शिशु का रूप ले कर मां की कोख से जन्म लेता है। इस बीच मां का शरीर तरह-तरह के परिवर्तनों से गुज़रता है। जब से संतान-बीज उसके अंक में आता है, उसी प्रथम क्षण से वह उसे अपना सर्वोत्तम प्रदान करने में जुट जाती है।

मां के भीतर स्त्री और पुरुष के संतान-बीजों के मिलन के साथ ही गर्भावस्था की यात्रा शुरू हो जाती है। यह मंगलमय संयोग स्त्री के मासिक चक्र के मध्य में ही बन पाता है। इस दिन की सही गणना ज़रा मुश्किल होती है। इसीलिए डॉक्टर गर्भावस्था का समय गर्भवती स्त्री के अंतिम मासिक धर्म के पहले दिन से जोड़ते हैं। सच यह है कि जिसे 'चार हफ़्तों की गर्भावस्था' कहा जाता है, वह चार नहीं, दो हफ़्ते का गर्भ होता है। डॉक्टरी तरीके से की गई इस समय-गणना के अनुसार गर्भावस्था की औसत अवधि 280 दिन होती है। यह समूचा समय अनेक रोमांचक परिवर्तनों से भरा होता है। शिशु की वृद्धि और विकास जिस तेज़ गति से होता है यह प्रकृति की रचना का चमत्कार ही है।

बच्चा कैसे बढ़ता है गर्भ में

मां के गर्भ में शिशु कैसे हफ़्ते-दर-हफ़्ते बढ़ता है, यह घटनाक्रम सचमुच रोमांचकारी है। इसी के तहत कुल एक मिलीमीटर से भी छोटा संतान-बीज 40 हफ्तों की सृजन-यात्रा पूरी कर जीते-जागते आनंद के सुमन में तब्दील हो जाता है। प्रस्तुत है इस रचना-यात्रा का वर्णन :

4-5 सप्ताह

पल-पल तेज़ी से बढ़ रहा संतान-बीज (निषेचित डिंब) अब तक गर्भाशयी अंतःपर्त से भली-भांति चिपक जाता है। इस समय तक वह बहुकोशिकीय भ्रूण में बदल चुका होता है। उसकी बाहृय कोशिकाएं जड़ों के समान विकसित होकर मां की रक्त आपूर्ति से जुड़ जाती हैं। दूसरी ओर, आंतरिक कोशिकाएं विभाजित होकर तीन स्तरों में बंट जाती हैं। आगे चलकर इन तीन स्तरों से ही शिशु के शरीर के अलग-अलग अंग विकसित होते हैं। एक स्तर की कोशिकाओं से मस्तिष्क, स्नायु तंत्र, त्वचा, आंखें और कान बनते हैं। दूसरे स्तर की कोशिकाओं से फेफड़े, पेट और आंतें बनती हैं। तीसरे स्तर की कोशिकाएं हृदय, रक्त, पेशियों और अस्थियों के रूप में विकसित होती हैं।

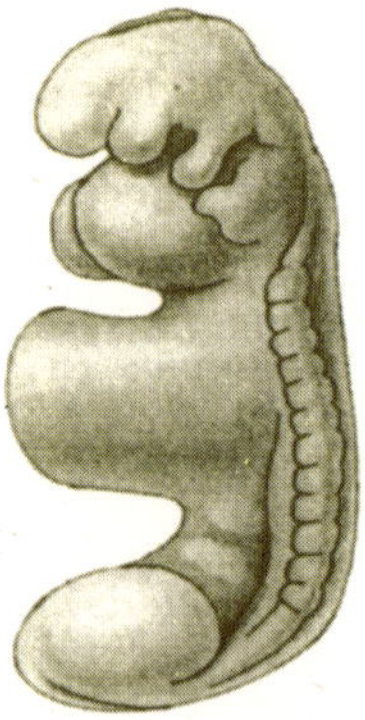

पांचवां सप्ताह ही वह समय है जब पहला मासिक चूकता है और स्त्री यह सोचने लगती है कि शायद उसका गर्भ रुक गया है। पर इस समय तक बच्चे का स्नायुतंत्र भी विकसित होना शुरू हो चुका होता है। ऊपरी पर्त की कोशिकाओं में एक खांचा-सा बन जाता है। कोशिकाएं एक मोड़ के साथ वर्तुलाकार बढ़ती हैं जिससे एक नलिकाकार खोल बनने लगता है। इसे स्नायवीय नलिका कहते हैं। आगे चलकर इसी के ऊपरी सिरे से शिशु के मस्तिष्क और निचले सिरे से मेरु रज्जु (स्पाइनल कॉर्ड) की रचना होती है।

इन शुरू के हफ्तों में ही बच्चे का हृदय बनना शुरू हो जाता है और उसकी कुछ रक्त वाहिकाएं भी बनकर तैयार हो जाती हैं। ये रक्त वाहिकाएं भ्रूण को मां से जोड़ती हैं और आगे चलकर नाभिरज्जु या नाल का रूप लेती हैं।

6-7 सप्ताह

भ्रूण में छठे-सातवें हफ्ते में हृदय की जगह पर एक बड़ा उभार निर्मित हो चुका होता है। हृदय धड़कना शुरू कर देता है और अल्ट्रासाउंड स्कैन में यह धड़कता हुआ देखा जा सकता है।

मस्तिष्क के विकसित होने से सिर की रचना के लिए भी एक गुमड़-सा उठ आता है। इसके दोनों ओर गड्ढे-से पड़ने लगते हैं, जिनसे कान बनते हैं। आंखों की रचना की तैयारी भी इसी समय शुरू हो जाती है।

भ्रूण के शरीर पर छोटे-मोटे उठाव-से उभरने लगते हैं जिनसे बाद में पेशियां और अस्थियां बनते हैं। दोनों तरफ हल्का उभार लिए रचनाएं भी उठ आती हैं जिन्हें अवयव-कलिकाएं कहते हैं। इनसे बाद में हाथ-पांव विकसित होते हैं।

छठे से नवें सप्ताह के बीच होठों, तालु और मूर्धा की रचना होती है। इनकी रचना दो युग्मित संरचनाओं से होती है जो दोनों ओर से चेहरे की मध्यरेखा में आकर आपस में मिल जाती हैं। यदि इस बीच इनके विकास में कोई बाधा आ जाती है तो ऊपरी होंठ, तालु या मूर्धा के बीच कटाव रह जाता है। यह दोष ही कटे हुए अपूर्ण होंठ (क्लेफ्ट लिप) और बीच से कटे हुए तालु (क्लेफ्ट पेलेट) के रूप में प्रकट होता है।

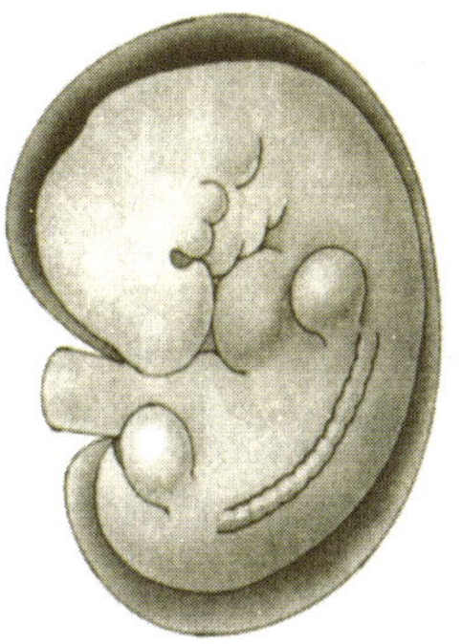

सात हफ्तों के अंदर भ्रूण सिर से नितंब तक लगभग आठ मिलीमीटर (1/3 इंच) लंबा हो जाता है।

8-9 सप्ताह

आठवें-नौवें हफ्ते तक बच्चे का चेहरा थोड़ा-थोड़ा स्पष्ट होने लगता है। आंखें साफ-साफ दिखने लगती हैं और उनमें कुछ रंग भी आ जाता है। मुंह और जीभ भी बन जाते हैं। हाथ और पांव बनने शुरू हो जाते हैं और उनमें उंगलियों के लिए कटाव स्पष्ट हो जाते हैं। सभी प्रमुख आंतरिक अंग—हृदय, मस्तिष्क, फेफड़े, गुर्दे, जिगर और आंतें भी—इस समय विकसित हो रहे होते हैं।

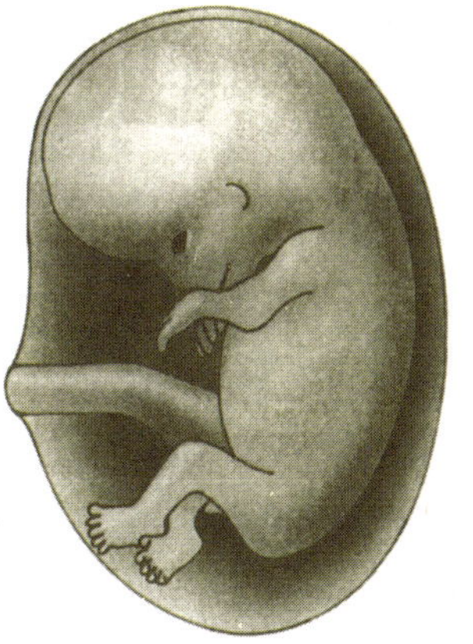

नौ हफ़्तों में शिशु की पूरी लंबाई लगभग 17 मिलीमीटर (¾ इंच) हो जाती है।

10-14 सप्ताह

गर्भधारण के पहले 12 हफ़्तों के अंदर ही गर्भस्थ शिशु पूरा रूप ले चुका होता है। उसमें सभी अंगों, पेशियों, हाथ-पांव और अस्थियों की रचना हो चुकी होती है। अब इसके आगे उसका केवल बढ़ना और सम्पुष्ट होना भर रह जाता है। इस समय तक जननांगों का भी भली-भांति विकास हो चुका होता है। कोई सुप्रशिक्षित सोनोलॉजिस्ट इन्हें सटीक स्पष्टता से लक्षित कर सकता है। शिशु में गति आ चुकी होती है किंतु अभी गति को महसूस नहीं किया जा सकता।

लगभग 14 हफ्तों के आस-पास हृदय में स्पंदन सशक्तता से हो रहे होते हैं और

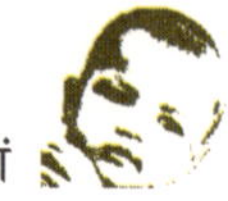

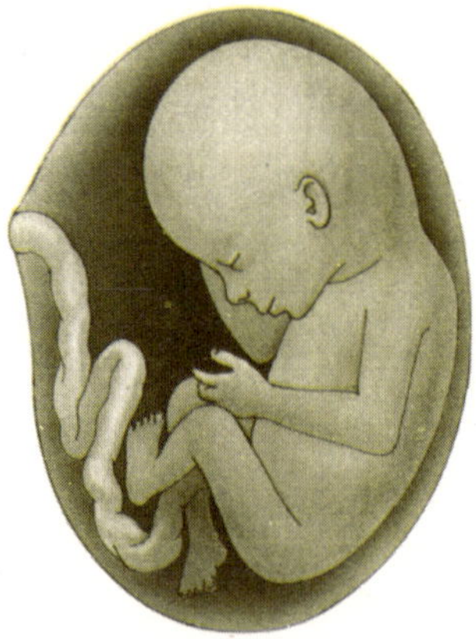

अल्ट्रासाउंड डिटेक्टर का उपयोग कर इन्हें स्पष्ट रूप से सुना जा सकता है। हृदय स्पंदन की गति बहुत तेज़ रहती है। यह सामान्य वयस्क व्यक्ति के हृदय स्पंदन की गति से लगभग दूनी होती है।

14 हफ़्तों के शिशु की सिर से पांव तक पूरी लंबाई लगभग 56 मिलीमीटर (2¼ इंच) होती है। स्त्री गर्भ से है यह अब दिखने लगता है, यद्यपि यह बहुत कुछ उसकी शारीरिक बनावट पर भी निर्भर करता है।

15-22 सप्ताह

15वें से 22वें हफ्तों के बीच गर्भस्थ शिशु का तेज़ी से विकास होता है। उसके शरीर में पर्याप्त वृद्धि हो जाने से अब उसके सिर और धड़ काफी अनुपात में आ जाते हैं। अब सिर धड़ के मुकाबले बड़ा नहीं दिखता। चेहरे पर मानवीय आकृति अधिक स्पष्ट होने लगती है और सिर के बाल, भौंहें और बरौनियां बनने लगती हैं। पलकें आंखों पर बंद रहती हैं।

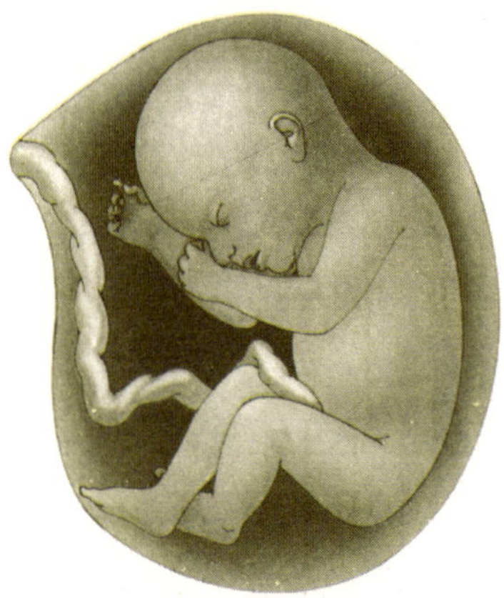

उंगलियों की त्वचा पर रेखाएं पड़ जाती हैं अतः शिशु के पास अब उंगलियों की अपनी विशिष्ट छाप (फिंगर प्रिंट) होती है। हाथों और पांवों की उंगलियों व अंगूठों पर नाखून बनने लगते हैं और शिशु की मुट्ठियों में कसाव आ जाता है। लगभग 22 हफ़्तों का हो जाने पर शिशु का शरीर अत्यंत सूक्ष्म मुलायम रोमों से आच्छादित हो जाता है। ये रोम गर्भलोम कहलाते हैं। इनका ठीक-ठीक प्रयोजन तो पता नहीं है लेकिन ऐसा सोचा जाता है कि ये शिशु का तापमान सही-सही बनाए रखने के लिए होते हैं। ये गर्भलोम प्रसव से पहले विलुप्त हो जाते हैं, यद्यपि कभी-कभी इनका कुछ भाग बचा रह जाता है और बाद में धीरे-धीरे साफ हो जाता है।

लगभग 18 से 22 हफ़्तों के बीच मां को पहली बार शिशु की गति का एहसास होता है। दूसरी-तीसरी संतान के मामले में मां इसे थोड़ा जल्दी, 14 से 16 हफ़्तों के बीच, महसूस कर लेती है। पहले-पहल एक फुरफुरी या खदबदी-सी महसूस होती है या हल्की-सी चाल मालूम

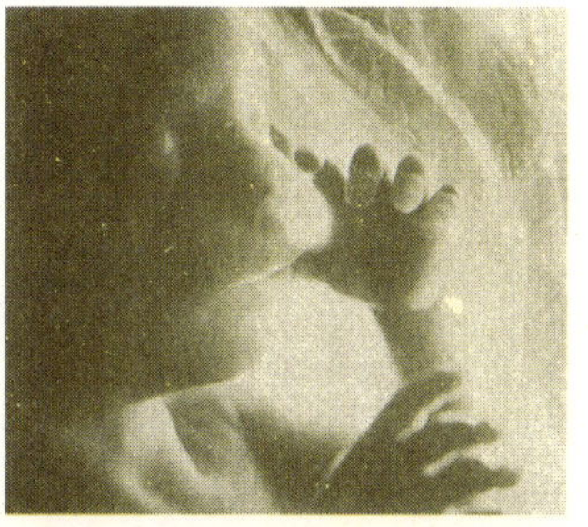

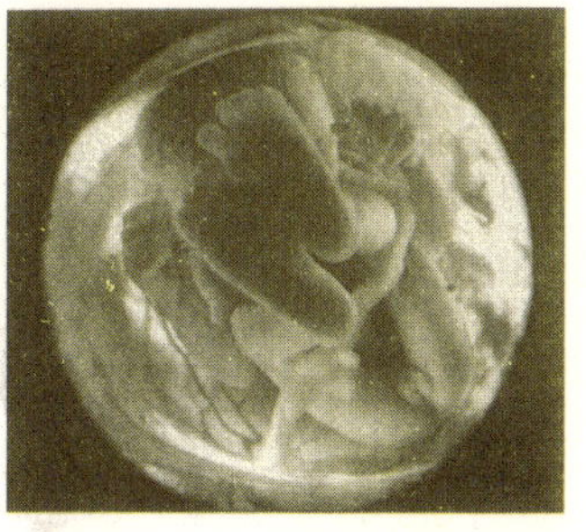

पड़ती है, जैसे कि अक्सर थोड़ा अपच होने पर होता है। बाद में धीरे-धीरे यह गति पहचानने में गलतफ़हमी नहीं होती और कभी-कभी तो शिशु के हाथ-पांव फेंकने को महसूस किया जा सकता है। अब यह अंदाज़ भी लगने लगता है कि कौन-सा उभार शिशु का हाथ है और कौन-सा उसका पांव। जब भी पहली-पहली बार शिशु की गति का आभास हो तो यह तारीख याद से डॉक्टर को बता देनी चाहिए। यह तारीख प्रसव की अनुमानित तिथि निकालने में काम लायी जा सकती है।

22 हफ़्तों में शिशु की सिर से पांव तक की लंबाई लगभग 160 मिलीमीटर (6½ इंच) हो जाती है।

23-30 सप्ताह

अब गर्भस्थ शिशु और भी फुर्ती से हिलने-डुलने और हाथ-पांव चलाने लगता है। वह स्पर्श और ध्वनि से प्रतिक्रिया भी देने लगता है। यदि आसपास अधिक तेज़ आवाज हो रही हो तो शिशु में हलचल काफी बढ़ जाती है और वह हाथ-पांव फेंकने लगता है। शिशु जिस उल्व द्रव (ऐम्नियॉटिक फ़्लूइड) में तैरता होता है, उसी द्रव के किंचित मात्रा के घूंट भी लेता है और उसी द्रव में अत्यल्प मात्रा में मूत्रत्याग भी करता है। कभी-कभी शिशु को हिचकियां आ सकती हैं और हर हिचकी पर मां को उसके स्पंदित होने का एहसास होता है। शिशु में सोने और जागने का एक नित्यक्रम भी बनने लगता है। प्रायः यह नित्यक्रम मां के सोने-जागने के नित्यक्रम से भिन्न होता है, जैसे कि मां जब रात में सोना चाहे, हो सकता है तभी शिशु खेलने और हाथ-पांव फेंकने का मूड बना ले।

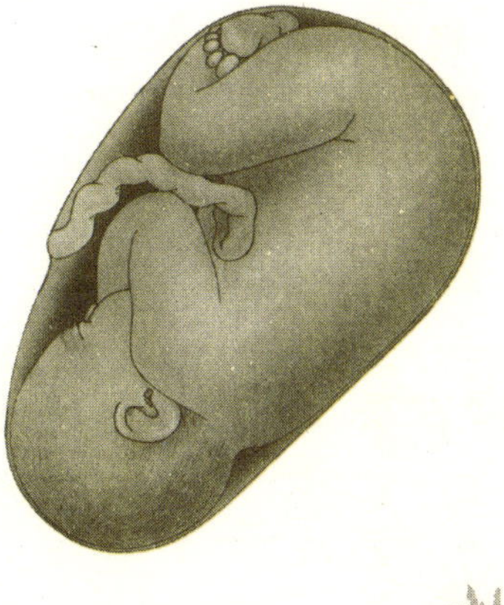

शिशु के हृदय की धड़कन अब स्टेथोस्कोप की मदद से सुना जा सकता है। पेट पर कान लगाकर भी यह ध्वनि सुनी जा सकती है।

इस समय शिशु पर एक सफेद लसलसा द्रव-पदार्थ लिपटा होता है। इसे वर्निक्स कहते हैं। यह चिकना पदार्थ शिशु के उल्व द्रव में तैरते समय उसकी त्वचा की सुरक्षा करता है। वर्निक्स अधिकांशतः शिशु के जन्म लेने से पूर्व विलुप्त हो जाता है।

लगभग 26 हफ़्तों पर शिशु की पलकें पहली बार खुलती हैं। 28 हफ़्तों के आसपास उसके हाथ और पांव की उंगलियों पर नाखून आ चुके होते हैं।

28 हफ़्तों का शिशु जीवनक्षम शिशु होता है और समय से पहले जन्म लेने पर भी वह जीवित रह सकता है। इससे कम अवधि का शिशु मां के गर्भ के बाहर जीवित नहीं रह पाता क्योंकि उसके फेफड़े और अन्य महत्त्वपूर्ण अंग पर्याप्त रूप से तैयार नहीं हुए होते। किंतु यदि उसे किसी बड़े चिकित्सा संस्थान के विशेष नवजात शिशु विज्ञान एकक (नियोनेटोलॉजी यूनिट) की नर्सरी में इन्क्युबेटर के अंदर चौबीसों घंटे की विशेष देखरेख में रखा जाए तो जीवनदान मिल सकता है।

30 हफ़्तों पर शिशु की सिर से पांव तक लंबाई 240 मिलीमीटर (9½ इंच) होती है।

31-40 सप्ताह

गर्भावस्था के 30वें हफ़्ते तक शिशु हल्का गुलाबी और पारदर्शी-सा मालूम पड़ता है क्योंकि उसकी त्वचा अत्यंत पतली होती है और त्वचा के नीचे वसा की पर्त नहीं होती। गर्भावस्था के आखिरी छः से आठ हफ़्तों में ही यह वसा की पर्त तेज़ी से बनने लगती है जिससे शिशु का बदन थोड़ा गदबदा हो जाता है। वर्निक्स और गर्भलोम दोनों ही विलुप्त होने लगते हैं। 32 हफ़्तों के आसपास गर्भस्थ शिशु का सिर आमतौर पर नीचे की ओर घूम जाता है और वह प्रसव के लिए तैयार हो जाता है। प्रथम बार के गर्भधारण में इस समय शिशु का सिर नीचे यानि स्त्री की श्रोणिगुहा में आ जाता है। 36वें हफ़्ते के आसपास सिर श्रोणिगुहा में अच्छी तरह स्थिर हो जाता है और प्रसूति तक इसी स्थिति में बना रहता है। यदि शिशु का सिर अब भी श्रोणिगुहा मुख के ऊपर बना रहे तब प्रसूति-विशेषज्ञ को यह देखना होता है कि यह श्रोणिगुहा से होकर गुज़र सकेगा या नहीं। यदि श्रोणिगुहा तंग हो, तो प्राकृतिक प्रसव की प्रतीक्षा में समय नहीं गंवाया जाता। सही समय आने पर सीज़ेरियन काट से बच्चे का जन्म करा दिया जाता है।

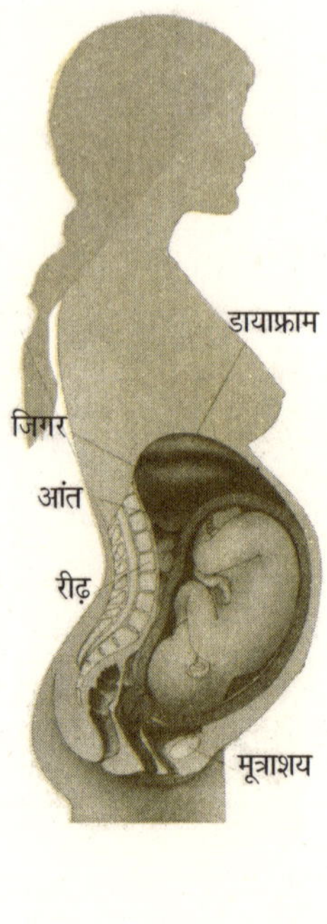

शिशु को पोषण कैसे मिलता है

गर्भाशय में ऐसी कई संरचनाएं विकसित होती हैं जिनसे शिशु के बढ़ने में मदद मिलती है। इन संरचनाओं में ही अपरा (प्लासेंटा) और कुछ झिल्लियां होती हैं। गर्भधारण के 13वें दिन के आसपास भ्रूण के चारों ओर एक गुहा सरीखी रचना बन जाती है। यह गुहा दो झिल्लियों से आच्छादित होती है। बाहरी झिल्ली जरायु (कॉरियन) कहलाती है और आंतरिक झिल्ली को उल्व (एमनियॉन) कहते हैं।

जरायु गर्भाशय के ऊतकों से जुड़कर अपरा की रचना करता है। इसके उंगलीनुमा उभार (उद्वर्ध) गर्भाशय की भित्ति के अंदर घुस जाते हैं। इसी में शिशु की पहली-पहली रक्तवाहिकाएं होती हैं। जरायु शिशु से एक संरचना द्वारा जुड़ा होता है जिसे कायवृंत कहते हैं। यह कायवृंत ही नाभिरज्जु या नाल के रूप में विकसित होता है। इस नाभिरज्जु के माध्यम से ही शिशु अपरा से जुड़ता है।

उल्व शिशु के चारों ओर एक खोल बना लेता है। इसमें एक द्रव पदार्थ, उल्व-द्रव भरा रहता है। शिशु इस उल्व-द्रव में तैरता रहता है। यह उल्व-द्रव गर्भाशय को लगने वाले बाहरी धक्के झेलकर शिशु की रक्षा करता है। इस द्रव में गर्भस्थ शिशु बिना उल्व या अन्य ऊतकों को क्षति पहुंचाए, आसानी से घूम सकता है।

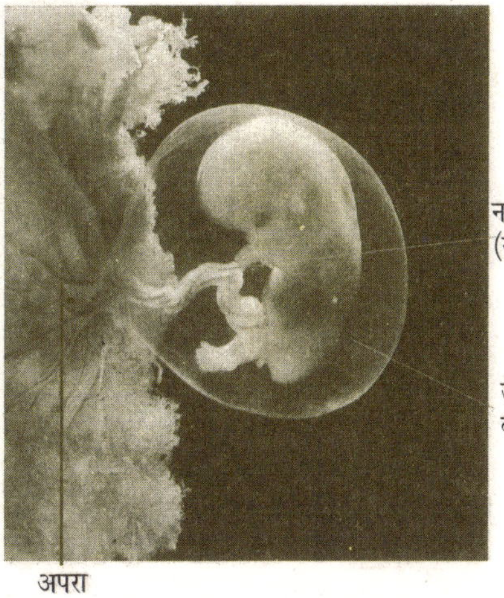

गर्भधारण के लगभग 21वें दिन, अपरा और भ्रूण के बीच रक्त संचरित होना शुरू हो जाता है। मां और भ्रूण की रक्तवाहिकाएं, कोशिकाओं की एक पतली झिल्ली के माध्यम से, जिसे अपरा रोधिका (प्लेसेंटल बेरियर) कहते हैं, पदार्थों का आदान-प्रदान करती हैं। शिशु के उत्सर्ज पदार्थ इस रोधिका से होकर मां के रक्त में चले जाते हैं, और मां के रक्त से पोषक पदार्थ तथा ऑक्सीजन इसी रोधिका से गुजर शिशु के रक्त में पहुंचते हैं। लेकिन विषाणुओं (वाइरस) और रोगाणुओं (बैक्टीरिया) जैसे नुकसानदेह सूक्ष्मजीव तथा कुछ रासायनिक पदार्थ और दवाएं भी कभी-कभी अपरा रोधिका को पार कर शिशु के शरीर में पहुंच जाते हैं। इससे शिशु को नुकसान हो सकता है।

क्रोमोसोम और जीन

मां के डिंब और पिता के शुक्राणु दोनों में ही अतिसूक्ष्म धागे जैसी संरचनाएं होती हैं जिन्हें क्रोमोसोम कहते हैं। क्रोमोसोम के माध्यम से ही माता-पिता की व्यक्तिगत विशेषताएं जैसे कि नैन-नक्श, रूप और कद-काठी, शिशु में आती हैं और शिशु का लिंग निर्धारण भी क्रोमोसोम के आधार पर ही होता है।

निषेचित डिंब में 46 क्रोमोसोम होते हैं, 23 मां से और 23 पिता से। इनमें से दो, एक मां से और एक पिता से, लिंग-क्रोमोसोम होते हैं। मां से आने वाला लिंग-क्रोमोसोम हमेशा एक प्रकार का ही होता है और उसे 'एक्स' क्रोमोसोम कहते हैं। किंतु पिता से मिलने वाला क्रोमोसोम 'एक्स' प्रकार का भी हो सकता है और 'वाई' प्रकार का भी। यदि डिंब पिता के 'एक्स' क्रोमोसोम वाले शुक्राणु से निषेचित होता है तो लड़की (एक्स एक्स) होती है और यदि यह 'वाई' क्रोमोसोम वाले शुक्राणु से निषेचित हो, तो लड़का (एक्स वाई) होता है।

गर्भस्थ शिशु का लिंग दो विधियों से जाना जा सकता है। एक विधि उल्ववेधन (एम्नियोसेंटिसिस) है। यह विशेष जांच कुछ असामान्यताओं का पता लगाने के लिए की जाती है किंतु इससे शिशु के लिंग का भी पता चल जाता है। दूसरी विधि अल्ट्रासाउंड है। 14वें-16वें हफ्ते में की गई गर्भ की अल्ट्रासाउंड जांच से भी शिशु का लिंग जाना जा सकता है। लेकिन ये दोनों ही विधियां तब तक वैध रूप से नहीं अपनाई जा सकतीं जब तक कि किसी गंभीर आनुवंशिक दोष का पता लेने के लिए शिशु का लिंग जानने का विशेष चिकित्सकीय कारण न हो।

निषेचित डिंब के लिंग-क्रोमोसोम और 44 दूसरे क्रोमोसोम ही कोख में पल-बढ़ रहे शिशु की वंशागत विशेषताओं का निर्धारण करते हैं। प्रत्येक क्रोमोसोम में लगभग 2000 जीन होते हैं, जिनसे शिशु का रक्तवर्ग (ब्लड ग्रुप), कद-काठी, बालों और आंखों का रंग जैसी सभी विशेषताएं निर्धारित होती हैं। इन गूणसूत्रों से व्यक्तित्व और बुद्धिमत्ता जैसी विशेषताएं भी प्रभावित होती हैं, यद्यपि इन पर अन्य बातों जैसे कि बच्चे के पालन-पोषण और परिवेश का भी काफी प्रभाव पड़ता है।

जुड़वां बच्चों का राज़

एकडिंबज या बिलकुल एक जैसे जुड़वां बच्चों (आइडेंटिकल ट्विन्स) की रचना एक ही

निषेचित डिंब से होती है। जिस समय निषेचित डिंब दो कोशिकाओं में बंटता है, उसी समय से यह दो कोशिकाएं अलग-अलग हो जाती हैं, पर एक ही कोशिका से आने के कारण इनमें एक जैसे ही जीन होते हैं, जिससे इनका लिंग समान होता है और ये एक-दूसरे से काफी अभिन्न दिखाई देते हैं। लेकिन इससे कहीं अधिक मामले द्विडिंबज (नॉन-आइडेंटिकल) जुड़वाओं के होते हैं जिसमें दो डिंबों का दो शुक्राणुओं द्वारा साथ-साथ निषेचन हो जाता है। इन बच्चों में बहुत अधिक समानता नहीं होती। इनका लिंग भी एक जैसा या असमान हो सकता है। इनके बीच इतनी ही समानता होती है जितनी कि भाई-बहन के बीच होती है।

जुड़वां बच्चे होना काफी आम घटना है। गर्भधारण के लगभग एक प्रतिशत मामले जुड़वां शिशुओं के होते हैं। यदि मां के परिवार में पहले भी जुड़वां बच्चे हुए हों, तो इसकी संभावना बढ़ जाती है। गर्भावस्था के आठवें-नवें हफ्ते में गर्भ में जुड़वां भ्रूण के होने का पता लगाया जा सकता है। अल्ट्रासाउंड स्कैन द्वारा यह मालूम हो सकता है।

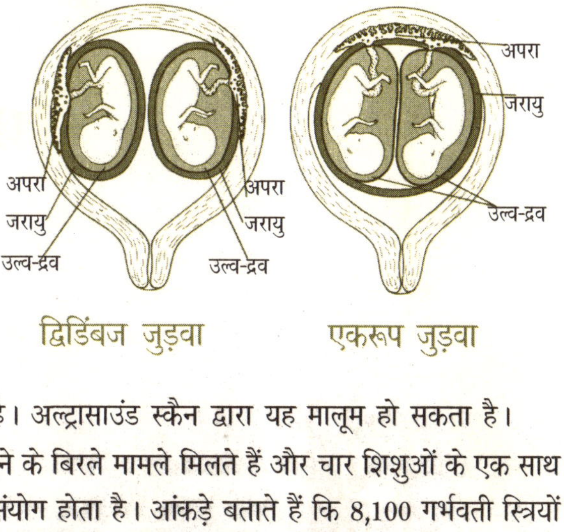

द्विडिंबज जुड़वा एकरूप जुड़वा

एक साथ तीन शिशुओं के होने के बिरले मामले मिलते हैं और चार शिशुओं के एक साथ होने का तो बहुत ही बिरला कोई संयोग होता है। आंकड़े बताते हैं कि 8,100 गर्भवती स्त्रियों में से किसी एक में एक-साथ तीन शिशुओं के जन्म होने तथा 7,29,000 गर्भवती स्त्रियों में से किसी एक में एक-साथ चार शिशुओं के होने की घटनाएं होती हैं। लेकिन जब से बंध्यता के इलाज के लिए महिलाओं को डिंब-उद्दीपक दवाएं दी जाने लगी हैं, तब से एकाधिक शिशुओं के एक साथ होने के संयोग बढ़ गए हैं।

मां में होने वाले परिवर्तन

गर्भावस्था के दौरान गर्भवती मां के शरीर में अनेक परिवर्तन आते हैं। उसका वज़न बढ़ जाता है, स्तन आकार में बड़े हो जाते हैं, गर्भाशय के आकार में वृद्धि होती है ताकि बढ़ते भ्रूण की आवश्यकताएं पूरी हो सकें, रक्त की रचना और मात्रा में परिवर्तन आता है, अंतःस्रावी अंगों

का कार्य अत्यधिक बढ़ जाता है और शरीर के रूपाकार में कई तब्दीलियां आती हैं।

स्तनों में परिवर्तन

गर्भधारण कर दुग्धस्राव के एक दौर से गुज़रे बगैर स्तनों को पूरा विकसित हुआ नहीं कहा जा सकता। पहली-पहली गर्भावस्था के दौरान स्तनों में एक क्रम से अनेक परिवर्तन होते हैं। इनमें से कई बदलाव स्तन-ग्रंथियों के निष्क्रिय दौर में लौट आने पर भी बने रहते हैं।

प्रथम गर्भ के समय पूरी स्तनग्रंथि का आकार बढ़ता है। गर्भावस्था के दूसरे माह से स्तनाग्रों से अल्प मात्रा में एक स्वच्छ हल्का पीला स्राव भी आने लगता है। स्तनों का आकार बढ़ने के साथ स्तनों में खून का दौरा बढ़ जाता है और त्वचा के नीचे फैली हुई शिराएं साफ दिखने लगती हैं। स्तनों की रंगत में भी परिवर्तन दिखते हैं। स्तनाग्र और स्तनमंडल का रंग गहरा हो जाता है। गर्भावस्था की अवधि के पूरा होने के दिनों में स्तनों की त्वचा में खिंचाव आ जाता है और उन पर धारियां दिखने लगती हैं।

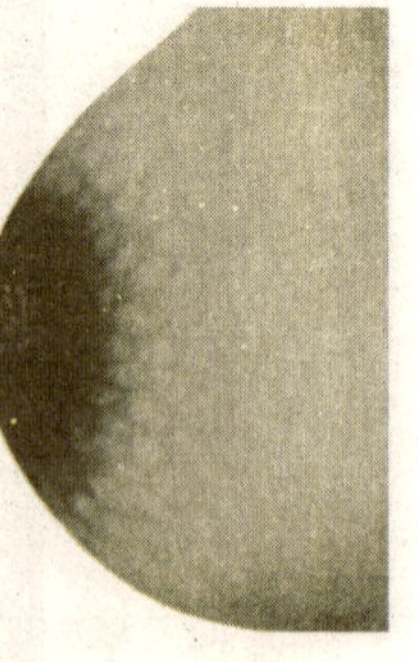

शिशुजन्म के तीसरे या चौथे दिन से स्तनों में भरपूर दूध उतरने लगता है। शिशु को दूध पिलाने की प्राकृतिक रीति संपन्न किए बगैर स्तन फूले रहते हैं और उनमें दर्द बना रहता है। किसी कारण अगर मां बच्चे को दूध न पिला पाए तो राहत पाने के लिए स्तनों को खाली करने की ज़रूरत पड़ती है।

स्तनों में दूध का बनना एक विशेष हार्मोन से प्रेरित होता है। यह हार्मोन प्रोलैक्टीन है, जो पीयूष (पिट्यूटरी) ग्रंथि के अग्र पिण्डक में बनता है। बच्चे के स्तनाग्र को चूसने से स्तनों में दूध का प्रवाह बढ़ता है।

त्वचा में परिवर्तन

गर्भवती स्त्री की त्वचा में दो प्रकार के परिवर्तन होते हैं। कुछ परिवर्तन यांत्रिक तरीके के होते हैं और त्वचा के खिंचाव के कारण उत्पन्न होते हैं। दूसरे जैविक कारणों से होते हैं, जैसे कि रंग का गहरा हो जाना।

त्वचा के खिंचने से पेट पर गर्भिनी रेखाएं (स्ट्राइआई ग्रैविडेरम) पड़ जाती हैं । इसी तरह की धारियां स्तनों पर भी उभर आती हैं। नई बनने के समय ये रंग में मोतिया या गुलाबी और धारीदार होती हैं। इनकी लंबाई और चौड़ाई हर किसी में फर्क-फर्क होती है। ये रेखाएं

नाभि के नीचे ज़्यादा दिखाई देती हैं। नितंबों और जांघों के समीपस्थ हिस्सों पर भी ये उभर सकती हैं। शिशु के जन्म के बाद इनका रंग हल्का पीला और रूपहला हो जाता हैं। इस रूप में ये धवल रेखाएं (स्ट्राइआई ऐल्बिकैंटीज) कहलाती हैं। यों हर किसी की त्वचा की खिंचाव सहन करने की क्षमता अलग-अलग होती है। इसलिए किसी-किसी स्त्री के मां बन चुकने के बाद भी उसके बदन पर ये रेखाएं नहीं प्रकट होतीं।

त्वचा के रंग में भी अनेक बदलाव आते हैं। स्तनाग्र और उसके चारों ओर बने घेरे (स्तनाग्र मंडल) का रंग गहरा हो जाता है। गर्भावस्था की दूसरी-तीसरी तिमाही में पेट पर नाभि के ऊपर से श्रोणि तक मध्यरेखा में एक गहरे रंग की धारी पड़ जाती है। सांवली या गहरे रंग की स्त्री में यह धारी अधिक चौड़ी और गहरे रंग की हो सकती है, जबकि गोरी स्त्री में यह काफी हल्की होती है। सांवली स्त्री में कभी-कभी बिना गर्भधारण के भी इस तरह की धारी होती है, अतः यह गर्भावस्था की बहुत निश्चित पहचान नहीं है। कभी-कभी चेहरे पर गहरे भूरे रंग के अनियमित धब्बे भी उभर आते हैं। माथे पर, नाक पर दोनों ओर, और ऊपर ओठ पर ये ज्यादा स्पष्ट होते हैं, पर ये पूरे चेहरे पर भी हो सकते हैं। इसे गर्भावस्था का आवरण कहते हैं। कभी-कभी धड़ पर कहीं-कहीं गहरे रंग के अनियमित धब्बे से दिखने लगते हैं। इसी के साथ एकांतर क्रम से विवर्ण धब्बे भी उभर आते हैं जिन पर से प्राकृतिक रंग बहुत हद तक चला गया होता है। ये बदलाव शिशु के जन्म के बाद नियमतः दूर हो जाते हैं, पर कभी-कभी धड़ पर ये स्थायी रूप से रह जाते हैं।

रक्त परिसंचरण तंत्र में परिवर्तन

रक्त परिसंचरण तंत्र में दो प्रमुख बदलाव आते हैं। एक तो हृदय पहले के मुकाबले धमनियों में अधिक खून फेंकने लगता है यानी कि उसका निष्पादन बढ़ जाता है, और दूसरा, शरीर में रक्त की कुल मात्रा बढ़ जाती है। प्रथम तिमाही के पूरा होते-होते आराम करते हुए भी हृदय की रक्त पंप करने की क्षमता 40 प्रतिशत बढ़ जाती है। अगली तिमाही के दौरान इसमें किंचित वृद्धि और आती है। 30 से 32वें हफ्ते के बाद मां के हृदय का निष्पादन उसके लेटने की शरीर-मुद्रा पर निर्भर करता है। यदि मां करवट लेकर सोती है तो बढ़ा हुआ हृदय-निष्पादन शिशुजन्म तक बना रहता है, किंतु यदि मां सीधा लेटती है तो शिशुपूर्ण गर्भाशय से निम्न वीना केवा पर दबाव पड़ने लगता है, रक्त के हृदय में लौटने में रुकावट आ जाती है और फलस्वरुप

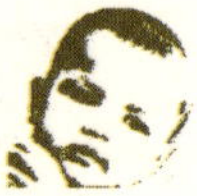

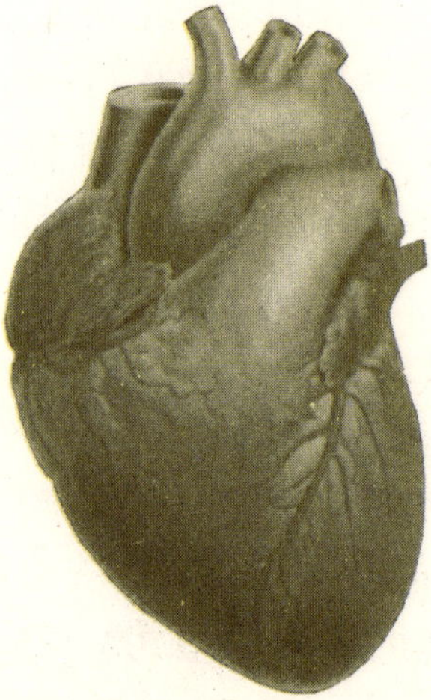

हृदय के विश्राम-निष्पादन में कमी आ जाती है। ऐसी स्थिति में बवासीर, पांवों और भग में स्फीत शिराएं और पांवों में हल्की सूजन का सामना करना पड़ सकता है। एक सामान्य हृदय गर्भावस्था के कारण हुई अधिक निष्पादन की आवश्यकता अपनी आरक्षित शक्ति का उपयोग कर ही पूरी कर लेता है और गर्भवती स्त्री के सामान्य कामकाज में ज़रा बाधा नहीं आने देता।

10वें हफ्ते से शरीर में रक्त की कुल मात्रा में भी बढ़ोत्तरी शुरू हो जाती है। 32वें हफ्ते तक इसमें पर्याप्त वृद्धि हो जाती है। यह कुल वृद्धि रक्त-मात्रा में 30 प्रतिशत का इज़ाफा कर देती है। किंतु अधिक विस्तार रक्त-प्लाज़्मा की मात्रा में होता है, न कि रक्त कणों की मात्रा में। इसके परिणामस्वरूप खून में लाल रक्त कोशिकाओं की गिनती कम हो जाती है और हीमोग्लोबीन भी कम हो जाता है। यदि गर्भावस्था के कारण शरीर की लौहतत्त्व और फॉलिक एसिड की बढ़ी हुई मांग पूरी न की जाए, तो रक्ताल्पता (अनीमिया) और अधिक बढ़ हो जाती है।

मां बनने की उम्र में महिलाओं का रक्तदाब (mm Hg में) आमतौर पर ऊपर का (प्रकुंचन रक्तदाब) 110 और 120 के बीच तथा नीचे का (अनुशिथिला रक्तदाब) 65 और 80 के बीच होता है। गर्भावस्था के दौरान रक्तदाब बार-बार इन स्तरों से नीचे जाता है। यदि किसी गर्भवती महिला का प्रकुंचन दाब 140 और अनुशिथिलन रक्तदाब 90 या इसके पार चला जाए तो यह उच्च रक्तचाप (हाई ब्लड प्रेशर) का लक्षण है।

अंतः स्रावी ग्रंथियां : बढ़ता दायित्व

गर्भावस्था के दौरान थायरॉइड ग्रंथि का कार्य भी बढ़ जाता है। इसीलिए कुछ गर्भवती स्त्रियों में यह ग्रंथि आकार में इतनी बढ़ जाती है कि यह गर्दन में फूली हुई साफ दिखने लगती है। रक्त में इसके हार्मोन, थायरॉक्सिन, की मात्रा बढ़ जाती है। यदि मां में आयोडीन की कमी हो, तो गर्भावस्था के इस दौर में उसे गलगंड (गायटर) हो सकता है।

पश्च-पीयूष ग्रंथि का आकार भी गर्भावस्था में बढ़ जाता है और उसमें खून का दौरा भी बढ़ जाता है। अधिवृक्क ग्रंथि भी इसी फेर-बदल से गुज़रती है और इसीलिए उससे अधिवृक्क हार्मोन (कार्टिसॉल) का स्राव बढ़ जाता है।

मूत्र पथ में तब्दीलियां

गुर्दे और उनसे जल-अपसरण कर उसे मूत्राशय में पहुंचाने वाली मूत्रवाहिनी नलियां थोड़ी फैल जाती हैं। यह दो कारणों से होता है—एक तो गर्भाशय का दबाव पड़ने से मूत्र की निकासी पहले के मुकाबले धीमी हो जाती है और दूसरा, प्रोजेस्टेरोन के प्रभाव में मूत्रवाहिनी भित्ति शिथिल हो जाती है। यह बदलाव गर्भावस्था के प्रारंभिक हफ्तों से ही शुरू हो जाता है और गर्भावस्था के मध्य तक अधिकतम हो कर इसी प्रकार बना रहता है। प्रसव के लगभग 12 हफ्तों बाद ही इसमें पूरा सुधार होता है। ध्यान में रखने वाली बात यह है कि यदि अल्ट्रासाउंड मे इसके होने का संकेत मिले तो चिंता की कोई बात नहीं है।

दूसरा माह आते-आते मूत्राशय में भी किंचित तुनक मिज़ाजी आ जाती है और बार-बार हाजत उठने लगती है। फिर धीरे-धीरे स्थिति सामान्य होती जाती है। मगर गर्भावस्था के आखिरी हफ्तों में फिर से कुछ दिनों के लिए यह कुछ परेशानी होती है।

श्वसन में बदलाव

गर्भावस्था के पूरा होते-होते गर्भाशय का बढ़ता आकार श्वसन में कुछ परेशानी पैदा करने लगता है। अब श्वसन क्रिया पूरी तरह पसलियों की सक्रियता पर निर्भर हो जाती है। खुल कर सांस न ले पाने और शरीर की बढ़ती ऑक्सीजन की ज़रूरत को पूरा करने के लिए श्वसन क्रिया अधिक तेज़ हो जाती है।

पेशी-कंकाल तंत्र और गर्भकाल

गर्भावस्था के दौरान टांगों की मांसपेशियों में बारबार ऐंठन-भरा दर्द हो सकता है। यह कटि एवं त्रिक जालक (लम्बर और सेकरल प्लेक्सेस) पर दबाव पड़ने के कारण होता है। इसके अतिरिक्त, श्रोणि संधियों से जुड़े तंतुओं में हल्की मुलायमियत आ जाती है और उनका सामान्य कसाव कम हो जाता है। गर्भावस्था के दूसरे माह के आते-आते यह बदलाव महसूस होने लगता है। इसके फलस्वरूप पीठ का दर्द हो सकता है। किंतु यदि शरीर की कार्यप्रणाली और उपयुक्त

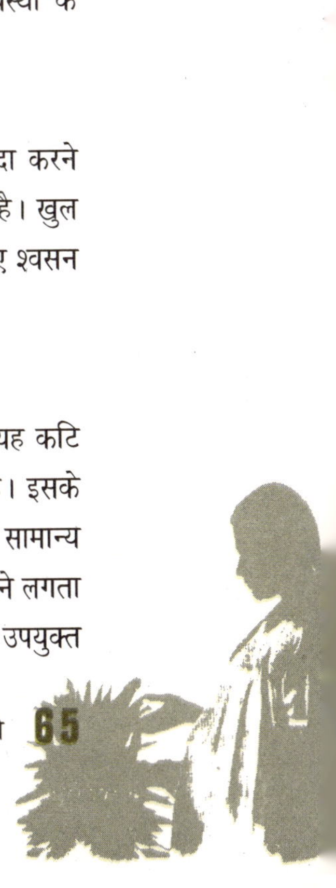

शरीर-मुद्रा के प्रति सावधान रहें तो इसमें तत्काल आराम मिल सकता है।

सामान्य उपापचय (मेटाबॉलिज़्म) में बदलाव

गर्भावस्था मां और शिशु के बीच एक 'सुव्यवस्थित सहजीवन' की दशा होती है। मां के पोषण में से शिशु की आवश्यकता का अंश निश्चित ही बहुत अधिक नहीं होता। मां जो भी पोषक पदार्थ शिशु के लिए जुटाती है, वह उसकी अपनी ही भोजन आपूर्ति में से होता है। यह उसके ऊतकों को गलाकर नहीं निकलता जैसा कि बॉलीवुड की फिल्मों में दिखाया जाता है।

गर्भाशयी ऊंचाई और गर्भकाल के हफ़्ते

हर एक हफ़्ता बीतने के साथ-साथ मां के अंतःशरीर में बढ़ते हुए गर्भाशय की ऊंचाई में वृद्धि

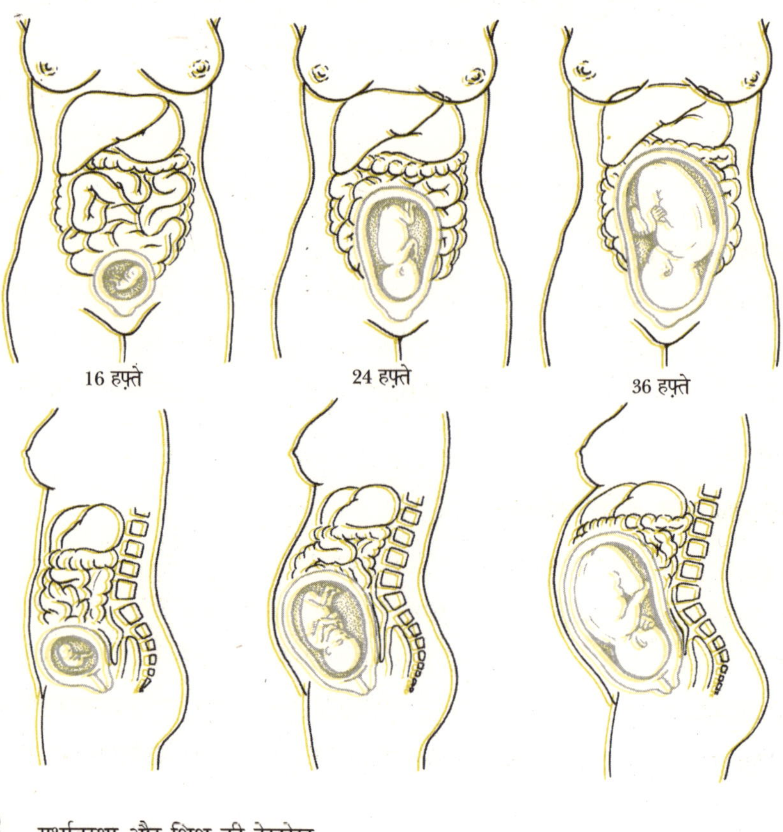

होती जाती है। 12 हफ़्तों में इसका ऊपरी सिरा (पेल्विस) श्रोणि से ऊपर निकलना शुरू हो जाता है। 16 हफ़्तों के आस-पास यह श्रोणि और नाभि के बीच तक पहुंच जाता है और 22-24वें हफ्ते तक यह नाभि के स्तर पर पहुंच जाता है। 36 हफ़्ते होने तक पेट में गर्भाशय की ऊंचाई अधिकतम हो जाती है और यह वक्षास्थि के निचले किनारे को छूने लगता है। इस समय पेट का घेरा 36 इंच हो जाता है। गर्भावस्था के आखिरी पखवाड़े के दौरान इसमें लगभग एक इंच की कमी आ जाती है।

डॉक्टर के लिए बुध्न (फंडस) का नाप गर्भ के हाल-चाल का जायज़ा लेने का एक अच्छा साधन है। यदि बुध्न में सामान्य से अधिक वृद्धि हो रही हो, या यह सामान्य अनुमानित दर से न बढ़ रहा हो, तो इसका यही तात्पर्य होता है कि भीतर कुछ गड़बड़ हो सकती है तथा जांच-परख करना ज़रूरी है।

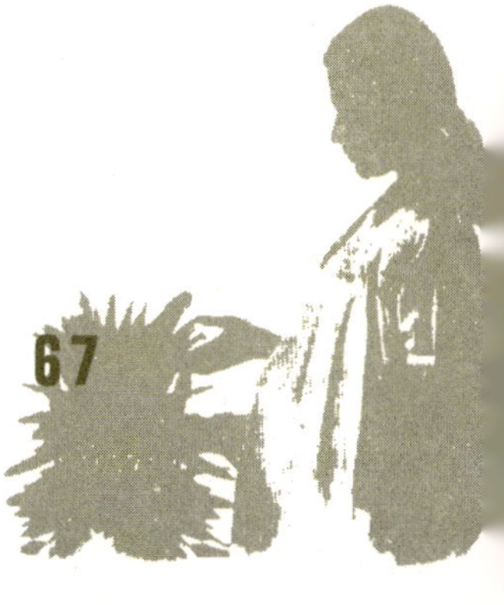

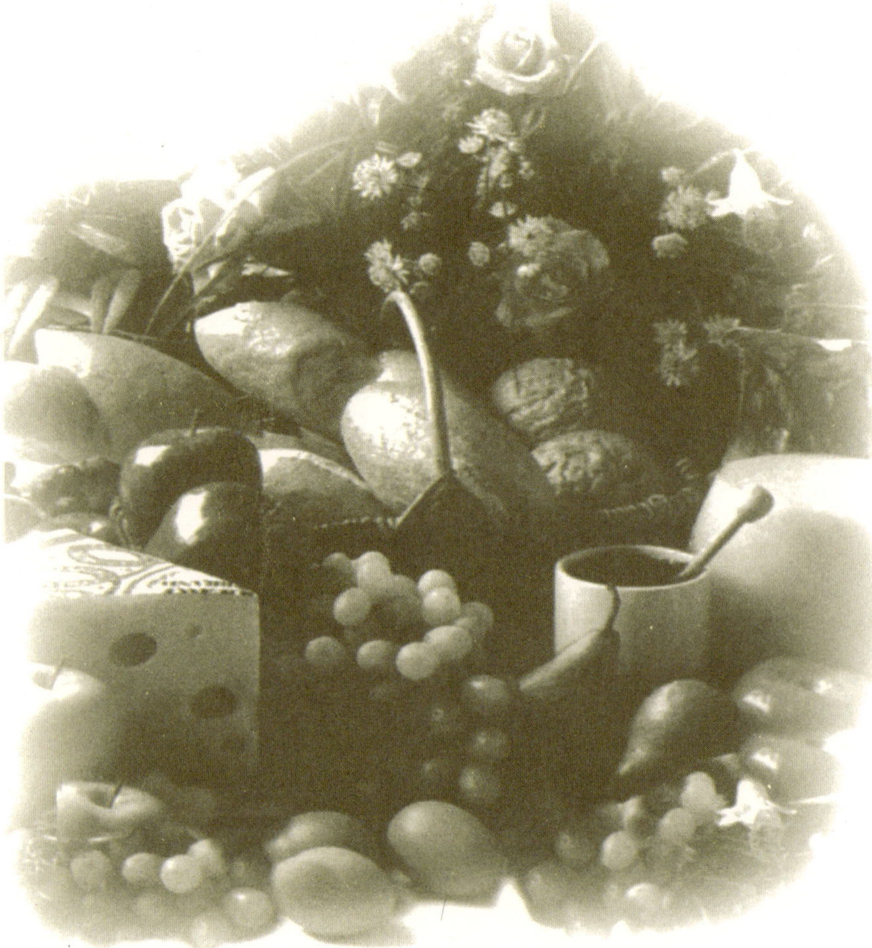

आहार शुद्ध होगा तो शरीर, मन,
वाणी भी स्वस्थ और
सुचारु रूप से कार्य करते रहेंगे।

छांदोग्य उपनिषद्

क्या खाएं और क्यों

शरीर रूपी गाड़ी को चलने के लिए ईंधन की ज़रूरत होती है। यह ईंधन उसे भोजन से मिलता है। भोजन के भी कई घटक हैं। इन्हें सही मात्रा और अनुपात में लेने से ही शरीर का इंजन मौजूं होकर चल पाता है। गर्भ रुकने के बाद भीतर बन रहे बच्चे की सेहत पर भी मां के खान-पान का गहरा असर पड़ता है। संतुलित व पोषक आहार लेकर ही मां बच्चे की ठीक से रचना कर पाती है। यह सोच कि मां को इस समय दो जनों के लिए खाना होता है, बिलकुल गलत है। अधिक खाने-पीने से मां न सिर्फ स्थूल हो जाती है बल्कि उसे तरह-तरह के रोग भी लग सकते हैं। पर कम खाने से भी बच्चा ठीक से विकसित नहीं हो पाता और कमज़ोर रह जाता है।

गर्भवती मां के भोजन में क्या-क्या हो? इसके बारे में काफी-कुछ लिखा और कहा जाता रहा है। लेकिन सच पूछें तो ज़रूरत सिर्फ इस बात की है कि सेहतमंद खान-पान के आधारभूत नियमों का पालन किया जाए। केवल इतने से ही गर्भिणी और शिशु के स्वास्थ्य की रक्षा होती रह सकती है।

स्वस्थ, संतुलित खान-पान की आदत गर्भधारण के पहले से डाल लेनी चाहिए। यह बच्चे के स्वस्थ विकास के लिए जरूरी है, चूंकी गर्भ में आने के दिन से ही उसके पोषण की सारी आवश्यकताएं मां से ही पूरी होती हैं।

भोजन के प्रमुख घटक हैं—कार्बोहाइड्रेट, वसा, प्रोटीन, विटामिन, खनिज लवण एवं जल। हर एक की अपनी उपयोगिताएं और कार्य हैं और गर्भवती स्त्री के आहार में उनका संतुलन में होना ज़रूरी है।

कार्बोहाइड्रेट

कार्बोहाइड्रेट हमें ऊर्जा देते हैं। उनका पर्याप्त मात्रा में आहार में होना आवश्यक है ताकि प्रोटीन का इस्तेमाल केवल वृद्धि की आवश्यकताओं के लिए हो। आहार में कार्बोहाइड्रेट के मुख्य स्रोत हैं—फल, सब्ज़ी और अनाज। ये अपरिष्कृत स्रोतों के रूप में मूल्यवान रेशे भी प्रदान करते हैं। शक्कर और मिठाइयां भी प्रचुर कार्बोहाइड्रेट का स्रोत हैं किंतु ये 'रिक्त कैलोरी' हैं क्योंकि उनसे आवश्यक पोषकों की पूर्ति नहीं होती।

वसा

वसा ऊर्जा का संकेंद्रित स्रोत है। उसी से शरीर अनिवार्य वसीय अम्लों (फैटी ऐसिड्स) की पूर्ति करता है और वसा में विलेय विटामिन 'ए', 'डी', 'ई' तथा 'के' की भी पूर्ति हो पाती है। मक्खन, मारजरीन, खाना पकाने के तेल और अन्य कई रूपों में वसा भोजन को अधिक स्वादिष्ट बनाती है।

प्रोटीन

प्रोटीन का प्रमुख कार्य है—शरीर की सभी कोशिकाओं को बनाना और उनकी मरम्मत करना। गर्भावस्था में मां और शिशु के ऊतकों के वृद्धि-विकास और उनकी टूट-फूट की मरम्मत के लिए यह अधिक मात्रा में चाहिए होती है।

प्रोटीन 20 से अधिक ऐमीनो अम्लों के विभिन्न संयोजनों से बनी होती हैं। इनमें से आठ ऐमिनो अम्ल ऐसे हैं जिनका संश्लेषण शरीर में नहीं हो सकता। इन्हें मूलभूत ऐमीनो अम्ल कहते हैं। आहार में इन आठों का उचित अनुपात में होना ज़रूरी है। जिस प्रोटीन में ये सभी आठ मूलभूत ऐमीनो अम्ल उपयुक्त मात्रा में हों वही संपूर्ण प्रोटीन है। अधिकांश वनस्पति प्रोटीन स्रोतों में एक या अधिक मूलभूत ऐमीनो अम्लों की कमी होती है। जिस मूलभूत ऐमीनो अम्ल की किसी प्रोटीन में कमी होती है उसे सीमाकारी ऐमीनो अम्ल कहते हैं। लेकिन इस कमी की भरपाई मुश्किल नहीं होती। अलग-अलग सीमाकारी अमीनो अम्ल वाले दो या अधिक ऐसे अपूर्ण प्रोटीन स्रोतों को मिला कर भोजन संतुलित बनाया जा सकता है। उदाहरण के लिए दालों में प्राप्त ऐमीनो अम्लों से अनाजों के ऐमीनो अम्लों की भरपाई हो जाती है। यही कारण है कि देशी दाल-रोटी एक अच्छा आहार है।

विटामिन

विटामिन अच्छे स्वास्थ्य के लिए ज़रूरी हैं। ये जीवन के लिए आवश्यक जैव पदार्थ हैं और दैनिक आहार में उनका सूक्ष्म मात्रा में होना ज़रूरी है। कार्बोहाइड्रेट, प्रोटीन तथा वसा के उपापचय (मेटाबालिज़्म) को विनियमित करने में उनकी प्रत्यक्ष भूमिका होती है। ये शरीर की उन अनेक छोटी-छोटी क्रियाओं के लिए भी ज़रूरी हैं जिन पर शरीर का सारा कामकाज निर्भर करता है।

मानव शरीर अधिकांश विटामिन स्वयं संश्लेषित नहीं कर पाता। इसके लिए विटामिन-युक्त आहार लेना जरूरी होता है। मूल रूप से विटामिनों के दो प्रमुख वर्ग हैं—वसा में घुलनशील विटामिन और जल में घुल सकने वाले विटामिन। विटामिन 'ए', 'डी', 'ई, और 'के' वसा में घुलनशील हैं और शरीर इन्हें जमा करके रख सकता है। इसलिए इन्हें बहुत अधिक मात्रा में लेने से शरीर पर बुरा असर भी हो सकता है। यह अधिकता आमतौर पर दवा के रूप में ऊपर से विटामिन की मात्राएं लेने से ही होती है, भोजन स्रोतों से नहीं।

विटामिन 'ए' की मुख्य भूमिका शरीर के विभिन्न अंगों की श्लेष्माकला (म्यूकस मेंब्रेन) अक्षुण्ण बनाए रखने में है। इससे शरीर की प्रतिरक्षा ताकत बढ़ती है और वह संक्रमणों से खुद को बचा पाता है। सामान्य अस्थि-विकास और दांतों के विकास के लिए भी विटामिन 'ए' ज़रूरी है। कम रोशनी में हमारे देख पाने की क्षमता के पीछे भी इसी की भूमिका होती है। पौधों में संश्लेषित होने वाला कैरोटीन आहार में विटामिन 'ए' का एक सामान्य रूप है। यह विटामिन 'ए' का पूर्वगामी होता है। खूब हरी और गहरी पीली सब्ज़ियां और फल विटामिन 'ए' के अच्छे स्रोत होते हैं। दूध और वनस्पति तेल जैसे कुछ आहारों में भी विटामिन 'ए' भरपूर मात्रा में होता है।

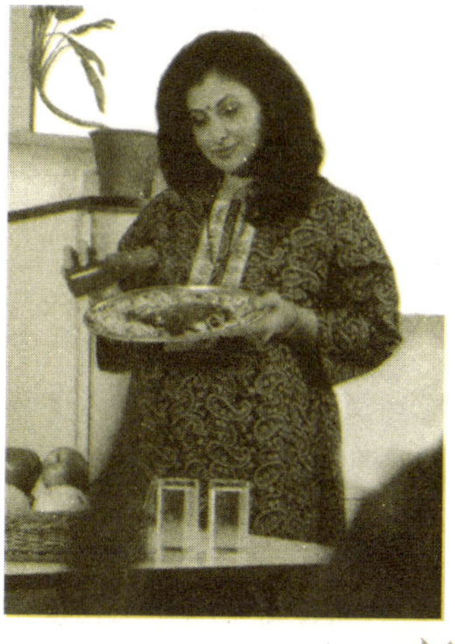

विटामिन 'डी' की भूमिका कैल्शियम और फास्फोरस को आंतो से अवशोषित करने और उन्हें काम में लाने में होती है। इसी से शरीर में अस्थि और दंतुलियों का विकास होता है। अंडे की ज़र्दी, यकृत और कुछ प्रकार

की मछलियों में विटामिन 'डी' अच्छी मात्रा में होता है। सूखा रोग (रिकेट्स) की रोकथाम के लिए बच्चों को बहुत वर्षों से कॉडलिवर ऑइल दिया जाता रहा है। इसी प्रकार लोगों की दैनिक आवश्यकता पूरी करने के लिए विटामिन 'डी' वनस्पति तेल, मक्खन और दूध में भी मिलाया जाता है। इसके अलावा हमारा शरीर भी त्वचा पर पड़ने वाले सूर्य के प्रकाश की सहायता से विटामिन 'डी' बनाता है।

विटामिन 'ई' प्रमुख रूप से एंटिऑक्सिडेंट की तरह कार्य करता है। इसकी सहायता से बहुअसंतृप्त वसीय अम्लों का उपचयन (ऑक्सीडेशन) कम हो जाता है। इससे कोशिका-कलाओं की अखंडता बनी रहती है। कई एंज़ाइमीय तथा उपापचयी क्रियाओं में भी इसकी भूमिका होती है। आहार में विटामिन 'ई' के प्रमुख स्रोत हैं—वनस्पति तेल, पत्तेदार हरी सब्ज़ियां, अनाज, काष्ठफल (नट्स) तथा अंडे की ज़र्दी।

विटामिन 'के' प्रोथ्रॉम्बिन के निर्माण के लिए आवश्यक घटक है। इसके बिना रक्त जमाव क्रिया सामान्य नहीं बनी रह सकती। पत्तेदार हरी सब्ज़ियां तथा सूअर का यकृत इस विटामिन के उत्कृष्ट स्रोत हैं। विटामिन 'के' शरीर में प्राकृतिक रूप से भी संश्लेषित होता है। हमारी बड़ी आंत में कुछ दोस्त जीवाणु यह कार्य संपन्न करते हैं।

मानव शरीर जल में घुलनशील विटामिनों का महत्त्वपूर्ण मात्रा में भंडारण नहीं कर पाता। इसलिए इनकी कमी वसा में घुलनशील विटामिनों की तुलना में अधिक आसानी से हो जाती है। 'बी' कॉम्पलैक्स वर्ग में कई विभिन्न विटामिन शामिल हैं। अच्छे पोषण के लिए ये अत्यावश्यक हैं। ये विटामिन हैं—थायामीन (विटामिन 'बी$_1$'), राइबोफ्लेविन (विटामिन 'बी$_2$'), नियासीन (विटामिन 'बी$_6$') , फोलेसिन (फोलिक एसिड) तथा सायानोकोबेलामीन (विटामिन 'बी$_{12}$')। शरीर की अनेक क्रियाओं में ये विटामिन एंज़ाइमों और सह-एंज़ाइमों के रूप में हिस्सा लेते हैं। इन क्रियाओं में कोशिका श्वसन, ग्लूकोस ऑक्सीकरण और ऊर्जा उपचयन प्रमुख हैं। गर्भावस्था में बढ़ी हुई उपापचय की आवश्यकताओं को पूरा करने के लिए इनकी अधिक मात्रा में जरूरत होती है। 'बी' वर्ग के सभी विटामिन किसी आहार सामग्री में एक साथ नहीं मिलते। फिर भी यदि आहार में दूध, साबुत अनाज, दालें, हरी सब्ज़ियां और फल लेते रहें तो इनमें से अधिकांश की पूर्ति हो जाती है। पर विटामिन 'बी$_{12}$' केवल पशु उत्पादों से ही प्राप्त होता है।

फोलिक अम्ल 'बी' वर्ग का विटामिन है। डी-ऑक्सीराइबो न्यूक्लीइक अम्ल (डी.एन.

ए.) तथा राइबो न्युक्लीइक अम्ल (आर.एन.ए.) के संश्लेषण में इसकी अनिवार्य भूमिका होती है। यदि फॉलिक अम्ल की कमी हो तो कोशिका विभाजन सामान्य रूप से नहीं हो सकता। गर्भावस्था में शिशु की वृद्धि तथा मां की रक्त कोशिकाओं के सामान्य विकास के लिए इसकी कुल आवश्यकता बढ़ जाती है। गर्भधारण करने के पहले दिनों से ही इसे पर्याप्त मात्रा में लेने से बच्चे में तंत्रिका-तंत्र के विकार होने की आशंका को लगभग समाप्त किया जा सकता है। हरी पत्तेदार सब्ज़ियां, अन्य हरी सब्ज़ियां, यकृत, खमीर (यीस्ट), फलियां, काष्ठफल तथा साबुत अनाज फॉलिक अम्ल के अच्छे स्रोत हैं, लेकिन खाना पकाने की प्रक्रिया में और भंडारण में लगभग 80 प्रतिशत फॉलिक अम्ल नष्ट हो जाता है। इसलिए इसकी ऊपर से खुराक लेनी ज़रूरी होती है।

विटामिन 'सी' कॅलैजेन के निर्माण के लिए आवश्यक है। वही कॅलैजेन जिसे 'सीमेंट' की संज्ञा दी जाती है और जो शरीर की कोशिकाओं और ऊतकों को एक साथ बांधे रखने का कार्य करता है। विटामिन 'सी' का यही गुण मज़बूत हड्डियों और दांतों के निर्माण, घावों के भरने, संक्रमण से निपटने और शारीरिक टूट-फूट की मरम्मत करने के काम आता है। ताज़ी सब्ज़ियों और फलों, खासकर सिट्रस (नींबू, संतरे आदि) फलों में प्रचुर विटामिन 'सी' होता है। ताज़ी स्ट्राबेरी, विलायती खरबूजे, अनन्नास, अमरूद, टमाटर और हरी सब्ज़ियां भी विटामिन 'सी' के अच्छे स्रोत हैं। अन्य फल और सब्ज़ियां पर्याप्त मात्रा में खाई जाएं तो यह भी इसके महत्त्वपूर्ण आहार स्रोत हो सकते हैं। यह बात हमेशा ध्यान में रखें कि देर तक हवा के संपर्क में रहने से, ज़्यादा पकाने से और अधिक पानी में पकाने से विटामिन 'सी' आसानी से नष्ट हो जाता है।

खनिज

खनिज भी अच्छे पोषण का बहुत ज़रूरी हिस्सा हैं। कुछ खनिज शरीर में काफी मात्रा में मौजूद होते हैं किंतु कुछ सूक्ष्मयांत्रिक तत्त्वों या सूक्ष्मपोषकों के रूप में अत्यल्प मात्रा में होते हैं। यह शरीर द्रव्य के अत्यावश्यक घटक होते हैं और कुछ खनिज शरीर की कुछ खास-खास जैविक क्रियाओं में नियामक और संचालक की भूमिका अदा करते हैं।

कैल्शियम अस्थियों और दांतों का एक आवश्यक घटक है। शरीर में इसका कुछ अन्य

कार्यों में भी उपयोग होता है। जैसे, रक्त में सामान्य रूप से थक्का बनने, पेशियों की छीजन के भरने और हृदय गति के नियंत्रित रहने में इसका महत्त्वपूर्ण योगदान है। यद्यपि शिशु के शरीर में आवश्यक कैल्शियम की मात्रा का दो-तिहाई भाग गर्भावस्था के आखिरी माह में जमा होता है, फिर भी पूरी गर्भावस्था के दौरान ही मां के लिए अतिरिक्त कैल्शियम लेते रहना अच्छा रहता है । पनीर, अंडे, सब्ज़ियां और दूध कैल्शियम के सबसे समृद्ध स्रोत हैं। मात्र दो गिलास दूध से ही 1200 मिलीग्राम कैल्शियम प्राप्त किया जा सकता है।

फास्फोरस शरीर की सभी कोशिकाओं और ऊतकों का एक आवश्यक घटक है। दूध फास्फोरस का एक प्रचुर स्रोत है। चूंकि फास्फोरस प्रोटीन का लगभग अपरिहार्य घटक है, अतः पर्याप्त रूप से प्रोटीन-समृद्ध खाद्यों, जैसे, अंडों, मांस और पनीर तथा हरी सब्ज़ियां ग्रहण करने से इसकी पर्याप्त भरपाई हो जाती है।

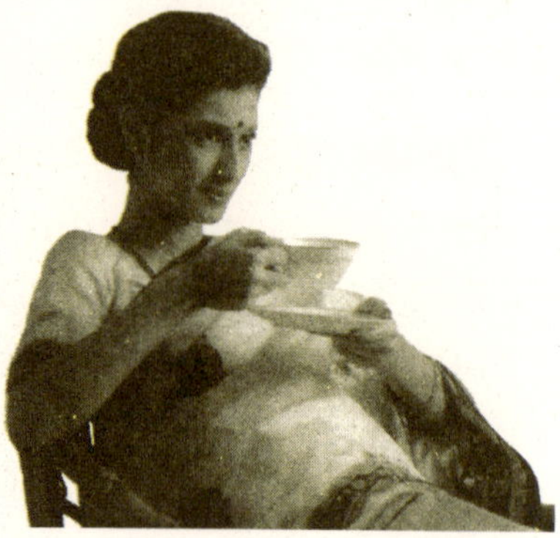

लौह हीमोग्लोबिन के प्रधान घटकों में से एक है। यह रक्त में मौजूद रह कर शरीर की कोशिकाओं को ऑक्सीजन पहुंचाने का जरूरी काम करता है। गर्भावस्था के दौरान मां के साथ-साथ शिशु की लाल रक्त कोशिकाओं में भी हीमोग्लोबिन के निर्माण के गुरुतर कार्य के लिए लौह की अतिरिक्त आवश्यकता होती है। गर्भावस्था की पहली दो तिमाहियों के दौरान मां से शिशु में लौह अल्प मात्रा में ही स्थानांतरित होता है। किंतु अंतिम तीन महीनों में, जबकि शिशु के शरीर में आवश्यक तत्त्वों की अतिरिक्त राशि संग्रहीत होती है, इसके स्थानांतरण की दर लगभग 10 गुनी हो जाती है। अतः इस दौरान आहार में लौहयुक्त खाद्यों को प्रचुरता से शामिल किया जाना चाहिए। इसके लिए सबसे अच्छा यही है कि गहरी हरी पत्तेदार सब्ज़ियां, गुड़, मटर, फलियां, गिरीवाले फल और खुबानी तथा मांसाहार में कलेजी, मांस, अंडे और शुक्ति (ऑइस्टर) पर्याप्त रूप से खाए जाएं। फिर भी, गर्भावस्था में लौह की आवश्यक मात्रा मात्र भोजन तथा शरीर के सीमित भंडार से पूरी नहीं हो पाती, अतः 30 से 60 मिलीग्राम लौह की मात्रा प्रतिदिन गोलियों के रूप में ऊपर से लेना उचित रहता है। एक गिलास संतरे के रस के साथ लौह की

गोली ली जाए तो उसका अवशोषण बेहतर हो जाता है।

मां और बच्चे के अच्छे स्वास्थ्य के लिए **आयोडीन** की आवश्यकता केवल अत्यल्प मात्रा में ही होती है। यह तत्त्व भूमि में खनिज रूप में होता है और भूजल और भूमि में उगने वाली वनस्पतियों के साथ इसकी पूर्ति हो जाती है। किंतु हमारे देश में काफी बड़े भूभाग में आयोडीन का कमी है, जिससे उस क्षेत्र में जल और वनस्पतियों के माध्यम से इसकी दैनिक आवश्यकता की भरपाई नहीं हो पाती। आयोडीनयुक्त नमक के दैनिक उपयोग से यह जरुरत पूरी की जा सकती है।

हाल के अध्ययनों से **यशद्** (ज़िंक) भी गर्भावस्था में उपयोगी सिद्ध हुआ है। इसकी कमी से बच्चे में दोष और मां में प्रसव के समय पेचीदगियां उत्पन्न हो सकती हैं। प्रसव पीड़ा के लंबे खिंचने में भी इसकी कमी होना एक कारण पाया गया है। अधिकांश प्रोटीन बहुल खाद्यों, दूध, मछली और अंडे की ज़र्दी में यशद् की काफी मात्रा होती है। अतः आहार में प्रोटीनबहुल खाद्य होने से यशद् पर्याप्त मात्रा में मिल जाता है।

पशु स्रोत से प्राप्त आहारों तथा कुछ सब्ज़ियों में **सोडियम** मौजूद होता है पर इसका सबसे बड़ा स्रोत नमक ही है। आधुनिक वैज्ञानिक सोच के अंतर्गत गर्भावस्था में पर्याप्त सोडियम लेने के महत्त्व को अधिकाधिक मान्यता दी जा रही है। विगत वर्षों में, कैलोरी पर प्रतिबंध की ही तरह, विषाक्तता (टॉक्सीमिया) से बचाव के लिए नमक पर प्रतिबंध को भी महत्त्वपूर्ण माना जाता था। पर गर्भवती स्त्रियों पर हुए अध्ययनों और वैज्ञानिका परीक्षणों से यह तथ्य सामने आया है कि गर्भावस्था में सोडियम की जरूरत बढ़ जाती है और उस पर रोक लगाना ग़लत है। इसीलिए जब तक की कोई विशेष कारण न हो गर्भावस्था में अपने स्वाद के मुताबिक उपयुक्त मात्रा में नमक लेते रहना चाहिए।

जल

जब भी पोषक पदार्थों का जिक्र होता है तो **जल** का जिक्र प्रायः छूट जाता है। किंतु वास्तव में जल एक अत्यावश्यक पोषक है। मनुष्य शरीर का दो-तिहाई भाग जल ही है और पाचन, पोषकों को कोशिकाओं तक ले जाने तथा शरीर के अपशिष्ट पदार्थों के उत्सर्जन में विलायक के रूप में जल की महत्त्वपूर्ण भूमिका है। यह एक स्नेहक के रूप में भी कार्य करता है और शरीर के तापमान को नियंत्रित करने में सहायक है। तरल पदार्थों का सेवन मुक्त रूप से किया

जाना चाहिए और प्रतिदिन औसतन छः से आठ गिलास जल अवश्य पीना चाहिए। तरल पदार्थों में जल तथा फलों का रस लेना सबसे अच्छा है। अन्य पेय पदार्थों में कुछ ऐसे घटक हो सकते हैं जिनसे गर्भकाल में परहेज़ करना ही मुनासिब है। उदाहरण के लिए, सामान्य शीतल पेयों में कैलोरी के सिवाए कुछ नहीं होता। इसी प्रकार कैलोरी-फ्री शीतल पेयों में कृत्रिम मिष्टकारी पदार्थ होते हैं। कोला, चाय और काफी में कैफीन होता है। इनका उपयोग कम से कम करना ही अच्छा है।

अतिरिक्त आवश्यकताएं

अधिकांश प्रसूति-विशेषज्ञ गर्भावस्था में विटामिन और खनिज लवण अतिरिक्त तौर पर पूरक मात्राओं में लेने की सलाह देते हैं। अन्य विशेषज्ञ केवल लौह और फोलेसिन लेने की सलाह देते हैं क्योंकि इन दो पोषकों की केवल आहार से पर्याप्त रूप में पूर्ति नहीं हो पाती। विशेष परिस्थितियों में कुछ अन्य पोषक भी दिए जा सकते हैं। उदाहरण के तौर पर जिन स्त्रियों को दूध पीने की आदत नहीं है उन्हें कैल्शियम तथा पूर्ण रूप से शाकाहारी स्त्रियों को विटामिन 'बी$_{12}$' की आवश्यकता हो सकती है। यह समझना ज़रूरी है कि पूरक तत्त्वों के रूप में लिए जाने वाले विटामिन या खनिज तत्त्व सामान्य आहार के स्थान पर नहीं, बल्कि उनके अतिरिक्त लिए जाने हैं।

यह पारंपरिक धारणा कि गर्भवती स्त्री को 'दो व्यक्तियों के लिए' भोजन करना चाहिए, सरासर गलत है। अपने खानपान को संयत रखना अच्छा है क्योंकि कम खाने से जितना नुकसान होता है उससे कहीं अधिक नुकसान ज़्यादा खाने के हो सकते हैं। अधिक खाने से मोटापा आता है और पाचन की तकलीफें हो सकती हैं। साथ ही कुछ ऐसे सबूत भी मिले हैं कि इससे एक्लैंप्सिया की आशंका भी बढ़ जाती है। हमारे देश में लगभग सभी राज्यों में गर्भवती स्त्री को उच्च कैलोरीयुक्त कसार या पंजीरी (आटा, सूखा मेवा और देशी घी से बनाया गया पारंपरिक आहार) और मेवे के लड्डू खिलाने की प्रथा है। यह गलत है। होना इतना ही चाहिए कि दैनिक आहार में 300 कैलोरी और बढ़ा दी जाए।

यह अतिरिक्त कैलोरी प्राप्त करने के लिए दैनिक आहार में 600 मि.ली. दूध, हफ्ते में तीन-चार बार एक टुकड़ा पनीर, नियमित रूप से दाल या मांस, मछली, अंडे तथा ताजे फल और सब्ज़ियां लेना सबसे अच्छा है। इससे मां और शिशु की आवश्यक पोषकों की ज़रूरत पूरी हो जाती है।

गर्भावस्था में पोषकों की अतिरिक्त दैनिक आवश्यकता

खाद्य पदार्थ	*अतिरिक्त आवश्यक मात्रा*	*कैलोरी*
अनाज	35 ग्राम	118
दाल	15 ग्राम	52
दूध	100 ग्राम	83
वसा	--	--
शक्कर	10 ग्राम	40
कुल		293

* भारतीय चिकित्सा अनुसंधान परिषद् : भारतीयों के लिए आहार

वजन पर रखें कड़ी नज़र

यह ध्यान देना ज़रूरी है कि गर्भावस्था में वज़न न तो अतिरिक्त रूप से बढ़े ही, न ही उसकी वृद्धि बहुत कम रह जाए। पूरी गर्भावस्था में वज़न में कुल 10 से 12 किलो की बढ़ोत्तरी होनी चाहिए। इस विषय पर हुए अनेक अध्ययनों में देखा गया है कि गर्भकाल में वज़न का बहुत अधिक बढ़ना या बिलकुल ही कम बढ़ना स्वास्थ्यकर नहीं होता। मां का वज़न ठीक से न बढ़े तो गर्भस्थ शिशु के कमज़ोर होने की आशंका बढ़ जाती है और उसकी अंतर्गर्भाशयी मृत्यु का जोखिम भी बढ़ जाता है। इसके विपरीत वज़न में अत्यधिक वृद्धि होने से गर्भकाल में एक्लैंप्सिया होने का खतरा बढ़ जाता है तथा बाद के जीवन में मोटापा और उससे जुड़ी अनेक पेचीदगियां पैदा हो जाती हैं जिनसे मुक्त हो पाना आसान नहीं होता।

गर्भकाल में वसा का जमाव मुख्य रूप से निचले धड़ और जांघों के ऊपरी हिस्से में होता है। यह जमाव मुख्य रूप से गर्भावस्था की बीच की तिमाही में होता है। वसा के इस प्रकार संग्रहीत होने में प्रोजेस्टेरोन हार्मोन का प्रमुख हाथ होता है। शरीर यह वसा संग्रहण इस आशय से करता है कि भविष्य में यदि मां ठीक से खा-पी न सकी तो यह ऊर्जा भंडार उन कठिन परिस्थितियों में पार लगा सकेगा।

लेकिन वज़न में अनावश्यक वृद्धि से हमेशा बचना चाहिए। ऐसे उच्च कैलोरी वाले खाद्य पदार्थों से विशेष रूप से परहेज बरतना चाहिए जिनमें प्रोटीन, खनिज और विटामिन न के

गर्भावस्था में क्या खाएं

(2200 कैलोरी की आहार सारणी)
48 किलोग्राम वज़न की स्त्री के लिए

सुबह 7 बजे	चाय - 1 कप खजूर - 5-6 'मेरी' बिस्कुट - 2-3 या सूजी का रस
सुबह 8.30 बजे (नाश्ता)	डबलरोटी-2 स्लाइस या दलिया-- 1 कटोरा या इडली-2 या चपाती-2 और साथ में 1 कटोरी सब्ज़ी पनीर - 1 टुकड़ा या अंडा-1 दूध - 1 गिलास
सुबह 11 बजे	फल-1 या अंकुरित दाल-1 कटोरा या भुने हुए चने और गुड़ - 1 कटोरी
दोपहर 1 बजे (भोजन)	दाल - 1 कटोरी हरी सब्ज़ी - 1 कटोरी दही - 1 कटोरी चपाती - 3 या 4 अथवा चावल - 3 कढ़छी सलाद - 1 प्लेट
सांय 4 बजे	मिल्क शेक - 1 गिलास या पनीर का सेंडविच - 1 अथवा पोहा या उपमा या लस्सी - 1 गिलास
रात्रि 8.30 बजे (भोजन)	सब्ज़ी - 1 कटोरी दाल - 1 कटोरी दही - 1 कटोरी या मीट या मछली या चिकन - 1 कटोरी चपाती - 3 या 4 या चावल - 3 कढछी सलाद - 1 प्लेट
रात्रि 9.30 बजे	दूध - 1 गिलास

- यह आहार सारणी सफदरजंग अस्पताल, नई दिल्ली के आहारिका विभाग में भारतीय आयुर्विज्ञान अनुसंधान परिषद् द्वारा स्थापित निर्देशों के अनुसार तैयार की गई है।
- कुल कैलोरी की गणना 40 कैलोरी प्रति किलोग्राम वजन के हिसाब से की गई है।
- गर्भावस्था की अतिरिक्त कैलोरी आवश्यकता 300 कैलोरी ली गई है।

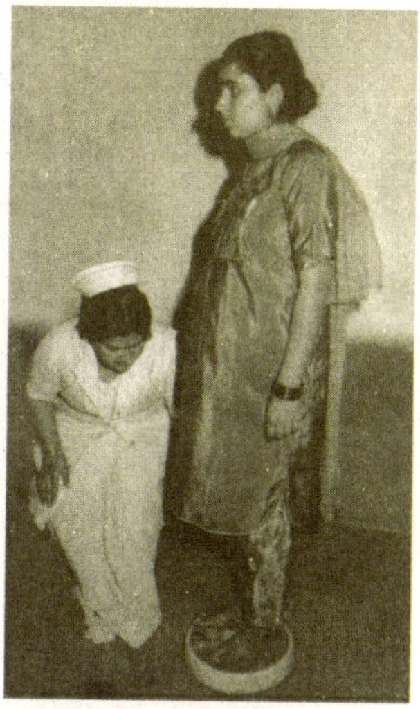

बराबर हों। तले-भुने खाद्य, मलाई, मिठाइयां, चॉकलेट, चीनी, ग्लूकोस, केक, पेस्ट्री, पुडिंग, बिस्किट, जैम, मार्मलेड, शहद, शर्बत और सभी प्रकार के जंक फूड से परहेज़ करना ही अच्छा है। इन सभी सावधानियों के बावजूद वज़न तेज़ी से बढ़ता नज़र आए तो डॉक्टर को इत्तला देना ज़रूरी है। किसी भी सप्ताह वज़न आधा किलो से अधिक बढ़ जाए, तो इसे खतरे की घंटी समझना चाहिए।

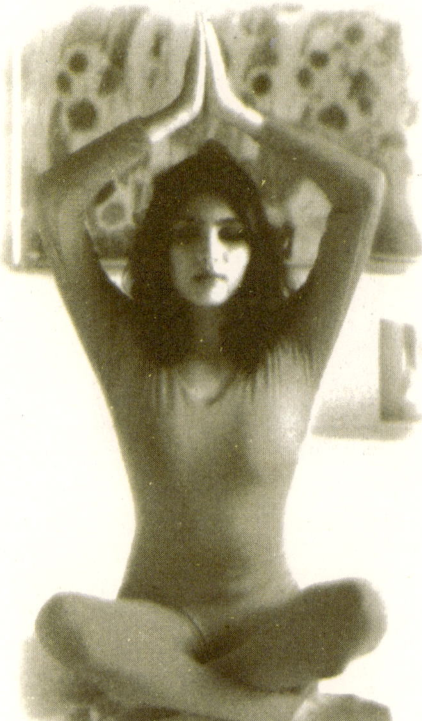

स्वास्थ्य-सुरक्षा एक कर्तव्य है। शायद ही लोगों का ध्यान इस ओर जाता है कि शारीरिक नैतिकता नाम की भी कोई चीज़ होती है।

हर्बर्ट स्पेंसर (1820-1903), अंग्रेज़ दार्शनिक
एडुकेशन

आरामदेह मुद्राएं और लाभकारी व्यायाम

सधा हुआ शरीर दैहिक सौंदर्य पर चार चांद लगा देता है। शरीर की 206 हड्डियों, तमाम जोड़ों तथा उन्हें बांधे रखने और चलाने वाली पेशियों के स्वस्थ बने रहने से काया स्फूर्त बनी रहती है। गर्भावस्था में आने वाले तमाम परिवर्तन शारीरिक आकृति पर तरह-तरह के तनाव पैदा करते हैं। पर उठते-बैठते, चलते-फिरते, काम करते हुए अंगों की सीध और संगति पर थोड़ा-सा ध्यान देकर कई प्रकार के शारीरिक दुःख-दर्द से बचा जा सकता है। कुछ सरल व्यायाम भी पेशियों और जोड़ों को स्वस्थ और मज़बूत बनाए रखने में बड़ी भारी मदद करते हैं। इसके साथ ही शरीर और मन को प्रसव के लिए तैयार करने के भी कुछ आसान व्यायाम हैं, जिन्हें अपना कर प्रसव बहुत कुछ कष्टरहित बन सकता है।

गर्भ में जैसे-जैसे शिशु का विकास होता है, वैसे-वैसे मां के शरीर में कुछ निश्चित परिवर्तन आते हैं। चौथा माह लगते-लगते शरीर के अंगों के अनुपात और उन पर भार के वितरण में परिवर्तन आना शुरू हो जाता है। शरीर का गुरुत्व केंद्र थोड़ा आगे की ओर चला जाता है। पेट की मांसपेशियां ढीली पड़ जाती हैं और रीढ़ का सामान्य झुकाव बढ़ जाता है। इससे पीठ के निचले हिस्से में कमर के आसपास की पेशियों पर खिंचाव आने लगता है। ऐसे में मां अपना संतुलन कायम रखने के लिए कमर से ज़रा पीछे की ओर झुक कर चलने लगती है। चलते समय उसके शरीर का पूरा भार एड़ियों पर पड़ने लगता है और उसकी चाल बतख जैसी हो जाती है। इसी से उसकी कमर और पीठ में दर्द भी शुरू हो सकता है। फिर भी, अगर थोड़ी सावधानी बरती जाए, सही मुद्रा का ध्यान रखा जाए, खासतौर से उठने, बैठने, सीढ़ियां चढ़ने, सामान उठाने और रखने के समय, तो इस कमर और पीठ दर्द की तकलीफ से आसानी से बचा जा सकता है। सही मुद्राओं और शरीर की यांत्रिक क्रियाविधि के पालन तथा जोड़ों और पेशियों को मज़बूत बनाने वाला व्यायाम अपनाकर अवांछित तनाव से निजात पाई जा सकती है। इस प्रकार पूरी गर्भावस्था में आसानी से अपनी सामान्य गतिविधियां बनाए रखी जा सकती हैं।

शरीर की सीध और संगति

शरीर को ठीक सीध में कैसे रखा जाए यह सीखने के लिए किसी दीवार के पास खड़ी हो जाएं। अपने पांव दिवार से 10 इंच दूर रखें और कूल्हे, रीढ़ और सिर के पीछे का हिस्सा दीवार से सटा लें। गहरी सांस लें, छोड़ें, फिर आराम की अवस्था में आ जाएं और इस स्थिति में शरीर की सीध और संगति को महसूस करें। ऐसा करने में कुछ आम गलतियां हो सकती हैं। नीचे की सूची पर ध्यान देते हुए इन गलतियों को सुधारा जा सकता है।

गलत मुद्रा

सिर
गर्दन ढलकी हुई, ठुड्डी आगे को उठी हुई और पूरा शरीर ढीला-ढाला लटका-सा

कंधे और छाती
कंधे नीचे को झूले हुए और छाती के दबे होने से पसलियां तंग हों तथा सांस आराम से न ली जाती हो, बाहें अंदर को मुड़ी हुईं

पेट और कूल्हे
पेशियां ढीली-ढाली जिससे पीठ आगे की ओर झुकी हुई और श्रोणि आगे को निकलती-सी

घुटने
घुटने पीछे को खिंचे होने से जोड़ों में तनाव हो और श्रोणि आगे की ओर निकली हो

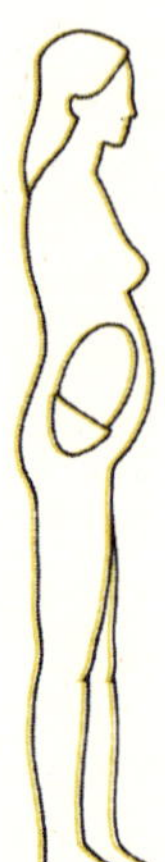

सही मुद्रा

सिर
गर्दन सीधी, ठुड्डी अंदर की ओर जिससे शरीर से एक सीध बन सके

कंधे और छाती
ऊपर उठे, पसलियां उठी हुईं और आगे की ओर, कंधे पीछे खिंचे हुए, बांहें बाहर को घूमी हुईं

पेट और कूल्हे
पेट की पेशियां तनी हुईं जिससे पीठ सीधी बनी रहे
कूल्हे अंदर को खिंचे हुए जिससे श्रोणि पीछे की ओर खिंची रहे

घुटने
हल्के से मुड़े हुए ताकि पूरे शरी का भार पांवों तक आसानी से जा सके

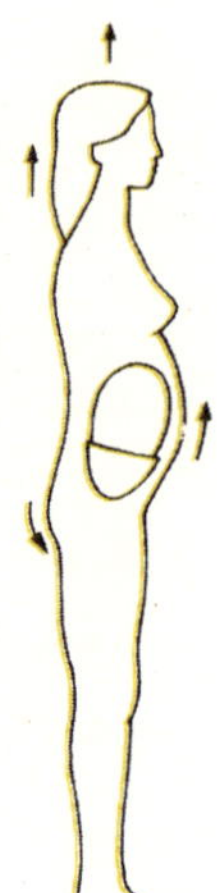

कामकाज के सही तौर-तरीके

शरीर की यांत्रिक क्रियाविधि को समझने और उसके पालन का विशेष महत्व है। शरीर को ऐसी दक्षता से बरतना, जिससे कि किसी एक पेशी समूह पर अनुचित तनाव न पड़ कर वज़न और तनाव विभिन्न पेशी समूहों के बीच बंट जाए, यही शरीर की यांत्रिक क्रियाविधि है। इसके लिए क्या करें क्या नहीं, इसकी एक सरल सूची यहां प्रस्तुत है :

- थोड़ी-थोड़ी देर पर अपना शरीरिक आसन और कार्य अवश्य बदलें। उदाहरण के लिए, देर तक एक ही जगह पर खड़े रहने की बजाय आगे-पीछे टहलने लगें। इस तरह मांसपेशियों के अलग-अलग समूह काम में आएंगे और वज़न उनके बीच बंट जाएगा ।
- पांव आगे-पीछे कर खड़ी हों। थोड़ी-थोड़ी देर बाद पांवों की स्थिति बदल लें। इससे वज़न समान रूप से दोनों पांव पर बारी-बारी से पड़ेगा और शरीर को धुमाने में भी आसानी होगी।
- जब भी चलें, सिर सीधा रखें, पीठ सीधी, ठुड्डी ऊपर उठी हुई और श्रोणि पीछे की ओर खिंची हुई।
- जब भी बैठें, पांव नीचे लटकाने के बजाय एक छोटे स्टूल पर फैला लें।
- सीढ़ियां चढ़ते समय, अपना पूरा पांव पायदान पर रखें और पांव की पेशियों से ज़ोर लगाकर कदम-दर-कदम बगैर आगे झुके सीढ़ी चढ़ें ।
- जब कुछ उठाना हो, झुककर उठाने से बचें। आगे की ओर मुड़कर या झुक कर उठाने से संतुलन बिगड़ सकता है और सीधे खड़े होते समय पीठ की पेशियों में तनाव आ सकता है। यदि झुकना आवश्यक हो, तो बेहतर होगा कि उकडूं बैठ जाएं तब झुक कर उठाएं। ऐसा करते हुए पांव अलग-अलग हों और पीठ में वक्रता न आए। सामान को पकड़कर अपने आप से सटा लें और जांघों तथा पांवों की पेशियों से ज़ोर लगा कर सामान लिए-लिए उठें।
- जब अधिक चीज़ें ले जानी हों, जैसे कि रसोई का सामान, तो वज़न को दो भागों में बांट कर दोनों हाथों में लेकर चलें।

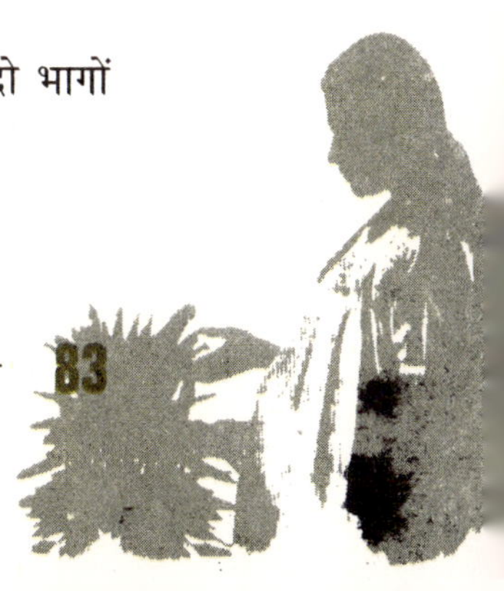

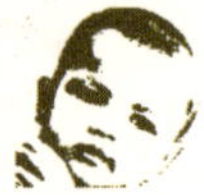

आराम पाने के आसन

गर्भावस्था की कुछ आम परेशानियों से आराम पाने के लिए विभिन्न आसन कारगर पाए गए हैं। उन्हें अभ्यास में लाया जा सकता है। इनसे पीठ दर्द, थकान, सूजन, पेशियों की ऐंठन और अन्य अनेक परेशानियों से राहत पाई जा सकती है। यहां ऐसे कुछ आसन और उनके लाभों का संक्षेप में वर्णन किया जा रहा है।

आसन 1 : बैठने की मुद्रा

फर्श पर, जहां तक तकलीफ न हो, घुटने एक-दूसरे से दूर-दूर कर बैठें। ठीक वैसे, जैसे कि चौकड़ी लगाते वक्त बैठते हैं। अब पांव अंदर की ओर मोड़ लें, लेकिन ये आमने-सामने रहें, एक-दूसरे के ऊपर नहीं। पीठ सीधी रहे। उसे दीवार से या किसी अन्य सहारे से टिकाकर भी बैठ सकती हैं। इससे आसानी होगी। पहले-पहल एक बार में पांच मिनट तक इस आसन में बैठें। आराम मिले और अभ्यास हो जाए तो समय बढ़ा दें। पहले 15 मिनट फिर 30 मिनट। इस आसन में बैठने से पांवों में रक्त संचरण कम हो सकता है, अतः बीच-बीच में कुछ मिनटों के बाद पांवों को हिला-डुला लें।

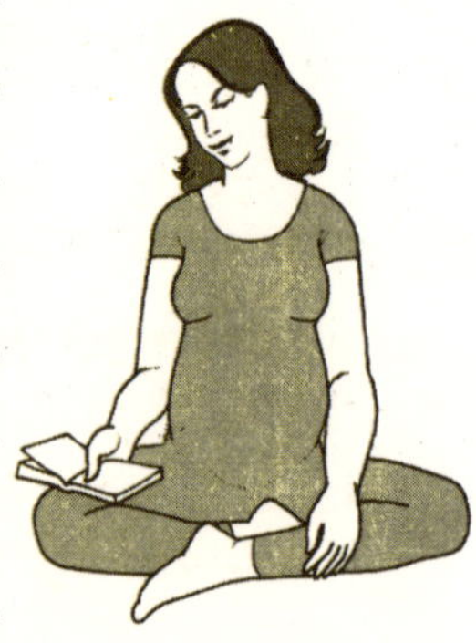

यह आसन आराम करने की दृष्टि से एक अच्छी मुद्रा है। इस आसन में जांघ, कूल्हे और पीठ के कमर के हिस्से की पेशियां मज़बूत होती हैं और पीठ दर्द से भी राहत मिलती है।

आसन 2 : पांव ऊंचे करके लेटें

इस आसन में आने के लिए आराम से बिस्तर पर लेट जाएं। अब दीवार का सहारा लेते हुए पांव ऊपर उठा लें और एड़ियां दीवार पर टिका लें। पांव कितने ऊपर ले जाने हैं, यह गर्भावस्था के समय के मुताबिक ही हो सकेगा। जैसे, गर्भावस्था के शुरू-शुरू के दिनों में पांव कमर से समकोण (90^0 का कोण) बनाते हुए सीधे ऊपर उठाए जा सकते हैं और नितंब और एड़ियां दीवार से सटाकर रखे जा सकते हैं। लेकिन जैसे-जैसे गर्भावस्था के दिन बढ़ते जाते हैं और डायाफ्राम पर दबाव बढ़ने लगता है समकोण बना पाना मुश्किल होता जाता है। ऐसे में नितंबों को दीवार से थोड़ा-थोड़ा कर उतनी दूर करती जाएं जितने में एड़ियों को दीवार से टिकाए

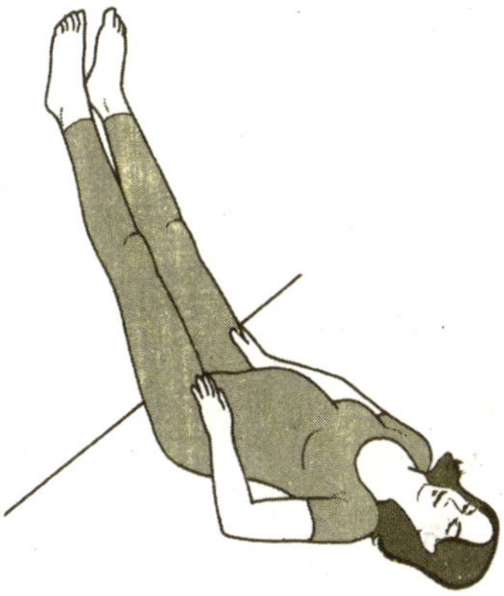

रखने में आराम मिले और पेट की पेशियों तथा श्वास क्रिया पर जोर न महसूस हो। और हां, लेटी हों तो कभी भी अचानक न उठें, इससे चक्कर आ सकता है। पांव नीचे कर कुछ क्षण गहरी सांस लें और तब आहिस्ता से पांवों के बल खड़ी हो जाएं।

यह आसन थकान, पांवों में सूजन, पेशियों की ऐंठन और पैरों की फूली हुई शिराओं से छुटकारा पाने और पांवों की ओर खून का दौरा चुस्त-फुरत बनाने का एक अच्छा साधन है। इसे दो से पांच मिनटों के लिए दिन में कई बार किया जा सकता है।

आसन ३ : घुटनों को छाती से लगाएं

यह आसन करने के लिए पेट के बल लेट जाएं। अब घुटनों को आगे की ओर सरकाते हुए कमर और कुल्हे इस प्रकार ऊपर उठाएं कि घुटने छाती से लग जाएं। छाती फर्श की ओर हो और घुटने आपस में एक फुट की दूरी पर फर्श से सटे हुए हों। यह मुद्रा दो मिनट तक बनाई रखकर फिर विश्राम की मुद्रा में लौट जाएं।

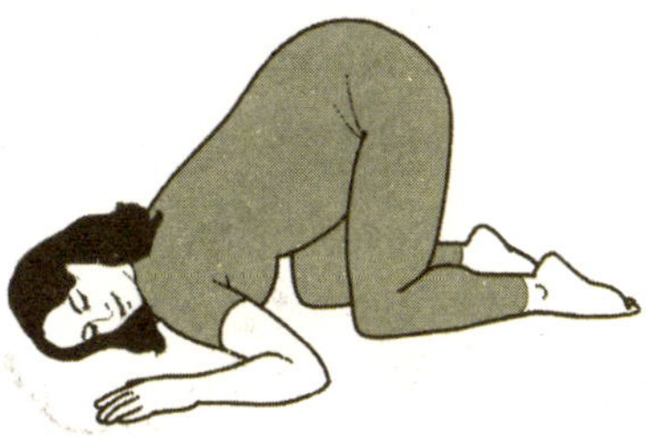

यह आसन पीठ के निचले भाग में उठने वाले दर्द से राहत दिलाता है। बवासीर, योनि के आस-पास की सूजन, जांघों और नितंबों में पेशियों की ऐंठन और श्रोणि में भारीपन जैसी कुछ आम तकलीफों में भी इस आसन से आराम मिलता है।

फिट रहने के सरल व्यायाम

गर्भावस्था में नियमित व्यायाम के कई लाभ हैं। इससे रक्त संचरण अच्छा होता है। पेशियां पुष्ट होती हैं। थकान दूर होती है। स्फूर्ति और ताज़गी आती है। शरीर का संतुलन बना रहता है और शारीरिक मुद्राएं भी स्वस्थ बनी रहती हैं। लेकिन व्यायाम ज़रा आराम-आराम से और

एक रिद्म के साथ करना ही हितकर होता है। उसकी गति में एक संतुलित धीमी लय होनी चाहिए। उन्हें झटके से कदापि नहीं किया जाना चाहिए। न ही ऐसा कोई व्यायाम करना चाहिए जिससे दर्द या तकलीफ हो। कुछ अस्पतालों और क्लिनिकों में गर्भवती और प्रसवोपरांत महिलाओं के लिए व्यायाम की विशेष कक्षाएं भी आयोजित की जाती हैं। व्यायाम के सामूहिक सत्रों में शामिल होना हमेशा लाभकारी होता है। इसमें एक-दूसरे से प्रेरणा और प्रोत्साहन तो प्राप्त होता ही है, समय-पालन और निरंतरता भी बनी रहती है। यहां कुछ ऐसे ही सामान्य व्यायाम दिए जा रहे हैं, जिन्हें गर्भकाल में करने से लाभ मिलता है ।

श्रोणितल का व्यायाम

यह व्यायाम खड़े-खड़े, बैठे-बैठे या लेटे हुए किसी भी समय किया जा सकता है। इसके लिए श्रोणितल की पेशियों को उसी प्रकार भींचें जैसे कि मूत्रोत्सर्जन को रोकते समय करना होता है। इससे योनि और मूत्रमार्ग की पेशियों में कसाव महसूस होगा। इस कसाव को दो-तीन सेकेंडों के लिए बने रहने दें और फिर पेशियों को ढीला छोड़ दें। अब मलाशय के चारों ओर की पेशियों को भी इसी प्रकार भींचें और छोड़ें। इसके बाद श्रोणितल की सभी पेशियों में एक साथ संकुचन लाएं। शुरू में 15-20 बार और फिर धीरे-धीरे बढ़ाते हुए इसे दिन में लगभग 50 बार, हर बार लगभग पांच सेकेंडों के लिए करें।

इस व्यायाम के कई लाभ हैं। श्रोणितल की पेशियों को चुस्त-दुरुस्त बनाए रखने से एक तो श्रोणि में अधिक भारीपन महसूस नहीं होता, दूसरा मूत्रोत्सर्जन क्रिया पर भी अच्छा नियंत्रण बना रहता है। फलस्वरूप पेट पर दबाव पड़ने मसलन, खांसी उठने या हंसने पर अपने से अचानक मूत्रस्राव होने की संभावना घट जाती है। इस व्यायाम का मूल लक्ष्य श्रोणि क्षेत्र की पेशियों को मज़बूत बनाना और उनकी लोच में वृद्धि लाना है। व्यायाम से श्रोणितल के क्षेत्र में तनाव और विश्रांति की दशा को महसूस करने की क्षमता भी बढ़ती है, जो प्रसव के समय महत्त्वपूर्ण होता है। शिशुजन्म के बाद, पेशियों में आई कमज़ोरी को दूर करने और उन्हें फिर से मज़बूत बनाने में यह व्यायाम अत्यंत उपयोगी है।

पेट और कमर का व्यायाम

यह व्यायाम करने के लिए हाथों और घुटनों के बल खड़ी हो जाएं। हाथ कंधों की सीध में

और घुटने नितंबों की सीध में हों। पीठ सीधी रहे, उसमें वक्रता न आए। सिर गर्दन के साथ एक सीध में हो। यह ध्यान रहे कि पूरी व्यायाम प्रक्रिया में कुहनियां और घुटने न मुड़ें। इस स्थिति में पेट और नितंबों की पेशियों को खींच कर पीठ के निम्न भाग को ऊपर की ओर उठाएं। कुछ सेकेंड इस मुद्रा में

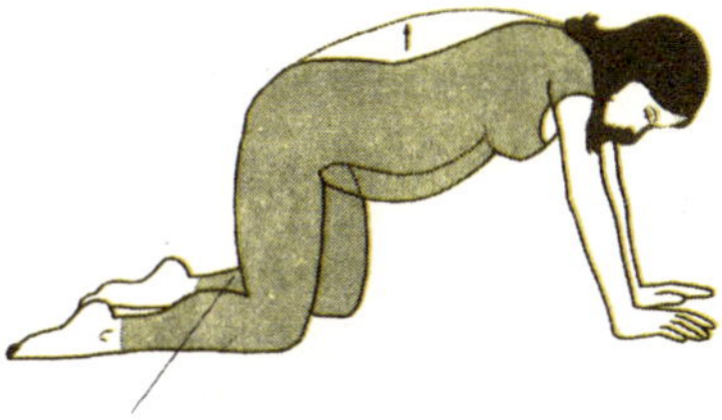

बनी रहें फिर सामान्य स्थिति में आ जाएं। शुरू-शुरू में सामान्य मुद्रा में आने के लिए किसी के सहारे की आवश्यकता पड़ सकती है ताकि पेट एकदम से झूल न जाए और पीठ में ढलान न बने। धीमी लय के साथ इस व्यायाम को प्रतिदिन पांच बार करें।

यह व्यायाम पेट और कमर के पृष्ठभाग की पेशियों को मज़बूती प्रदान करता है। इससे पीठ-दर्द में भी आराम मिलता है। इसका उपयोग प्रसव के समय पीठ के दर्द से मुक्ति के लिए तो होता ही है, यदि शिशु का सिर पीछे की ओर हो गया हो तो उसे आगे की तरफ घूमने में सहायता पहुंचाने के लिए भी किया जा सकता है।

पिंडलियों का व्यायाम

इसे करने के लिए दोनों पांव थोड़ा दूर-दूर कर खड़े हो जाएं। हाथ किसी कुर्सी की पीठ पर रखें ताकि संतुलन खोने का डर न रहे। दाहिने पांव की ऐड़ी को बिना फर्श से उठाए यथासंभव पीछे की ओर खिसकाएं। फिर बाएं पांव के घुटने को, थोड़ा झुकते हुए, ज़रा सा मोड़ें। इससे दाहिने पांव की पिंडली में

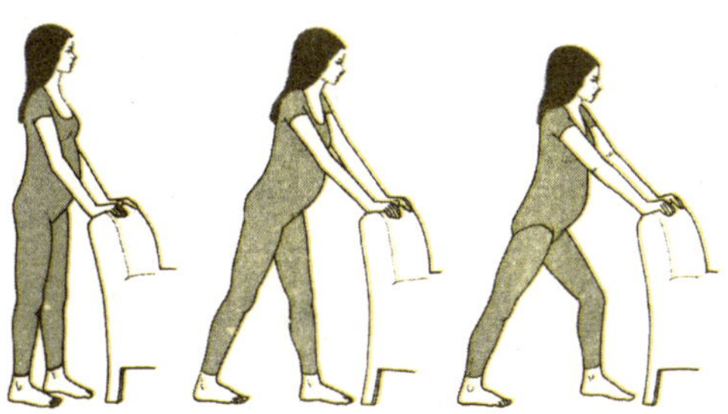

खिंचाव महसूस होगा। चंद सेकेंड इस स्थिति में रुक कर सामान्य अवस्था में आ जाएं और फिर यही क्रिया दूसरी ओर दोहराएं।

यह व्यायाम पिंडलियों के दर्द और ऐंठन से राहत पाने के लिए बेहद उपयोगी है।

सीने का व्यायाम

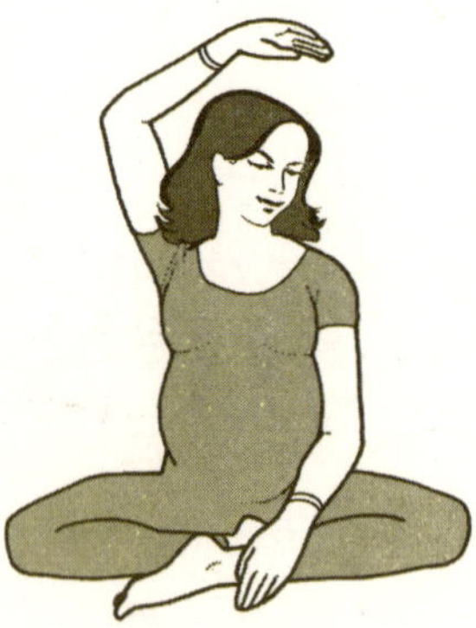

यह व्यायाम या तो खड़े-खड़े या बैठे हुए किया जा सकता है। सांस अंदर खींचते हुए दाहिनी बांह को इतना ऊपर उठाएं कि कुहनी सिर के ऊपर तक आ जाए। इस स्थिति में बांह को और तानते हुए सांस छोड़ें। फिर सांस लेते हुए पूर्वावस्था में आ जाएं। बांई बांह के साथ भी यही क्रिया दोहराएं। प्रत्येक बांह के साथ यह व्यायाम पांच-पांच बार करें।

इस व्यायाम से सीने की पेशियां अधिक लचीली और मज़बूत बनती हैं। दम फूलने लगे, तब भी इसे करना उपयोगी है।

कंधों का व्यायाम

इसे खड़ी या बैठी स्थिति में किया जा सकता है। पूरी क्रिया के दौरान पीठ, गर्दन और सिर एक सीध में रखें। बांहें सीधी ढीली छोड़े रखें। धीरे-धीरे कंधों को, जहां तक कोई तकलीफ न हो, ऊपर उठाते हुए पीछे की ओर ले जाएं और इस प्रकार चक्राकार घुमाएं। क्रिया करते हुए सांस अंदर खींचें और चक्राकार गति पूरी करते हुए कंधों को पूर्वावस्था में लाएं और सांस छोड़ें। प्रत्येक चक्र पूरा करने के बाद ज़रा देर रुकते हुए यह व्यायाम 10 बार दोहराएं।

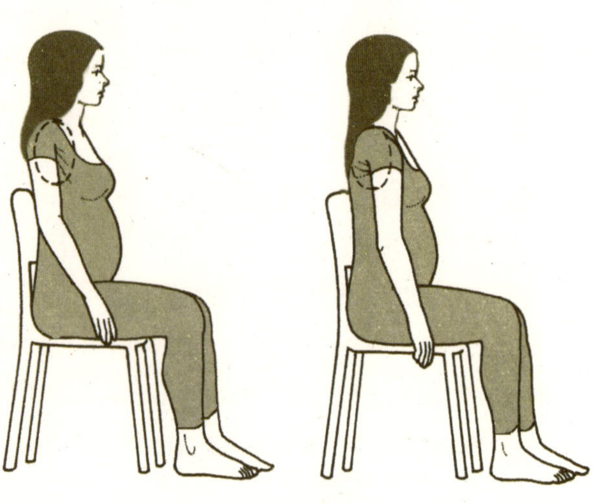

इस व्यायाम से पीठ के ऊपरी हिस्से और गर्दन की पेशियां मज़बूत बनती हैं और दर्द से राहत मिलती है। बांहों और उंगलियों के सुन्न होने पर भी इस व्यायाम से लाभ पहुंचता है।

तकलीफ से कैसे पाएं निजात

इस अध्याय के शुरु में दिए गए आसनों और व्यायामों को अपना कर गर्भावस्था की अनेक आम तकलीफों से राहत पाई जा सकती है।

तकलीफ	*व्यायाम*
पांवों और टखनों में सूजन	पांव ऊपर उठाकर रखने वाला आसन
खांसते/हंसते समय मूत्र त्याग हो जाना	श्रोणितल का व्यायाम
श्रोणि में भारीपन	घुटनों और छाती का व्यायाम, श्रोणितल का व्यायाम
बवासीर और योनि के आसपास सूजन	घुटनों और छाती का व्यायाम, श्रोणितल का व्यायाम
जांघों, नितंबों में ऐंठन	घुटनों और छाती का व्यायाम
पांवों में ऐंठन का दर्द	पांव ऊपर उठाकर रखने वाला आसन और पिंडलियों का व्यायाम
पांवों में स्फीत शिराएं	पांव ऊपर उठाकर रखने वाला आसन और पिंडलियों का व्यायाम
सांस फूलना	सीने का व्यायाम, कंधों का व्यायाम
कमर का दर्द	पेट और कमर का व्यायाम, उठने, बैठने और खड़े रहने की सही मुद्रा, उकड़ूं बैठना
गर्दन का दर्द	कंधों का व्यायाम, सही मुद्रा
बांहों और उंगलियों का सुन्न पड़ना	कंधों का व्यायाम, एक करवट लेटना
पेट की पेशियों में दर्द की लहर	पेट और कमर का व्यायाम, गहरी सांसें लेना

कष्टरहित प्रसव की ओर

प्रसव को आसान बनाने के लिए पहले से ही कुछ विशेष व्यायाम सीख लेना और उनका अभ्यास करना अत्यंत उपयोगी सिद्ध होता है। इन व्यायामों की मदद से तनाव पर नियंत्रण पाया जा सकता है और प्रसव आसानी से कम वक्त में पूरा किया जा सकता है।

प्रसव के शुरू होते ही तनाव घिर आना स्वाभाविक है। यह तनाव नुकसानदेह होता है। इससे जल्द थकान घिर आती है, रक्त में ऑक्सीजन घटने लगती है, दर्द सहने की ताकत कमजोर पड़ जाती है और प्रसव लंबा खिंचता चला जाता है। इस सब के पीछे भय-तनाव-दर्द के लक्षण-समूह से प्रेरित होने वाले हार्मोन एड्रिनेलिन का बड़ा हाथ होता है। एड्रिनेलिन गर्भाशय में संकुचन लाने और प्रसव को आगे बढ़ाने वाले ऑक्सीटोसिन हार्मोन के प्रभाव को कमज़ोर बना देता है, जिससे प्रसव लंबा खिंचता जाता है।

इस कष्टदेह तनाव पर नियंत्रण प्राप्त कर इन प्रतिकूल प्रभावों से मुक्त रहा जा सकता है। इसके लिए किसी योग्य फिज़ियोथेरेपिस्ट की देखरेख में पहले शिथिलन व्यायाम और सांस लेने की सही विधि ठीक से सीखनी पड़ती है और फिर नियमित अभ्यास से इसमें पारंगतता हासिल करनी पड़ती है। शरीर पर मन का पूरा नियंत्रण हो जाए, इस स्थिति को पाने के लिए असीम एकाग्रता चाहिए होती है। पेशियां कब किस अवस्था में हैं—तनाव में हैं या शिथिलन में हैं, यह बोध, और उन्हें इच्छानुसार एक से दूसरी अवस्था में ला सकना आसान काम नहीं है। इसके लिए अलग-अलग पेशी समूहों को अलग-अलग महसूस करने और उन्हें शिथिलन की अवस्था में ला सकने की क्षमता विकसित करनी पड़ती है। अभ्यास से इसमें इतनी निपुणता हासिल कर लें कि प्रसव-वेदना के चरण में भी यह पाठ भूले नहीं, बल्कि स्वतः स्मरण हो आए। गर्भाशय में संकुचन उठे तो शरीर को बिलकुल ढीला छोड़ सकें। इसके लिए गर्भावस्था के आखिरी हफ्तों में नियम से अभ्यास करते रहना ज़रूरी है। ठीक समय पर शरीर को ढीला छोड़ सकें, तो गर्भाशय की पेशियां बिना किसी बाधा के अपना काम कर सकेंगी और शिशु अधिक आसानी से जन्म ले सकेगा।

प्रसव के समय सांस लेने की विधि

नीचे कुछ अभ्यास सुझाए जा रहे हैं जिनसे शिशुजन्म के समय काफी सहायता मिल सकती है :

गहरी और पूरी सांस लें

गहरी और पूरी सांस वह है जिसमें सीना पूरी तरह फूले और डायाफ्राम नीचे तक जाए। जिस

समय प्रसव के बीच दर्दें शांत हों, उस समय तनाव-मुक्त होने के लिए बीच-बीच में निम्न विधि से गहरा सांस लें ताकि शरीर को बराबर पूरी मात्रा में ऑक्सीजन मिलती रहे।

1. एक लंबा सांस अंदर खींचें।
2. शरीर को ढीला छोड़ते हुए अब मुंह से सीटी की तरह सांस धीरे-धीरे बाहर छोड़ें।
3. धीमे-धीमे, आराम से, लय के साथ सांस लें — छोड़ें।
4. खुद को बिल्कुल ढीला छोड़ दें।
5. जल्दी ही शरीर भारी लगने लगेगा और कुछ भी कर पाना मुश्किल मालूम देगा। अब धीमे-धीमे अपनी कोहनी को मोड़ें और हाथ को ठोड़ी तक ले जाएं। इसी में लगेगा जैसे बहुत मेहनत हो रही है। फिर बांह को अपनी पूर्वावस्था में लौटा ले जाएं।

प्रसव के पहले चरण में गहरी सांस लें

1. यह कल्पना करें कि गर्भाशय में संकुचन उठ रहा है और यह 30 से 45 सेकेंडों तक बना हुआ है।
2. इस काल्पनिक संकुचन के शुरू होने पर एक गहरी सांस भरें और उसे सीटी की तरह धीरे-धीरे बाहर छोड़ें।
3. इसके बाद संकुचन की अवधि पूरी होने तक धीरे-धीरे लयपूर्वक गहरी सांस लेती रहें।
4. संकुचन के समाप्त होने पर फिर से गहरी सांस लें और उसे धीरे-धीरे बाहर छोड़ें।
5. दो संकुचनों के बीच सामान्य रूप से सांस लें।
6. प्रसव के समय इस प्रकार सांस लेने से सहायता मिलेगी।

संकुचन तेज होने पर सांस लेने की विधि में परिवर्तन लाएं

प्रसव के आगे बढ़ने के साथ-साथ गर्भाशय में उठने वाले संकुचन का ज़ोर बढ़ता जाता है। इस समय भीतर इच्छा होती है कि डायाफ्राम को स्थिर रखें, पर साथ ही साथ गर्भाशय की ऑक्सीजन की मांग भी इस वक्त काफी बढ़ जाती है। इसे पूरा करने के लिए यह जरूरी है कि संकुचन के शुरू और आखिर में गहरी सांस लें, और जब संकुचन तीव्र हो उस समय हल्के-हल्के सांस लें। इसके लिए यह विधि अपनाएं :

1. कल्पना करें कि तेज़ संकुचन हो रहा है और यह एक मिनट चलेगा।
2. संकुचन शुरू होते ही गहरी सांस लें। खुद को बिलकुल ढीला छोड़ते हुए सांस धीमे-धीमे सीटी की तरह बाहर छोड़ती जाएं।

3. अब अगली चार-पांच सांस हल्के-हल्के लें।
4. हल्के सांस लेने में यह महसूस ही नहीं होता कि आप सांस ले रही हैं। आराम से सांस लेती रहें और छोड़ती रहें। यह क्रम अगले 15 से 45 सेकेंडों तक जारी रखें। यदि चक्कर आए या सिर हल्का महसूस हो, तो सांस लेने की गति धीमी कर दें। जबकि वायु की कमी महसूस हो या सांस की लय सध न रही हो, तो एक गहरी सांस लें और फिर वापस हल्के-हल्के सांस लेने लगें।
5. संकुचन समाप्ति की ओर हो तो अगली चार-पांच सांस अधिक गहरी लें।
6. फिर एक गहरी सांस लें और यही क्रम जारी रखें।

सही समय पर जोर लगाएं

प्रसव के दूसरे चरण में सही समय ज़ोर लगाने से बच्चे को जन्म लेने में मदद मिलती है। इस चरण में गर्भाशय में उठने वाले संकुचन 60 से 65 सेकेंडों तक चलते हैं और इस समय अपने आप से ही ज़ोर लगाने का एक आवेग-सा उठता है। इस समय सांस लेने की क्रिया को इस प्रकार संचालित करें :

1. पीठ के बल लेट जाएं। सिर और कंधों के नीचे तकिए लगा लें जिससे कि वे उठे रहें। प्रसूतिगृह में पलंग का ऊपरी सिरा ही ऊंचा उठाया जा सकता है।
2. अपने घुटने मोड़ लें और पांवों को बिखेर लें।
3. गहरी सांस लें और फिर उसे सीटी की तरह धीरे-धीरे छोड़ें।
4. जितनी तेजी से गहरी सांस ले सकती हों लें, और उसे रोक लें। प्रसव के समय यह रोकी हुई सांस डायाफ्राम को स्थिर रखेगी और उदरीय भित्ति गर्भाशय और शिशु पर नीचे की ओर अधिक प्रभावी दबाव बना सकेगी।
5. उकड़ूं जैसी मुद्रा में पांवों को ऊपर पेट की ओर ले जाएं और जांघों, टखनों या पांवों को अपने हाथों से पकड़े रखें। यदि प्रसव टेबल का इस्तेमाल किया जा रहा है तो पांवों को रकाबों का सहारा मिल जाता है और हाथों से पकड़ना नहीं पड़ता, उसमें हैन्डिल भी बने होते हैं जिनसे जोर लगाते समय मदद मिलती है। सिर उठाए रखें।
6. अभ्यास के समय वास्तविक रूप में जोर न लगाएं। प्रसव के समय ही ऐसा करें।
7. जब सांस रोकने में दिक्कत आए तो ज़रूरत के अनुसार बीच-बीच में हल्के-हल्के सांस ले लें। कोशिश करें कि हर 60-65 सेकेंडों में दो या तीन हल्के सांस से ज़्यादा न लें।

- धकेलने की मुद्रा बनाए रखें।
- सिर पीछे घुमाते हुए सांस छोड़ें।
- तेजी से एक गहरा सांस भरें।
- सिर पुनः आगे उठाएं और सांस रोके रखें।

8. संकुचन समाप्त होने पर बिल्कुल आराम की मुद्रा में आ जाएं। एक गहरी सांस भरें और उसे मुंह से धीरे-धीरे छोड़ें।

जब डॉक्टर कहे तो धकेलना रोक दें

संकुचन के बीच अगर डॉक्टर नीचे की ओर जोर लगाने के लिए मना करे तो तुरंत जल्दी-जल्दी सांसें लेना शुरू कर दें। इससे डायाफ्राम जल्दी-जल्दी ऊपर-नीचे होगा और धकेलने का आवेग बने रहने पर भी धकेलने की क्रिया स्वयं रुक जाएगी।

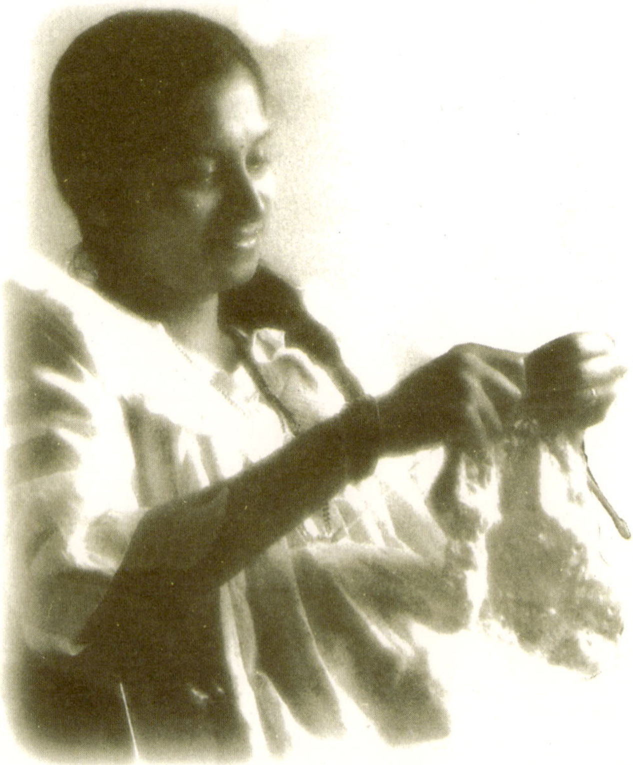

सबसे मीठी ध्वनियां जो मनुष्य को ईश्वर का वरदान हैं,
वह उन्हें सुनता है मां में, घर में और स्वर्ग में।

डब्ल्यू.जी. ब्राउन (1812-1906) अंग्रेज़ कवि
मदर, होम, हेवन

कैसे करें अपनी देखरेख

जीवन का सुख युक्तियुक्त जीवन में ही है। सच्चा राही वही है जो जीवन में संतुलन बनाए रखे और खुश रहे। यह सरल-सा सत्य जीवन में पिरो लेने से एक गर्भवती मां अपने भीतर पनप रहे बच्चे के स्वास्थ्य की भी रक्षा करती है। कामकाज, व्यायाम, खेलकूद, आराम, आमोद-प्रमोद—सभी ज़रूरी हैं, सिर्फ उनमें संतुलन बना रहना चाहिए। गर्भावस्था में परिधान क्या हो, कैसे जूते-चप्पल पहनें, किन-किन चीज़ों से परहेज़ बरतें यह जानना भी ज़रूरी है। यौन-सुख पर कोई पाबंदी नहीं, मगर कुछ परिवर्तन और समंजन ज़रूरी है।

कामकाज

कामकाज पर जाने वाली महिलाएं गर्भावस्था के दिनों में आमतौर पर अपने कार्यालय से छुट्टी नहीं ले पातीं। सोच यह रहती है कि प्रसव के बाद कामकाज पर लौटने से पहले बच्चे के साथ अधिक-से-अधिक दिन बिता सकें। इसी प्रकार एकल परिवार में गृहणी को भी घर-गृहस्थी के कामकाज से फुरसत नहीं मिल पाती। दैनिक जीवन की साधारण व्यस्तताओं के साथ-साथ इस दौरान कुछ छोटी-मोटी तकलीफें भी अक्सर परेशान करती रहती हैं। जैसे शुरू के महीनों में जी कच्चा होता है, थकान मालूम देती है आदि। ऐसे में कुछ छोटी-छोटी बातें नित्यचर्या में गूंथ लेने से आसानी होती है :

- खाने-पीने पर ध्यान दें। सुबह कामकाज में लगने से पहले कुछ खा-पी लें। यदि जी कच्चा होता हो, तो दूध के साथ दलिया या कॉर्न फ्लैक्स या टोस्ट लिया जा सकता है। यदि सुबह का नाश्ता बिलकुल ही न कर पाएं तो दस बजे के करीब, जब तबीयत कुछ संभली हो अल्पाहार लें। दोपहर के भोजन में कुछ ताज़े फल भी ज़रूर लें।

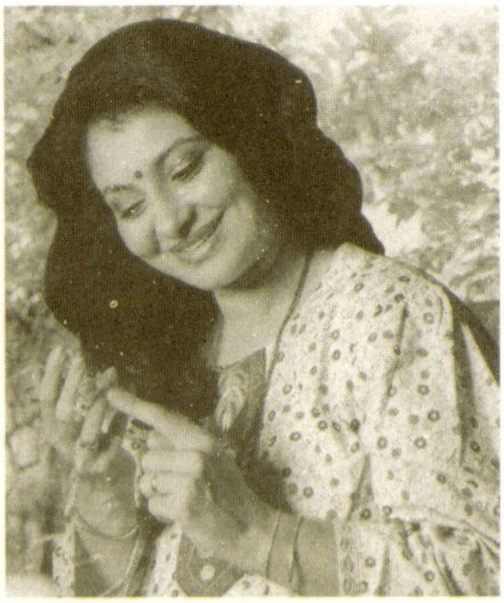

- दोपहर के भोजन के बाद कुछ देर, चाहे थोड़ी देर ही सही, शांति से बैठें। यदि कार्यालय के माहौल में असुविधाजनक न हो तो पांव किसी स्टूल पर तथा सिर टेबल पर टिका लें और इसी मुद्रा में कुछ समय आराम करें। इसी तरह थोड़ा-सा अवकाश शाम को भी निकालें। यदि दिन में आराम करने की कोई सुविधा न हो तो कम-से-कम घर पर हर रात अच्छी नींद लेने का प्रयत्न करें और आराम का पूरा ध्यान रखें। यदि सुबह की भागदौड़ से बहुत कठिनाई होती हो, तो कार्यालय प्रमुख से बातचीत कर दफ्तर पहुंचने के समय में कुछ छूट मांग लें।
- इस नए आने वाले मेहमान से पहले भी कोई बच्चा हो तो किसी ऐसे व्यक्ति की व्यवस्था कर लें जो दिन में दो-चार बार एकाध घंटे के लिए बच्चे को संभाल ले। यह कुछ देर का अवकाश ही काफी आरामदेह साबित होगा। मदद के लिए किसी निकट रिश्तेदार, जैसे, मां, सास, बहन या ननद को भी बुला सकती हैं।
- घर के कामकाज में हाथ बटाने के लिए या तो किसी को मदद के लिए रखा जा सकता है या पति से ही कुछ हाथ बटाने का अनुरोध किया जा सकता है। यदि कोई अंशकालिक नौकरानी भी मिल सके तो इससे काफी सुविधा हो जाती है। कुछ खास-खास कार्य उस पर छोड़ कर आराम के लिए कुछ समय निकल सकता है।
- प्रत्येक गर्भवती स्त्री का यह अधिकार है कि वह इस अवस्था में ज़रूरत के मुताबिक कार्यालय से छुट्टी ले और प्रसव के बाद उपयुक्त समय पर वापस उस काम पर लौट आए। यदि कामकाज का संबंध किसी प्रकार के नुकसानदेह रसायनों या शीशे (लेड) से हो, काम करते हुए विकिरण से प्रभावित होने का डर हो या कार्य बहुत थकाने वाला हो तो इस समय छुट्टी लेना बेहतर है। हां, संभव हो तो किसी ऐसे काम में लगा जा सकता है जहां अपने और बच्चे के स्वास्थ्य के लिए कोई खतरा न हो।

आराम, व्यायाम और खेलकूद

जैसे सामान्य दिनों में आराम, व्यायाम और खेलकूद सेहत के लिए ज़रूरी हैं वैसे ही गर्भावस्था के दिनों में भी उनकी ज़रूरत होती है। गर्भावस्था के शुरू के महीनों में और आगे भी, थकान थोड़ा जल्दी महसूस होने लगती है। ऐसे में अपने से ज़बरदस्ती करना ठीक नहीं। जब ज़रूरी लगे, थोड़ा आराम कर लें। रात को समय से सोएं और दोपहर में भी थोड़ी देर सुस्ता लें। पूरा दिन दफ्तर में बीतता हो तो कम-से-कम लंच-ब्रेक में पांव ऊपर उठा कर कुछ समय आराम ज़रूर कर लें। कार्यालय में हर घंटे-दो घंटे बाद दो-चार मिनट निकाल कर थोड़ा टहल लें। इससे पांवों में खून का दौरा चुस्त बना रहेगा और पांवों में सूजन नहीं आएगी।

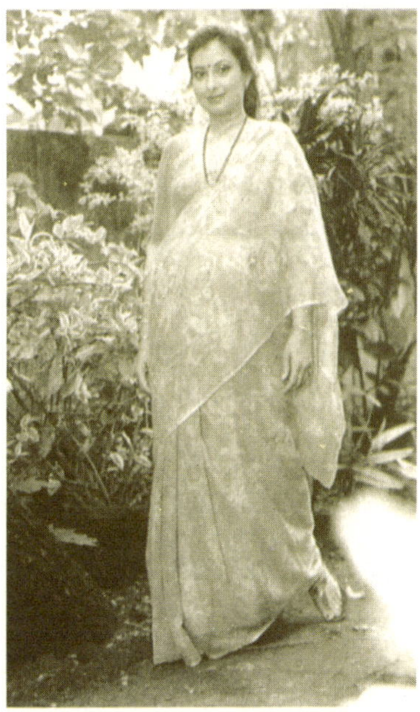

शरीर और मन की तंदुरुस्ती के लिए हल्का व्यायाम करना भी अच्छा है। रोज़ाना सुबह-सुबह सैर के लिए जाएं। 20 से 30 मिनट की नियमित सैर से शरीर और मन दोनों ही तरोताज़ा बने रहते हैं, तनाव दूर होता है, रक्त संचरण स्फूर्त होता है और तंदुरुस्ती बनी रहती है। तैराकी या किसी खेल, जैसे कि बैडमिंटन, का आनंद लेना चाहें, तो यह भी सेहत के लिए अच्छा है। रोज़ाना कुछ समय खेलने से मन भी अच्छा रहता है।

परिधान और जूते-चप्पल

ढीले-ढाले कपड़े पहनना सबसे अच्छा है। गाउन, मैक्सी या ढीले कुरते इस दृष्टि से उत्तम हैं। पर मन चाहे तो डिज़ाइनर परिधान भी पहने जा सकते हैं! बस, उनकी फिटिंग ठीक हो और वे बहुत टाइट न हों। अधिक टाइट कपड़े पहनने से कई परेशानियां हो सकती हैं। जैसे, छाती में जलन हो सकती है क्योंकि अधिक दबाव पड़ने पर पेट में बनने वाला अम्ल, हाइड्रोक्लोरिक एसिड, खाने की नली में जा सकता है। दूसरा, योनि में फंगस होने का अंदेशा भी रहता है।

जहां तक जूते-चप्पलों का संबंध है, ऊंची एड़ी के जूते-चप्पल नहीं पहनने चाहिए। इनसे पीठ की पेशियों पर जोर पड़ता है और संतुलन भी बिगड़ सकता है। यह सावधानी गर्भावस्था के बाद के महीनों में खासकर ज़रूरी है। ऐसे जूते, चप्पल या स्लीपर भी इस्तेमाल नहीं किए जाने चाहिए जिनसे रपटने, फिसलने या गिरने की आशंका हो।

यात्रा

गर्भावस्था में आमतौर से यात्रा करने पर कोई रोक-टोक नहीं होती। लेकिन कहीं भी घूमने-फिरने का प्रोग्राम बनाएं, तो अनावश्यक तनाव और भाग-दौड़ से बचकर रहें। सड़क, रेल या वायुयान से, जिससे भी सुविधा हो, यात्रा की जा सकती है। हां, प्रसव की तिथि नज़दीक होने पर लंबी यात्रा से बचना ही ठीक है।

शारीरिक संबंध

कुछ पति-पत्नी इस मानसिक उलझन में रहते हैं कि क्या गर्भावस्था के दौरान यौन संबंध बनाना उचित है? इसका सीधा-सा उत्तर 'हां' में है, लेकिन इस विषय में एक-दूसरे की अनुभूतियों का सदा आदर करना चाहिए। चिकित्सकीय दृष्टि से गर्भावस्था के सभी महीनों में समागम किया जा सकता है। शारीरिक मिलन से बच्चे को तकलीफ होने का कोई अंदेशा नहीं होता क्योंकि लिंग योनि की सीमा के उस पार नहीं पहुंच सकता। गर्भाशय-ग्रीवा की पेशियां और उस भाग में गर्भावस्था में बनी श्लेष्मा की डाट गर्भाशय को पूरी तरह सील किए रहते हैं।

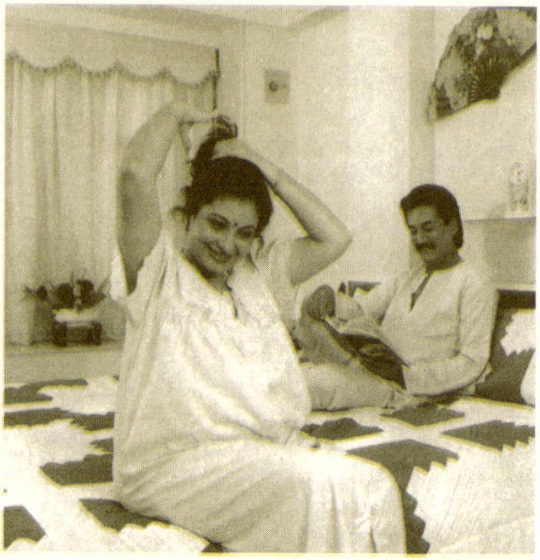

यदि पहले कभी गर्भस्राव हुआ हो तो पहली तिमाही में ब्रह्मचर्य निभाया जा सकता है। कभी योनि से रक्त जाने लगे, पेट में दर्द उठे, तब भी कुछ दिन के लिए परहेज़ बरतना और आराम करना बेहतर है।

गर्भावस्था के बाद के महीनों में चरमसुख (ऑर्गेज़्म) पाने पर भीतर संकुचन अनुभव हो सकते हैं। ये संकुचन उसी प्रकार के होते हैं, जैसे कि गर्भावस्था की दूसरी तिमाही में समय-समय पर स्वतः जाग्रत होते हैं। ऐसे में लगता है जैसे कि गर्भाशय की पेशियां सख़्त हो गई हैं। यदि इससे असुविधा हो तो शांति से लेटे रह कर संकुचन के दौर को बीत जाने दें।

गर्भावस्था में यौन-संबंध बनाने से कोई नुकसान नहीं होता, लेकिन अवस्था के अनुसार कुछ तालमेल और परिवर्तन ज़रूरी होते हैं। उदाहरण के लिए, समागम का आसन बदलना पड़ सकता है। पुरुष के ऊपर होने का आसन, न केवल बढ़ते गर्भ के लिहाज़ से बल्कि स्तनों की अतिरिक्त संवेदनशीलता की दृष्टि से भी, अनुपयुक्त होता है। पुरुष का लिंग अगर अधिक अंदर तक प्रवेश करता है तो भी स्त्री को असुविधा हो सकती है। इसलिए करवट वाली मुद्राएं ज़्यादा उपयुक्त हैं चाहे दोनों आमने-सामने हों या पुरुष स्त्री के पीछे हो, अन्यथा स्त्री ही ऊपर होने का विकल्प चुन सकती है।

आखिरी छः हफ्तों के दौरान समागम से परहेज़ बरतना ही ठीक है। इस छोटी सी सावधानी से हानिकर बैक्टीरिया के अंदर प्रवेश होने की आशंका खत्म हो जाती है।

कुछ दंपति गर्भावस्था के दौरान समागम न कर के प्यार करने या पाने के अन्य तरीके अपनाते हैं। इसमें भी कोई हर्ज नहीं।

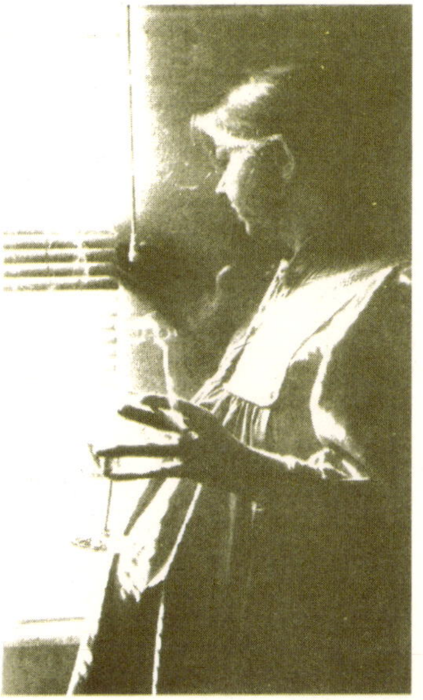

धूम्रपान, ऐल्कोहॉल और दवाएं

धूम्रपान

गर्भावस्था के दौरान धूम्रपान के कई खतरे हैं इसलिए इससे तत्काल छुटकारा पा लेना ही ठीक है। तंबाकू पीने से मां और बच्चे दोनों की ही सेहत पर बुरा असर पड़ता है। शिशुजन्म के समय इससे मां में गंभीर जटिलताएं पैदा होने का खतरा होता है। गर्भस्थ शिशु का विकास भी अवरुद्ध हो सकता है। शिशु का वज़न कम रह जाता है और उसका जन्म समयपूर्व हो सकता है।

मां के तंबाकू पीने से निकोटीन अपरा के ज़रिए शिशु के रक्त-प्रवाह में पहुंच जाती है। इससे और खराबियां तो आती ही हैं, शिशु के हृदय की धड़कन भी अत्यधिक बढ़ जाती है। इसी प्रकार से कॉर्बन मोनोऑक्साइड भी शिशु के रक्त में जाती है, जिससे शिशु के रक्त में ऑक्सीजन की मात्रा घट जाती है और उसका स्वस्थ विकास नहीं हो पाता।

ऐल्कोहॉल

गर्भावस्था में ऐल्कोहॉल कम-से-कम ही लिया जाना चाहिए। किसी भी रूप में 30-60 मिलीलीटर प्रतिदिन से अधिक नहीं। अब यह भली-भांति ज्ञात हो चुका है कि गर्भावस्था में और खासकर शुरू के हफ्तों में ऐल्कोहॉल लेने से, शिशु के स्वास्थ्य पर बुरा असर पड़ता है। यह असर थोड़ी मात्रा में ऐल्कोहॉल लेने से भी हो सकता है। यह बात गर्भधारण होने के समय से ही ध्यान में रखी जानी चाहिए। कहीं किसी कॉकटेल पार्टी में जाना हो और पीने से परहेज़ न हो, तो अपने ऊपर नियंत्रण रख पाना सचमुच मुश्किल होता है। पर ऐसे में कृत-संकल्प रहकर जूस का गिलास उठा लेने में ही भलाई है।

गोलियां और दवाएं

जब भी डॉक्टर या डेंटिस्ट के पास जाएं, तो उन्हें अपने गर्भवती होने की जानकारी अवश्य दें। दुकानों पर आसानी से उपलब्ध आम दवाएं भी ऐसे में नुकसान पहुंचा सकती हैं। यही बात होम्योपैथिक, आयुर्वेद और अन्य पद्धतियों की औषधियों के विषय में भी है। यदि कोई दवा नियमित ली जा रही है तो गर्भ की दृष्टि से उसके दुष्प्रभाव-मुक्त होने के बारे में डॉक्टर से ज़रूर पूछ लेनी चाहिए। गर्भावस्था के दौरान, खासकर शुरू के तीन महीनों में, बिना किसी पर्याप्त कारण कोई भी दवा लेने से परहेज़ करना चाहिए। डॉक्टर के लिए भी यह ज़रूरी है कि गर्भवती महिला के लिए, जब तक पर्याप्त और आवश्यक कारण न हों, दवाएं न लिखे। यदि कुछ दवाएं देना ज़रूरी ही हो तो दवा का चुनाव पर्याप्त अध्ययनों पर आधारित होना चाहिए। दवाएं कितने दिनों तक और किस मात्रा में लेनी

हैं इसका भी विवेकशील निर्णय होना चाहिए। यदि कोई दवा नई-नई आई हो तो उससे बचना ही बेहतर है। इस संदर्भ में 1960 के दशक में नींद लाने के लिए बाज़ार में आई थैलिडोमाइड दवा के दुष्परिणाम भला कौन भुला सकता है! गर्भवती स्त्रियों द्वारा उसे लेने से अनेक गर्भस्थ शिशु जीवन-भर के लिए अपंग हो गए। कई दूसरी दवाएं भी गर्भस्थ शिशु पर इसी प्रकार अनेक विपरीत प्रभाव डाल सकती हैं, जिनमें से कुछ प्रमुख दवाओं की एक सूची यहां दी जा रही है।

शिशु में असामान्यताएं उत्पन्न कर सकने वाली दवाएं

दवाएं	असामान्यताएं
ऐन्ड्रोजेन्स/प्रोजेस्टीजेन्स (हार्मोन)	गर्भस्थ कन्या का पुरुषवत होना
थायरॉइड-रोधी दवाएं	गलगण्ड (घेंघा या गॉइटर)
क्लोरोक्विन (लंबी अवधि तक लेने से)	बहरापन
क्लोरप्रोपामाइड (डायबिटीज़ की दवा)	अंतर्गर्भाशयी मृत्यु
ग्लूकोकॉर्टिकॉइड्स	शिशु का अंतर्गर्भाशयी विकास मंद पड़ना
मीथोट्रेक्ज़ेट (एंटीमेटाबालाइट)	अनेक प्रकार की शारीरिक असामान्यताएं
ईस्ट्रोजन	योनि का कैंसर
मिरगी-रोधी दवाएं	होंठ, तालु या दोनों का बीच से कटा होना, जन्मजात हृदय रोग, उंगलियों की असामान्यताएं
वारफेरिन (रक्त जमाव-रोधी दवा)	हड्डियों के दोष
ऑपरेशन कक्ष का परिवेश	गर्भपात, गर्भस्थ शिशु की मृत्यु, संभवतः शरीर रचना के विकार
महीना न होने पर हार्मोन देकर की गई गर्भ जांच	शरीर रचना के विकार
टेट्रासाइक्लिन	दंत विवर्णता, असंतुलित अस्थि विकास
थायाज़ाइड (मूत्र बढ़ाने वाली दवा)	प्लैटेलेट्स की संख्या में कमी
थैलिडोमाइड	हाथ-पैरों के दोष और अन्य शारीरिक असामान्यताएं

शिशु में असामान्यताएं ला सकने के लिए संदिग्ध दवाएं

दवाएं	असामान्यताएं
एम्फिटेमिन (मनोउत्तेजक दवा)	हृदय-रचना के दोष, पित्त-वाहिकाओं का न बनना
एंटीमेटाबॉलाइट दवाएं (कैंसर-रोधी दवाएं)	आंखों की असामान्यताएं
फेनोबार्विटोन और फेनिटॉइन (मिरगी-रोधक दवा)	छोटा सिर, क्रोमोज़ोमों की असामान्यताएं
फेनिटॉइन (मिरगी-रोधक दवा)	अस्थिकंकाल की असामान्यताएं
टॉलब्यूटामाइड (डायबिटीज़-रोधी दवाए)	शरीर रचना के विकार
सल्फोनामाइड (संक्रमण-रोधी दवा)	यकृत परिगलन, जन्मजात कैटेरेक्ट
एल.एस.डी. (एक प्रकार का नशा)	क्रोमोज़ोमों की असामान्यताएं
टेट्रासाइक्लिन (संक्रमण-रोधी दवा)	जन्मजात कैटेरेक्ट
प्रोजेस्टाजेन्स (हार्मोन)	हाइपोस्पैडियस (मूत्र मार्ग की शिश्न पर असामान्य स्थिति), अनेक प्रकार की जन्मजात असामान्यताएं
ट्राइसाइक्लिक अवसाद-रोधी दवाएं	हाथ-पैरों के दोष

विकिरण से सुरक्षा

गर्भ ठहरने के बाद से हर प्रकार के विकिरण स्रोतों से दूर रहना अनिवार्य है। एक्स-रे जांच का कमरा, विकिरण-चिकित्सा (रेडियोथैरेपी) कक्ष और विकिरण स्रोतों का उपयोग करने वाले उद्योग कुछ ऐसे ही विकिरण स्रोत हैं। गर्भावस्था के दौरान विकिरण का दुष्प्रभाव होने से बच्चे पर बुरा असर पड़ सकता है। इस संदर्भ में '10 दिनों का नियम' ध्यान में रखना चाहिए। इस नियम के अनुसार किसी भी स्त्री का, मासिक के 10 दिनों के बाद से अगला मासिक आने तक एक्स-रे परीक्षण नहीं किया जाता, जब तक कि यह तात्कालिक रूप से ज़रूरी न हो।

यदि डॉक्टर को लगे कि गर्भावस्था में भी कोई एक्स-रे जांच अत्यंत ज़रूरी है तो रेडियोग्राफर से उपयुक्त सुरक्षा-कवच देने का अनुरोध किया जाना चाहिए। शिशु की रक्षा के लिए पेट को एक लेड के एप्रन से ढका जा सकता है।

किसी रिश्तेदार या मित्र के लिए किसी एक्स-रे के कक्ष में ठहरना भी खतरनाक हो सकता है। यदि गर्भवती स्त्री का कोई बड़ा बच्चा है जिसकी एक्स-रे जांच होनी है तो बेहतर है कि बच्चे का पिता या कोई और संबंधी ही उसकी जांच करवाए।

विवेकशील रहें

बड़ी-बूढ़ियां और दाइयां अक्सर ही भावी माता-पिता को सदियों पुराने रूढ़िवादी अवैज्ञानिक प्रतिबंधों में उलझा देती हैं। जैसे, सिलाई-बुनाई से परहेज करना, कपड़े रस्सी पर न सुखाना आदि। ऐसे टोटके न केवल निरर्थक हैं, बल्कि एकल परिवार के लिए अव्यावहारिक भी हैं।

इसी प्रकार सूर्य या चंद्रग्रहण पड़ने पर भी काफी होहल्ला मचता है। भावी मां को ढेरों हिदायतें मिल जाती हैं। उसे किसी अंधेरे कमरे में तब तक चुपचाप स्थिर लिटाए रखा जाता है जब तक कि ग्रहण समाप्त नहीं हो जाता। इसके बारे में भारी-भरकम और वैज्ञानिक ढंग से तर्क भी दिए जाते हैं। लेकिन अल्ट्रावायलेट किरणों का गर्भ में पहुंचकर शिशु को नुकसान पहुंचाने का यह सारा अंधविश्वास बिलकुल बेबुनियाद और बेमानी है। इस संबंध में हर प्रकार की अधीरता से दूर रहा जाना चाहिए, वह निरर्थक है।

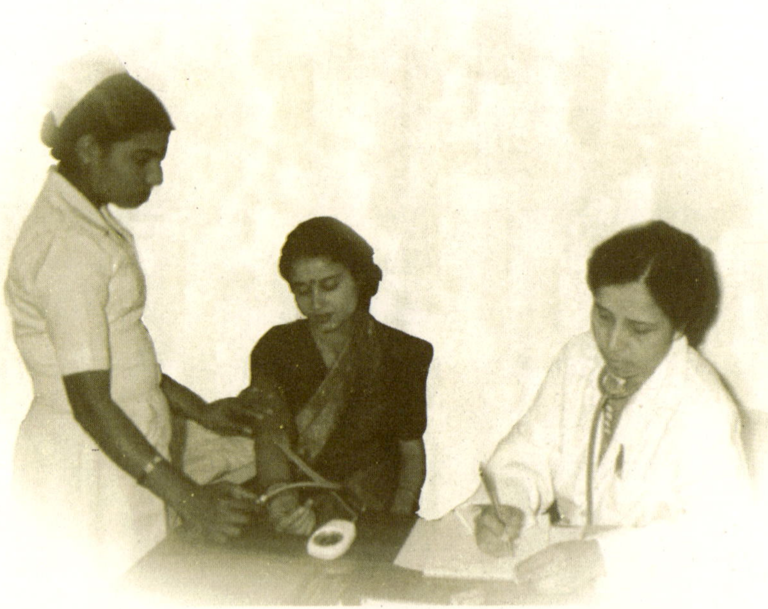

गर्भावस्था में किसी स्त्री की नियमित देखरेख के मायने सिर्फ इतने हैं कि उसका मातृत्व स्वाभाविक रूप से खिल सके और परिणति इस रूप में हो कि एक स्वस्थ मां की गोद में एक स्वस्थ शिशु खेलता हुआ दिखे।

सर अर्डले हॉलैंड,
ब्रिटिश प्रसूति चिकित्सक

डॉक्टरी जांच-परीक्षण: कब और कैसे

गर्भ में संतान-बीज के आने के बाद का पूरा सफर एक ऐसी प्राकृतिक प्रक्रिया है जिसमें आमतौर से किसी की मदद की ज़रूरत नहीं पड़ती। सच तो यह है कि सृष्टि की सुंदर रचना भी इसी पर टिकी है। मातृत्व की इस यात्रा में डॉक्टरी देखरेख तो सिर्फ इसलिए ज़रूरी है कि कोई उलझाव या विघ्न आए तो उसका समय से निदान हो सके। वर्तमान युग में हर गर्भ अनमोल है। डॉक्टर की भरपूर कोशिश रहती है कि पूरी गर्भावस्था अमन-चैन से बीत जाए और शिशु के जन्म में कहीं कोई रुकावट न आए।

डॉक्टर का चुनाव

गर्भधारण का पता लगने से लेकर बच्चे के जन्म के चंद हफ्तों बाद तक किसी कुशल डॉक्टर की नियमित देखरेख में रहना सदा उपयोगी होता है। एक अनुभवी डॉक्टर न सिर्फ हर छोटी-बड़ी मुश्किल का समाधान करती हैं बल्कि यह भी देखती रहती हैं कि बच्चा ठीक से बढ़ तो रहा है। उनकी योग्यता और अनुभव का लाभ पाकर मां बनना सहज-सरल हो जाता है।

डॉक्टर का चुनाव करते समय दो बातों का विशेष ध्यान रखें : डॉक्टर पर्याप्त रूप से योग्य और अनुभवी तो हों ही, साथ ही जब-जब उनकी ज़रूरत हो वह उपलब्ध भी हो सकें। किसी ऐसी नामी-गिरामी विशेषज्ञ के पास नाम दर्ज करवाने से कोई लाभ नहीं जिनके पास

वक्त-बेवक्त मिलने का समय ही न हो।

यह जांच-परख कर लेनी भी बहुत ज़रूरी है कि वह डॉक्टर किस अस्पताल या नर्सिंग होम से संबद्ध हैं। उस स्थान पर सुविधाओं का क्या स्तर है और क्या किसी जटिलता के पैदा होने पर उस अस्पताल या नर्सिंग होम में पर्याप्त सुविधाएं उपलब्ध हो सकेंगी। ऐसा न हो कि कोई मुश्किल आए तो उस घड़ी में अचानक इधर-उधर भागने की नौबत आ जाए। कुछ छोटे-मोटे नर्सिंग होम इस लिहाज़ से उपयुक्त नहीं होते। या तो ऐसे में उनका किसी बड़े अस्पताल से गठबंधन हो कि इमरजेंसी होने पर समय गंवाए बगैर वहां उपयुक्त सुविधाएं मिल जाएं। इन सुविधाओं के बगैर कभी-कभी मां और बच्चे दोनों के लिए स्थिति खतरे की साबित हो सकती है।

अस्पताल का चुनाव

अस्पताल साफ-सुथरा और सभी सुविधाओं से लैस होना चाहिए, ताकि किसी भी स्थिति से निपटने में मुश्किल न आए। प्रसव के अवसर पर उसी घड़ी किसी अपरिचित स्थान पर किसी नए डॉक्टर के पास जाना न तो मन में विश्वास ही जगाता है, न ही प्रसूता और बच्चे के लिए अच्छा है। उस पल यों भी एक-एक घड़ी अनमोल होती है।

कोई फैसला करने से पहले उस अस्पताल अथवा नर्सिंग होम के बारे में किसी ऐसे परिचित से राय ले लेनी चाहिए जो पहले वहां जा चुका हो। फ़ैमिली डॉक्टर और दोस्तों-रिश्तेदारों से यह जानकारी ठीक से मिल सकती है। शिष्ट और मेहनती नर्सें, साफ-सुथरे कमरे, बुर्राक सफेद चादरें और अच्छा भोजन अच्छे अस्पताल के अनिवार्य पहलू हैं, पर कुछ व्यावहारिक पक्षों पर भी ध्यान देना जरूरी है। अस्पताल चाहे जितना अच्छा हो, लेकिन अगर इतना दूर हो कि समय पड़ने पर पहुंचने में मुश्किल आए, तो उसका भला क्या लाभ! यदि पहला बच्चा हो, तब तो फिर भी समय होता है लेकिन दूसरे-तीसरे बच्चे के समय कई बार प्रसव इतने कम समय में हो जाता है कि दूर-दराज़ के अस्पताल का विचार ही मन में नहीं लाना चाहिए।

अंतिम फैसला लेने से पहले बिना किसी शील-संकोच के खर्चे का अंदाज़ा भी अवश्य लगा लेना चाहिए। अस्पताल से बिलकुल साफ़-साफ़ पूरे पैकेज का खर्च पूछ लेना हमेशा बेहतर

होता है। इससे बाद में अनाप-शनाप खर्चों की आशंका नहीं रहती। यह खर्च उठा पाना मुश्किल हो तो पास के किसी सरकारी अस्पताल या प्रसूति केंद्र में भी नाम लिखवाया जा सकता है। अधिकांश सरकारी अस्पतालों और प्रसूति केंद्रों में निःशुल्क सेवाएं दी जाती हैं और सिर्फ कुछ टेस्ट आदि का नाममात्र प्रभार लिया जाता है। मगर कुछ बड़े अस्पतालों में गर्भधारण के पहले तीन महीनों में बुकिंग कराना ज़रूरी होता है।

शिशुजन्म की तिथि

जैसे ही गर्भधारण की पुष्टि होती है, हर कोई यह जानना चाहता है कि शिशु का जन्म कब होगा। यह उत्सुकता स्वाभाविक है। इसकी गणना बहुत आसान है। गर्भावस्था की औसत अवधि 266 दिन होती है। दिनों की यह गिनती कायदे से गर्भधारण के दिन से होनी चाहिए, मगर गर्भधारण की तिथि निकाल पाना आसान नहीं है। लिहाजा डॉक्टर यह हिसाब आखिरी मासिक के पहले दिन से लगाते हैं। इसे ही एल.एम.पी. (Last Menstrual Period) कहते हैं। इस तिथि और गर्भधारण के बीच चूंकि लगभग 14 दिन का अंतर होता है, इसलिए गर्भावस्था की कुल अवधि 266 दिनों की बजाय 280 दिन गिनी जाती है। लिहाज़ा एल.एम.पी. की तिथि में 280 दिन जोड़कर शिशु के आगमन की तिथि आसानी से निकल सकती है। प्रसव की आकलित तिथि यानी ई.डी.डी. (Estimated Date of Delivery) इसी प्रकार निकालते हैं। सुविधा के लिए तिथि गणना के चार्ट भी उपलब्ध हैं। चार्ट में ऊपर की पंक्ति में दी गई तिथियों में अपनी एल.एम.पी. तिथि देखकर नीचे ई.डी.डी. की तिथि सीधे देखी जा सकती है। इस पुस्तक में यह चार्ट बुकमार्क के रूप में संलग्न है।

सरल मानसिक अंकगणित

इसका एक आसान तरीका और है। बस एल.एम.पी. में सात दिन जोड़ दें और तीन महीने पीछे की ओर गिन लें। इससे लगभग ठीक-ठीक तारीख का पता चल जाता है। उदाहरण के लिए, मान लें कि एल.एम.पी. की तारीख 13 सितंबर है। इसमें सात दिन जोड़ें, तो हुआ 20 सितंबर, और तीन माह पीछे आए तो 20 जून, यानी ई.डी.डी. हुई अगले वर्ष की 20 जून। यह तरीका काफी आसान और विश्वसनीय है।

अन्य विधियां

शिशु की जन्मतिथि निर्धारित करने की अनेक अन्य विधियां भी हैं। जिन स्त्रियों को एल. एम.पी. की तारीख याद नहीं होती, उनमें इन विधियों का ही प्रयोग किया जाता है।

अल्ट्रासाउंड

अगर सब कुछ ठीक-ठाक है, तो अल्ट्रासाउंड से बच्चे की जांच करके भी काफी ठीक आकलन किया जा सकता है। मगर बच्चा गर्भावस्था के महीनों के अनुसार न बढ़ा हो तो यह तारीख गलत भी साबित हो सकती है।

'बच्चे के चलने' की तारीख

एक अंदाज़ा 'बच्चा के चलने' की तारीख से भी लगाया जा सकता है। जिस दिन मां को पहली बार गर्भ में बच्चे की गति महसूस हो, उसमें सीधे पांच महीने जोड़ लें। इससे जो तारीख निकलेगी, समझ लें उसके आसपास ही बच्चे का जन्म होगा।

गर्भ की ऊंचाई

जांच करते समय डॉक्टर गर्भ के विकास का ठीक-ठीक आकलन करने के लिए गर्भ की ऊंचाई भी नापती हैं। इसी के लिए मां के पेट की जांच के समय गर्भ का ऊपरी सिरा टटोला जाता है। उसकी ऊंचाई से वह अनुमान लग जाता है कि गर्भस्थ शिशु अब कितने हफ़्ते का हो चुका है।

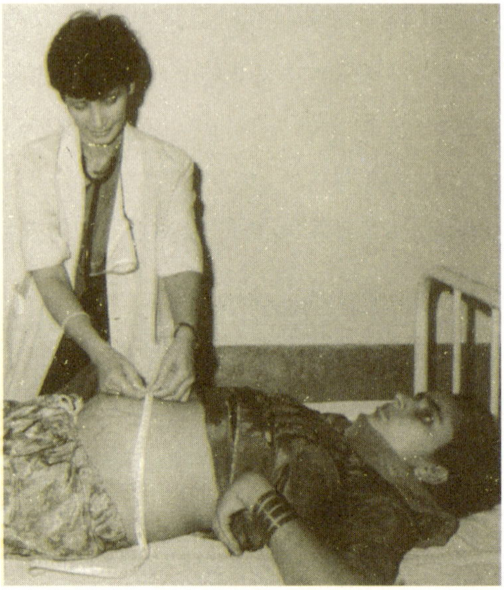

गर्भ बढ़ने की एक निश्चित दर है। मसलन, 12 हफ़्तों में गर्भ सिंफायसिस प्यूबिस यानी श्रोणि के अस्थि-कगार से बस बाहर निकलता-सा लगता है। 16

हफ़्तों में यह श्रोणि और नाभि के मध्य तक पहुंच जाता है और 22-24वें हफ़्ते में यह नाभि पर पहुंच जाता है। 36 हफ़्ते होने तक पेट में गर्भाशय की ऊंचाई अधिकतम हो जाती है और यह वक्षास्थि के निचले किनारे को छूने लगता है। इस समय पेट का घेरा 36 इंच हो जाता है। गर्भावस्था के आखिरी पखवाड़े के दौरान इसमें लगभग एक इंच की कमी आ जाती है। डॉक्टर गर्भ की ऊंचाई देखकर यह जान लेती हैं कि गर्भ सामान्य गति से बढ़ रहा है या नहीं। यदि गर्भ के बढ़ने की गति बहुत धीमी या तेज हो तो इसके सही कारण की पड़ताल करना ज़रूरी हो जाता है।

डॉक्टरी देखभाल के प्राथमिक लक्ष्य

गर्भावस्था में डॉक्टर के पास नियमित जांच के लिए जाना और उनकी सलाह से चलना महत्त्वपूर्ण होता है। पहली जांच गर्भ रुकने का पता लगते ही जल्द-से-जल्द करानी चाहिए। इस डॉक्टरी देखरेख के प्राथमिक लक्ष्य इस प्रकार हैं :

(1) स्त्री का स्वास्थ्य शिशुजन्म के बाद उतना ही अच्छा या उससे भी बेहतर हो जैसा कि उसके वह गर्भवती होने से पहला था ।

(2) गर्भवती स्त्री में कोई शारीरिक या मानसिक विकार आए तो उसका तुरंत निदान कर इलाज शुरू हो सके।

(3) मां एक स्वस्थ और सामान्य शिशु को जन्म दे।

जांच के लिए कब-कब जाएं

गर्भ का पता लगने के बाद से पहले 24 हफ़्तों तक नियम से हर चार हफ़्ते बाद अपनी जांच के लिए डाक्टर के पास अवश्य जाना चाहिए। इसके बाद 36वां हफ़्ता शुरू होने तक हर 15-15 दिन बाद डॉक्टर को दिखाती रहें। 36वें हफ़्ते से फिर बच्चे के जन्म तक हर सात-सात दिन बाद डॉक्टर को दिखाना ठीक है। इसके अलावा कभी कोई समस्या आए तो बेझिझक डॉक्टर से राय ले लें। सामान्य रुप से डॉक्टर स्वयं ही अगली विज़िट की तारीख दे देते हैं।

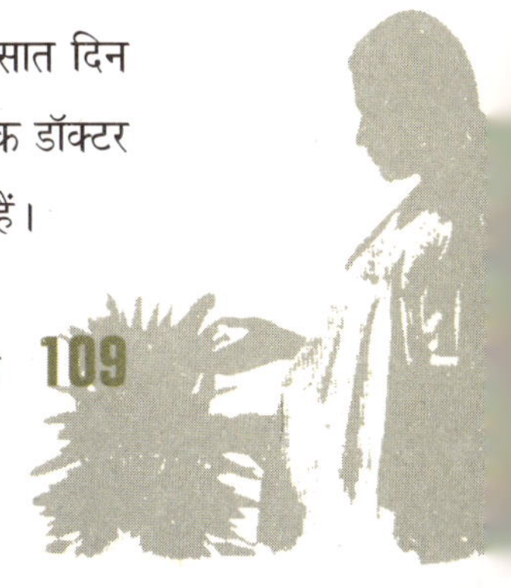

क्लिनिक में पहली बार

डॉक्टर के पास पहली जांच के लिए प्रायः आठवें से 12वें हफ्ते के बीच ही जाना हो पाता है। यूं गर्भ से होने का जैसे ही पता चले, वैसे ही डॉक्टर को दिखा लेना चाहिए। शुरू से ही देखरेख में रहने का सबसे बड़ा लाभ यह होता है कि ज़रा-सी भी असामान्यता आसानी से पकड़ में आ जाती है। उदाहरणार्थ, शुरू में रक्तचाप की जांच न हुई हो और बाद में यह बढ़ा हुआ मिले तो यही पता नहीं लग पाता कि यह गर्भावस्था-जन्य है या पहले से है।

एंटिनेटल क्लिनिक में पहली विज़िट में प्रायः काफी समय लगता है। डॉक्टर पूरी जानकारी प्राप्त करने के लिए कई बातें पूछती हैं :

1. *गर्भधारण का विवरण :* आखिर में हुए मासिक धर्म (एल.एम.पी.) की तिथि और उससे संबंधित पूरा विवरण ताकि गर्भ रुकने की पुष्टि की जा सके।
2. *पूर्व विवरण :* पहले कभी गर्भ ठहरा हो तो उसका विवरण डॉक्टर को तफ़सील से बताएं। कोई गर्भ नष्ट हुआ हो तो उसकी जानकारी भी दें। इसी प्रकार पहली गर्भावस्था के दरमियान या बाद में कोई विशेष कठिनाई आई हो तो उसकी भी पूरी जानकारी दें। डॉक्टर शायद यह भी पूछें कि पहला बच्चा/बच्चे सामान्य हैं या नहीं, उनका जन्म के समय वज़न सामान्य था या नहीं, और हर बार प्रसव में कुल कितना समय लगा। ये सभी सूचनाएं गर्भवती स्त्री की बेहतर देखभाल का रास्ता दिखाती हैं। इससे पहले कभी खून चढ़ा हो तो यह जानकारी भी डॉक्टर को ज़रूर देनी चाहिए।
3. *पूर्व में रहे रोग :* यदि कोई बीमारी बहुत समय से है या पहले रही है तो उसकी जानकारी डॉक्टर को अवश्य दें। कुछ बीमारियों का गर्भ पर असर आ सकता है और डॉक्टर कुछ खास सावधानियां लेना चाहें तो ले सकती हैं। श्रोणि मार्ग में लगी कोई चोट, बचपन का सूखा रोग (रिकेट्स), हृदय का कोई जन्मजात दोष, मिर्गी, मधुमेह, गुर्दों का कोई रोग, आदि के बारे में डॉक्टर को जानकारी होनी ज़रूरी है।
4. *शारीरिक जांच :* ठीक-ठीक पूरी जानकारी पाने के बाद डॉक्टर इस पहली मुलाकात में विधि से शारीरिक जांच भी करेंगी। वह शरीर की हर प्रणाली को देखेंगी। हृदय, फेफड़े

और पेट की जांच के साथ-साथ थोड़े में अन्य सभी अंगों की जांच भी की जाएगी। बहुत संभव है कि इसी समय वह स्तनों और स्तनाग्रों (निपल्स) की जांच भी करें। वज़न, लंबाई और रक्तचाप की जांच भी की जाएगी। यह रिकार्ड आगे भी काम आता है। इससे तुलना करके यह पता चल जाता है कि कहीं कोई असामान्य परिवर्तन तो नहीं हो रहा।

5. *अंदरूनी जांच :* इसी प्रथम विज़िट में डॉक्टर अंदरूनी जांच करने का भी निर्णय ले सकती हैं। इस जांच से पहले मूत्राशय पूरी तरह खाली करना होता है। जांच के लिए योनि के भीतर एक उपकरण, जिसे स्पेकुलम कहते हैं, प्रविष्ट कराया जाता है। इस समय पूरी तरह तनावमुक्त रहना चाहिए, ताकि डॉक्टर योनिमार्ग और श्रोणिगुहा की ठीक से जांच कर सकें। इसी वक्त योनिस्राव दिखने पर वह उसका नमूना परीक्षण के लिए ले सकती हैं और सर्वाइकल स्मियर के साथ उसे पैथेलॉजी प्रयोगशाला में जांच के लिए भेज सकती हैं। डॉक्टर फिर गर्भ को अपनी अनुभवी उंगलियों से महसूस कर उसका भी जायज़ा लेती हैं। वह गर्भ का आकार और उसकी स्थिति की पूरी जानकारी एंटिनेटेल कार्ड में दर्ज भी करती हैं।

6. *रक्त और मूत्र की जांच :* इसी पहली विज़िट में डॉक्टर कुछ महत्त्वपूर्ण परीक्षण भी करवाएंगी, जो गर्भवती स्त्री के स्वास्थ्य के आकलन और गर्भ की सुरक्षा के लिए ज़रूरी हैं

- हीमोग्लोबिन की जांच की जाएगी, ताकि इससे रक्त की गुणवत्ता मालूम हो सके। हीमोग्लोबिन का कम होना अनीमिया कहलाता है। ऐसे में समुचित इलाज की ज़रूरत होती है।
- पति और पत्नी दोनों के रक्त वर्ग (ब्लड ग्रुप) की जांच की जाती है । इसमें 'ए बी ओ' ग्रुपिंग के साथ-साथ आर.एच. (रूहीसस) फैक्टर भी मालूम किया जाता है। यह परीक्षण खास कर पहली बार गर्भवती होने पर बेहद महत्त्वपूर्ण होता है । पति और पत्नी के बीच आर.एच. फैक्टर में अंतर होने पर विशेष सावधानियां ली जाती हैं । अगर किसी समय असामान्य रक्तस्राव होने लगे तो उस समय भी यह जानकारी बहुत महत्त्वपूर्ण होती है।

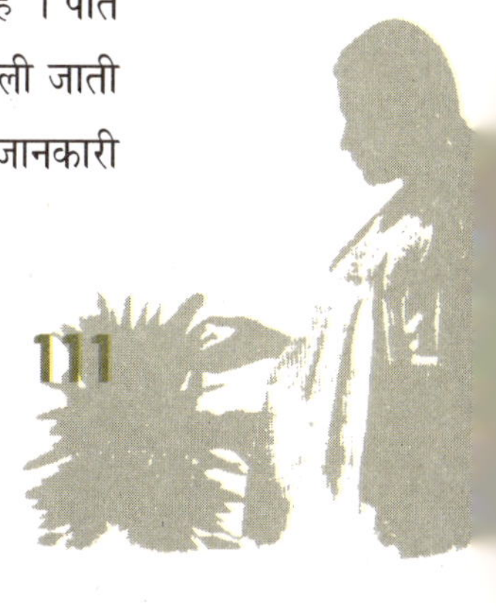

- गर्भवती स्त्री रूहीसस फैक्टर के लिए नेगेटिव हो तो शिशुजन्म के 48-72 घंटों के अंदर ही उसे एंटि-डी इंजेक्शन ज़रूर ले लेना चाहिए।
- पति-पत्नी के वी.डी.आर.एल. और एच.आई.वी. परीक्षण भी किए जाते हैं। इससे स्पष्ट हो जाता है कि कोई यौन रोग तो नहीं है।
- मूत्र की जांच भी होती है, ताकि पता चल सके कि मूत्र में एल्यूमिन या शर्करा तो नहीं जा रही, या कोई संक्रमण तो नहीं है। मूत्र पथ संक्रमण की शंका होने पर यूरिन कल्चर की जांच भी की जाती है।
- यदि गर्भ रुकने के बारे में अभी भी शंका हो तो प्रेगनेंसी टेस्ट के लिए भी मूत्र का नमूना भेज दिया जाता है।

डॉक्टर से आगे कब-कब मिलें

अगली बार जांच के लिए कब आना होगा डॉक्टर से इसकी तारीख अभी से ले लें। बाद के जांच-परीक्षण में पहली बारी की अपेक्षा कम समय लगता है। आमतौर पर इनमें रक्तचाप और वज़न देखा जाता है और हीमोग्लोबिन तथा मूत्र की जांच की जाती है। यदि इस दरमियान कुछ असामान्यता महसूस हो तो उसके बारे में भी डॉक्टर से जरूर पूछ लें।

28वें हफ्ते से जांच ज़रा अधिक विस्तारपूर्वक की जाती है। पेट की जांच के समय डॉक्टर गर्भाशय के बुध्न (फंडस) की ऊंचाई नापती हैं ताकि बच्चे के बढ़ने की दर पता चल सके। गर्भ में बच्चे की मुद्रा क्या है, इसका भी आकलन किया जाता है। बच्चे के विभिन्न अंग जैसे सिर, पीठ, पुट्ठा उंगलियों से जांच कर पता चल जाता है कि बच्चा किस मुद्रा में है। डॉक्टर पेट पर स्टेथोस्कोप लगाकर शिशु के हृदय की धड़कन को सुनती हैं और बच्चे की गति का भी आभास लेती हैं। इस सामान्य जांच-पड़ताल में किंचित भी असामान्यता होने पर अन्य दूसरे परीक्षण कराए जाते हैं और मां और बच्चे के स्वास्थ्य पर पूरी निगरानी रखी जाती है।

क्यों कराएं ये परीक्षण

यह विचार बिलकुल नहीं आना चाहिए कि जांच-परीक्षण मात्र एक रुटीन है और इनके बगैर भी काम चल सकता है। इस विषय में लापरवाही बरतने से गंभीर परिणाम भुगतने पड़ सकते

हैं। प्रत्येक परीक्षण किसी न किसी विशेष कारण से कराया जाता है। उनसे मां और उसके गर्भ में पल रहे शिशु के स्वास्थ्य की पुष्टि होती है। कोई भी परीक्षण बिना सोचे-समझे नहीं कराया जाता। आइए जानें कि हर एक परीक्षण के महत्त्व क्या हैं।

गर्भवती स्त्री का वज़न हर बार लिया जाता है। इसमें यदि एक हफ्ते में 0.5 किलोग्राम से अधिक की वृद्धि हो तो यह डॉक्टर के लिए एक चेतावनी होती है। ऐसे में एक्लैंप्सिया होने की आशंका बढ़ जाती है। इसी प्रकार रक्तचाप का भी अपना महत्त्व है। रक्तचाप 140/90 के अंक को पार करने लगे तो उचित उपाय करने आवश्यक हो जाते हैं। मूत्र जांच से मूत्र में एल्ब्यूमिन का पता चलता है। एल्ब्यूमिन एक तरह की प्रोटीन है और उसका मूत्र में आना इस बात का संकेत है कि एक्लैंप्सिया का खतरा है और तत्काल उपाय करना ज़रूरी है।

इसी प्रकार विभिन्न रक्त परीक्षणों की भी अपनी-अपनी उपयोगिता है। हीमोग्लोबिन का स्तर नापने से रक्त की गुणवत्ता ठीक-ठीक मालूम हो जाती है। यह परीक्षण कई बार किया जाता है। यदि हीमोग्लोबिन की मात्रा कम होती है तो इलाज से इस कमी को दूर किया जाता है।

समय-समय पर डॉक्टर कुछ अन्य परीक्षणों की सलाह भी दे सकती हैं। उनके निर्देशों का पालन ज़रूरी है। ये टेस्ट स्थिति का ठीक-ठीक आकलन करने के लिए ज़रूरी होते हैं। अधिकांश डॉक्टर अल्ट्रासाउंड कराना भी ज़रूरी समझते हैं। कुछ इसे दो या अधिक बार भी कराते हैं।

सभी जांच-परीक्षण गर्भवती स्त्री और गर्भ में पल रहे शिशु के हित को ध्यान में रखकर किए जाते हैं। यदि सब कुछ आशा के अनुरूप हो जाए तो इसका श्रेय कुछ अपने को तो कुछ डॉक्टर की नेक सलाह को जाता है।

टीके

स्वयं अपने और अपने शिशु के स्वास्थ्य की सुरक्षा के लिए सही समय से टेटनस रोधी टीके लगवा लेना ज़रूरी है। यदि पहले ठीक से टेटनस के पूरे टीके लगे हों, तो टेटनस टॉक्सॉइड का एक बूस्टर टीका ही पर्याप्त है। इसका बचावकारी प्रभाव अगले पांच वर्षों तक बना रहता

है। यदि पहले टीके नहीं लगे हैं तो दो टीके लगवाने होंगे पहला 16-20 हफ़्तों के बीच और दूसरा 20वें से 25वें हफ़्ते में।

विशेष जांच-परीक्षण

विशेष जांच-परीक्षणों की मदद से भ्रूण के बारे में बहुत-कुछ जानकारी प्राप्त की जा सकती है। शुरू के महीनों में इन परीक्षणों से गर्भ की गंभीर असामान्यताओं का भी पता लग सकता है और यदि माता-पिता चाहें तो ऐसे में गर्भ खत्म किया जा सकता है। परिवार में कोई गंभीर आनुवंशिक विकार हो तो यह सतर्कता बरतना उचित ही है।

अल्ट्रासाउंड

इस परीक्षण में ध्वनि तरंगों के माध्यम से गर्भस्थ शिशु के सजीव चित्र मॉनीटर स्क्रीन पर उभर आते हैं। जांच के लिए अल्ट्रासाउंड टेबल पर लिटाकर डॉक्टर पेट पर जैली रूपी द्रव लगाता है ताकि ध्वनि तरंगें छोड़ने वाला यंत्र (ट्रांसड्यूसर) त्वचा के साथ संपर्क में रहे और आसानी से आगे-पीछे घुमाया जा सके। इसी यंत्र से उच्च तीव्रता वाली ध्वनि तरंगें पेट से होते हुए गर्भ तक पहुंचती हैं। ध्वनि तरंगें भीतरी अंगों और विभिन्न ऊतकों से परावर्तित होकर लौटती हैं तो उनसे ही कम्प्यूटर आंतरिक अंगों और रचनाओं के चित्र बना लेता है और उन्हें टीवी स्क्रीन पर दिखा देता है। ठीक से जांच करने पर इन चित्रों में बढ़ते हुए शिशु, अपरा, गर्भजल, गर्भाशय आदि का पूरा आकलन किया जा सकता है। यह परीक्षण बिलकुल कष्टरहित होता है और गर्भावस्था की किसी भी अवस्था में किया जा सकता है। अपने शिशु के चित्र जन्म से पहले मॉनीटर स्क्रीन पर देखना काफी रोमांचक होता है। पहले तीन-चार महीनों में जांच तभी ठीक से हो पाती है जब मूत्राशय भरा हुआ हो। इसीलिए परीक्षण से पहले काफी पानी पीना होता है और बाथरूम नहीं जाना होता।

अधिकांश डॉक्टर गर्भावस्था में कम-से-कम एक अल्ट्रासाउंड ज़रूर करवाती हैं। पहली जांच 16वें-17वें हफ्ते पर की जाती है। इसका लक्ष्य गर्भस्थ शिशु की शारीरिक रचना की जांच करना है। दूसरी जांच 32वें-36वें हफ़्ते के बीच की जाती है। इसमें यह देखा जाता है कि गर्भस्थ शिशु ठीक से पनप तो रहा है।

अल्ट्रासाउंड करते समय कई चीजें ध्यान में रखी जाती हैं। इस परीक्षण से यह पता चल जाता है कि गर्भस्थ शिशु कितने हफ़्तों का हो चला है और प्रसव की तारीख अंदाज़न क्या होगी। गर्भ में अपरा, गर्भजल की मात्रा तथा बच्चे की स्थिति की भी पूरी जानकारी प्राप्त की जा सकती है। यदि बच्चे में कहीं कोई असामान्यता हो, खास कर सिर या रीढ़ में, तो इसका भी पता चल जाता है। यह परीक्षण जुड़वां बच्चों का पता लगाने में भी उपयोगी है।

इसके अलावा यह निम्नलिखित स्थितियों में भी काफी उपयोगी साबित होता है

- गर्भावस्था के शुरू के महीनों में रक्तस्राव या पेट दर्द का कारण तलाशने में।
- गर्भाशय का आकार तिथि के अनुसार न हो और छोटा या बड़ा हो तो शिशु का आकार

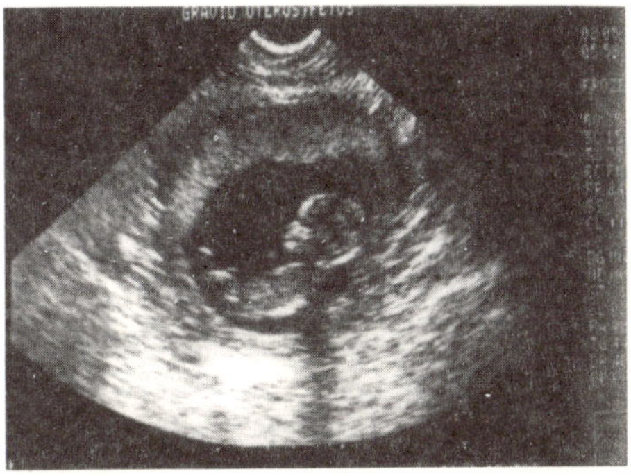

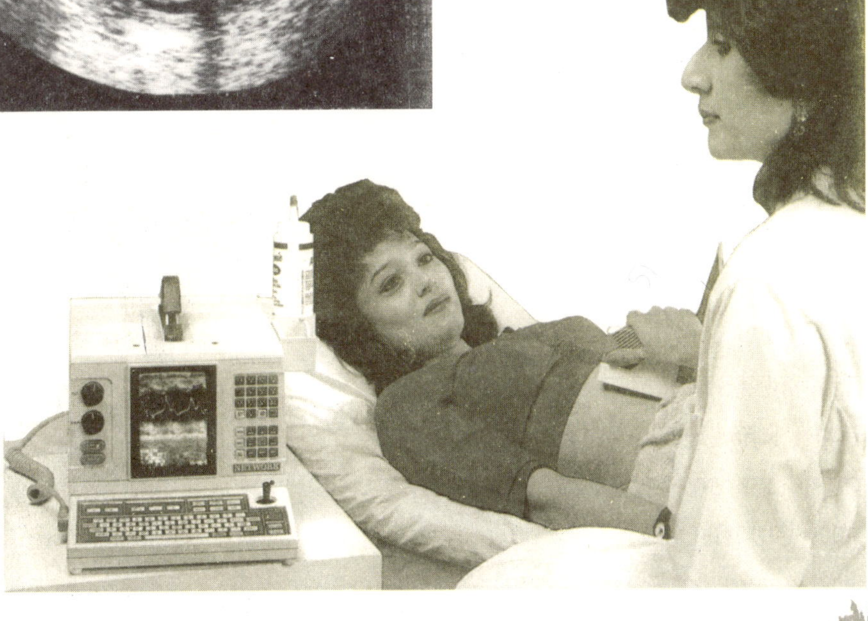

और द्रव की मात्रा जांचने में।

- यदि बच्चे में जन्मजात दोष की आशंका है तो उसका विस्तृत अध्ययन करने में और एम्नियोसेंटिसिस या कोरियोनिक विलाई सैंपलिंग कराने में।
- यदि सीरम ए.एफ.पी. स्तर अधिक है तो गर्भ में दोषों का पता लगाने में।
- अगर पहले कई बार गर्भ खराब हुआ हो, तो गर्भ के बढ़ने पर नज़र रखने में।
- बच्चे की हृदय की धड़कन तेज़ हो जाए या उसके लिए कोई खतरा हो तो स्थिति के तात्कालिक निदान में।

उल्ववेधन (एम्नियोसेंटिसिस)

यह परीक्षण कभी-कभार ही कराया जाता है। इसकी आवश्यकता निम्नलिखित स्थितियों में होती है:

- जब गर्भवती स्त्री की उम्र 35 वर्ष से अधिक होती है और बच्चे में डाउन संलक्षण होने का खतरा होता है।
- जब परिवार में पहले से किसी को डाउन संलक्षण, स्पाइना बाइफिडा, हीमोफिलिया या मस्कुलर डिस्ट्रॉफी हो।
- जब रक्त-परीक्षण में एल्फा-फीटोप्रोटीन का स्तर बढ़ा हुआ हो और बच्चे में दोष की प्रबल संभावना हो।

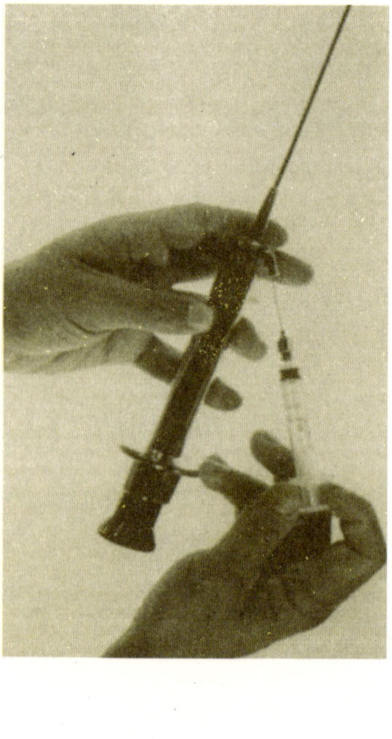

जांच से पहले डॉक्टर से परीक्षण और उसकी उपयोगिता के बारे में खुलकर बात कर लेना अच्छा रहता है। जांच क्यों की जा रही है, कैसे की जाएगी और उसे कराने में क्या-क्या खतरे हो सकते हैं यह ठीक से समझ लेना चाहिए। परीक्षण

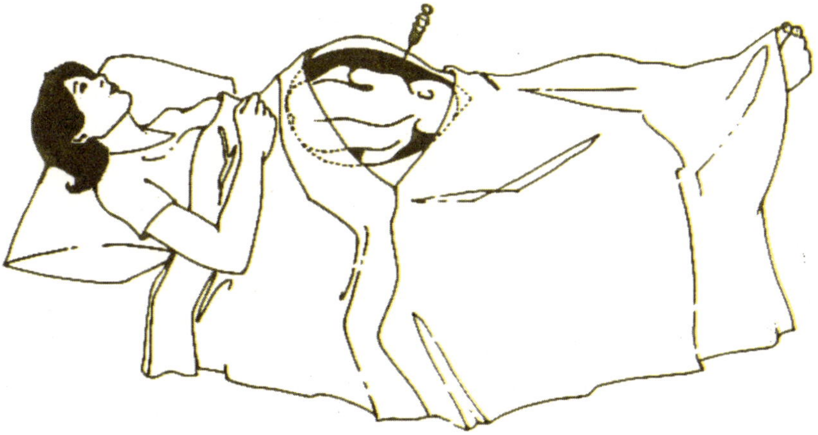

उल्ववेधन की क्रिया

16वें और 18वें हफ़्तों के बीच किया जाता है। इसमें पेट से एक सुई डालकर शिशु को घेरने वाले एम्नियोटिक द्रव का एक नमूना लिया जाता है और इसकी परीक्षा की जाती है।

परीक्षण का परिणाम कुछ दिनों बाद ही मिलता है। परीक्षण डाउन सिंड्रोम के लिए किया गया हो तो परिणाम आने में कुछ-एक हफ़्ते भी लग सकते हैं। इस जेनेटिक परीक्षण से शिशु के लिंग के बारे में भी पता चल जाता है। यह जानकारी परिवार में हीमोफिलिया या मस्कुलर डिस्ट्रॉफी जैसे रोग के होने पर महत्त्वपूर्ण होती है, चूंकि यह विकार पुरुषों में ही होते हैं।

एम्नियोसेंटिसिस से पहले हमेशा ही अल्ट्रासाउंड किया जाता है। इससे गर्भ में शिशु और अपरा की ठीक-ठीक स्थिति मालूम हो जाती है और गर्भद्रव का नमूना लेते समय सूई उनसे बचाकर डाली जा सकती है। इसके बावजूद एम्नियोसेंटिसिस से इक्के-दुक्के मामलों में गर्भ खराब हो सकता है। 100 में से एक मामले में ऐसा होता है। इसीलिए एम्नियोसेंटिसिस कराने का निर्णय बहुत सोच-समझकर लेना चाहिए।

कुछ जोखिम-भरी स्थितियां

कुछ स्थितियां गर्भवती स्त्री और गर्भ के लिए काफी खतरे वाली होती हैं। यहां कुछ ऐसी स्थितियां और उनके संभावित खतरों की एक तालिका प्रस्तुत है :

स्थिति	उससे जुड़े खतरे
किशोर उम्र में गर्भवती होना	बच्चे का समय से पहले जन्म, जन्म के समय कमज़ोर होना और जन्म लेते ही या जन्म के एक वर्ष के अंदर मृत्यु हो जाना ।
35 वर्ष से अधिक उम्र में गर्भवती होना	बच्चे का डाउन संलक्षण से पीड़ित होना ।
40 वर्ष से अधिक उम्र में मां बनना	उपर्युक्त खतरा, एक्लैंप्सिया, समयपूर्व आवेगजनित प्रसव, जन्म के समय बच्चे का गर्भगुहा में उलट स्थिति में आना।
धूम्रपान (10 या अधिक सिगरेट प्रतिदिन)	बच्चे का ठीक से विकास न होना और उसकी मृत्यु हो जाना।
ऐल्कोहॉल (60 एमएल प्रतिदिन से अधिक)	बच्चे का मंद मानसिक विकास, समयपूर्व प्रसव, गर्भवती स्त्री और बच्चे की मृत्यु।
नशाखोरी	गर्भस्राव, बच्चे का मंद विकास, समयपूर्व प्रसव, हैपेटाइटिस और एच.आई.वी. संक्रमण का खतरा ।
वंशागत बीमारियां : स्वयं को या परिवार में जेनेटिक दोष, जैसे, हीमोग्लोबिन के विकार, हृदय विकार, बीच से कटा हुआ होंठ और तालु, स्कीज़ोफ्रेनिया, मां/पिता/पिछले बच्चे में जन्मजात विकार	बच्चे में उसी दोष की पुनरावृत्ति।

गर्भवती स्त्री के प्रथम कोटि परिजनों में डायबिटीज़ का होना	गर्भावस्था में डायबिटीज़ होना ।
गर्भवती स्त्री के जीवन में इससे पूर्व रक्त में थक्के (कलोट) बनने की घटना	दोबारा थक्के बनना।
पति-पत्नी के रक्त वर्ग में असामंजस्य और पत्नी का रहीसस नेगेटिव होना	अंतर्गर्भाशयी मृत्यु, नवजात अवस्था में पीलिया और अनीमिया।
जुड़वां बच्चे	गर्भस्राव, समयपूर्व प्रसव, अनीमिया।
पहले बच्चे के जन्म के समय सीजेरियन काट	टांके टूटना और गर्भाशय का फटना।
पूर्व-गर्भावस्था में अपरा का गर्भाशय की दीवार से छूटना	दोबारा से यह संकट होना।
पूर्व-प्रसव के समय श्रोणितल में फटाव	गुदा स्फिंक्टर की पुनः क्षति।
बंध्यता/बार-बार गर्भस्राव	गर्भस्राव, अवरोधित अंतर्गर्भाशयी विकास।
मनोवैज्ञानिक स्थितियां	
विवाह-विच्छेद, पति-पत्नी का अलग होना/ पारिवारिक तनाव	समय से पहले प्रसव।
पहले से अवसाद या गंभीर मनोचिकित्सकीय रोग की हिस्ट्री	गर्भकाल या प्रसव के बाद मानसिक रुग्णता की पुनरावृत्ति।

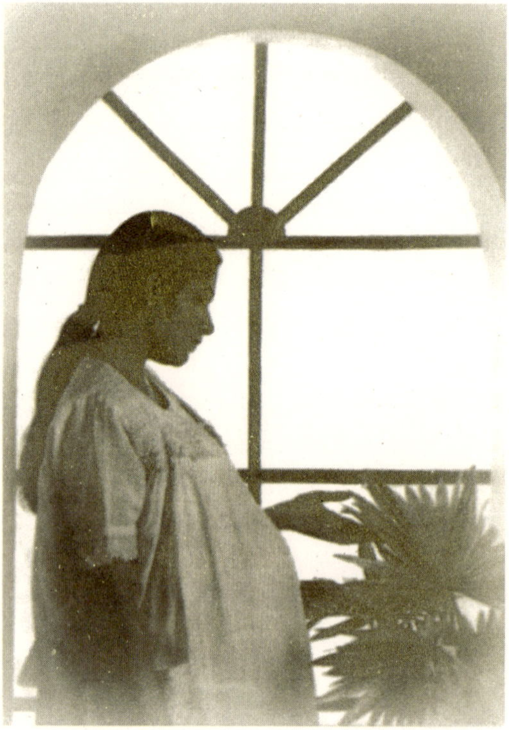

मनुष्य को तकलीफ़ें चाहिए होती हैं,
वे सेहत के लिए ज़रूरी हैं।

कार्ल युंग (1875-1961), स्विस मनोचिकित्सक
द ट्रांसेंडेंट फंक्शन

आमफहम तकलीफें: कैसे पाएं निजात

गर्भावस्था में कोई-न-कोई छोटी-मोटी तकलीफ लगी रहना आम बात है। लेकिन इससे परेशान नहीं होना चाहिए। कोई चाहे तो इन तकलीफों से बहुत आसानी से मुक्ति पा सकता है। ज़रूरी है तो सिर्फ यह समझ कि तकलीफ शुरू हुई है और उससे निजात पाने के लिए क्या करना है। जब कभी ऐसे संकेत मिलें कि कोई छोटी-मोटी समस्या बड़ा रूप धारण करने वाली है, तब समय से चिकित्सकीय व्यवस्था कर लेने में ही समझदारी है। अगर किसी भी समय, किसी भी कारण से मन चिंतित हो, तो डॉक्टर से मशवरा लेकर समाधान पा लेना संगत होता है।

मिचली और उल्टियां

गर्भधारण के शुरू के हफ्तों में मिचली आना एक किंवदंती का रूप ले चुका है। हर 10 में से आठ गर्भवती स्त्रियां यह कष्ट भोगती हैं। उल्टियां इससे कम, लगभग 40 प्रतिशत स्त्रियों को परेशान करती हैं। यह शिकायत अक्सर चौथे हफ्ते से ही शुरू हो जाती है और 12वें से 14वें हफ्ते तक बनी रहती है, पर कुछ स्त्रियां 20वें हफ्ते तक भी तकलीफ पाती हैं ।

इन लक्षणों की तीव्रता प्रत्येक गर्भवती स्त्री में अलग-अलग होती है। कुछ को सिर्फ सुबह-सुबह मिचली होती है, कुछ को दिन के समय, लेकिन कुछ स्त्रियां अपना पूरा दिन ही तकलीफ़ में गुजारती हैं। कुछ का सिर्फ जी ही कच्चा होता है, मगर कुछ स्त्रियां कुछ भी हज़म नहीं कर पातीं। यह सभी परेशानियां शरीर में आए हार्मोन-परिवर्तनों से जुड़ी होती हैं।

क्या करें

इन दिनों मिचली से बचने के लिए कुछ छोटे-छोटे उपाय प्रायः उपयोगी साबित होते हैं, इन्हें आजमा कर देखिए -

- दिन में तीन पहर भरपेट भोजन करने के बजाय थोड़ी-थोड़ी मात्रा में भोजन करने की आदत डाल लें । यह छोटा सी तरकीब ही कई बार काम कर जाती है ।
- यदि तबीयत सुबह-सबह ज़्यादा खराब होती हो तो बिस्तर से उठने से पहले एक सूखा टोस्ट या बिस्कुट ज़रुर ले लें।
- किसी खास खाने की चीज़ या गंध से जी मिचलाता हो तो उन चीज़ों से परहेज़ बरतें। जो चीजें माफिक आएं, उन्हें ही ग्रहण करें। हां, इतना ज़रूर ध्यान रखें कि भोजन संतुलित और पौष्टिक बना रहे ।
- गर्भावस्था में गंध के प्रति संवेदनशीलता बढ़ जाती है। ऐसे में गर्म-गर्म चीज़ों की बजाय ठंडी चीज़ें खाना अच्छा है। ठंडी चीज़ों में गंध कम मालूम देती है।
- चौथे महीने से ढीले-ढाले कपड़े पहनना शुरू कर दें । तंग वस्त्र पहनने से और कमर भींची रहने से अधिक बदहज़मी होती है।
- मिचली के बारे में सोचते रहने से भी जी मिचलाने लगता है। इससे अच्छा है कि अन्य स्वास्थ्यकर चीज़ों में ध्यान बंटाए रखें।
- तेज़ उल्टियां किसी-किसी को ही होती हैं, लेकिन उल्टियां होती रहें तो शरीर में पानी की कमी हो जाती है और लवणों का असंतुलन पैदा हो जाता है। ऐसे में तुरंत डॉक्टर को दिखाएं। ज़रूरी होने पर कुछ समय के लिए अस्पताल में भर्ती भी होना पड़ सकता है। स्थिति को संभालने के लिए नस से लवण और ग्लूकोज़ युक्त द्रव दिया जाता है जिससे कि शरीर में पानी और लवण की मात्रा सामान्य हो सके ।
- यदि मिचली और उल्टियों की परेशानी गर्भावस्था के आखिरी हफ्तों में उठे तो उस पर विशेष ध्यान देने की ज़रूरत है। तुरंत डॉक्टर से मिलें और जांच कराएं कि रक्तचाप और मूत्र सामान्य तो हैं। कभी-कभी मिचली एक्लैंप्सिया का पूर्व लक्षण हो सकती है।

बदहज़मी और सीने की जलन

कुछ स्त्रियों को गर्भावस्था में सामान्य भोजन से ही बदहज़मी की परेशानी होने लगती है। डकारें आने लगती हैं, भारीपन हो जाता है और जी अच्छा नहीं रहता। इसका एक सरल उपाय तो यह है कि जिस चीज़ से परेशानी हो, उसे न खाएं। दूसरा, भोजन थोड़ी-थोड़ी मात्रा में और कई बार ग्रहण करें। खाना खाते समय बिलकुल सीधा बैठें ।

सीने में जलन भी उठ सकती है। यह अधिक कष्टकर स्थिति है। इसमें छाती में वक्षास्थि के पीछे तेज़ जलन महसूस होती है। यह परेशानी आहार-नलिका और आमाशय के बीच के वाल्व के शिथिल होने से उपजती है। वाल्व के ठीक से काम न करने से अम्ल आमाशय से आहार-नलिका में आने लगता है और इसी से जलन शुरु हो जाती है। लगभग 50 प्रतिशत गर्भवती स्त्रियां इस परेशानी से गुजरती हैं। गर्भावस्था में यह तकलीफ होने के दो कारण होते हैं। पहला, पेट में गर्भ के बढ़ने से आमाशय पर दबाव पड़ता है, और दूसरा, प्रोजेस्टेरोन के प्रभाव से वाल्व में शिथिलता आ जाती है।

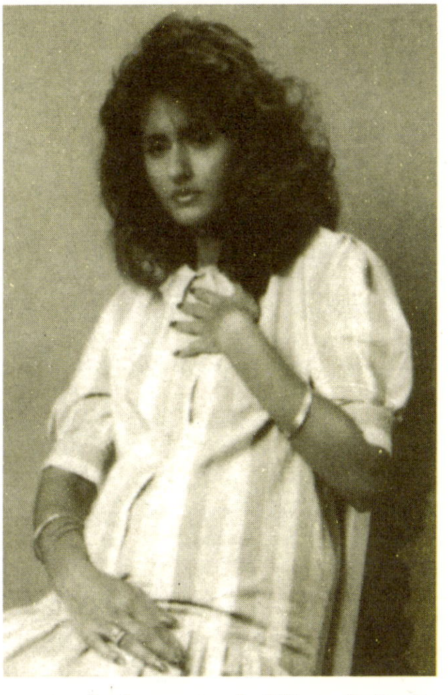

ऐसे में अगर एकसाथ भरपेट भोजन कर लें या खाना खाते ही लेट जाएं तो अम्ल आमाशय से खाने की नली की ओर दौड़ पड़ता है। इस से बचने के लिए कुछ सामान्य उपाय ज़रूरी हैं। भोजन थोड़ी-थोड़ी मात्रा में लें। उसे ग्रहण करने के बाद न तो लेटें, न ही किसी चीज के लिए झुकें। अगले एक-दो घंटे के लिए बिल्कुल सीधे बैठें और चाहें तो तकिये की टेक लगा लें । दूध पीने से भी आराम आ सकता है। यदि रात में सोते हुए सीने में जलन

उठे और आंख खुल जाए तो थोड़ा सा दुध पी लें। ऐन्टासिड शरबत या टैबलेट, जैसे कि मैग्नीशियम ट्राईसिलिकेट भी एक अच्छा विकल्प हैं। यह केमिस्ट के पास आसानी से मिल जाते हैं और इनमें कोई हानिकारक चीज़ें नहीं मिली होती। इसके विपरीत, सीने की जलन दूर करने वाली कुछ आम गोलियां, जैसे कि, सीमेटिडीन, रैनिटिडीन और फैमोटिडीन, गर्भवती स्त्री के लिए सुरक्षित नहीं समझी जातीं।

चक्कर-से आना

गर्भावस्था में अचानक चक्कर-से आना और आंखों के आगे अंधेरा छा जाना आम बात है। किसी एक स्थान पर देर तक खड़े रहने, स्टूल या मूढ़े से अचानक उठने, या बिस्तर से हड़बड़ी में उठने पर अचानक ही इस तरह की अनुभूति हो सकती है। कभी-कभी पीठ के बल सीधे लेटे होने पर भी ऐसा हो सकता है।

क्या करें

यदि खड़े रहने पर चक्कर आएं, तो तुरंत बैठ जाएं या लेट जाए। इससे यह स्थिति गुज़र जाएगी। यदि सीधी पीठ के बल लेटी हुई हैं और तब चक्कर आएं तो एक तरफ करवट लेकर लेट जाएं। गर्भावस्था के आठवें-नवें महीने में यह सरल-सा उपाय ही काम कर जाता है। करवट लेकर लेटने से शरीर के निचले भाग से रक्त ला रही प्रमुख शिरा (निम्न वीना केवा) के ऊपर से गर्भ का दबाव हट जाता है और खून का दौरा फिर से सुचारु रूप से होने लगता है।

सिर दर्द

गर्भावस्था में सिर में दर्द उठना भी आम है। यह भी हार्मोनों के परिवर्तन से होता है।

क्या करें

सिर दर्द से बचने के लिए समुचित आराम और रिलैक्स करते रहना ज़रूरी है। भरपूर मात्रा में जल और अन्य पेय पदार्थ लें। उमसदार दमघोंटू परिवेश से बचें। नियमित स्नान का आनंद लेना भी अच्छा है। यदि दर्द तेज़ हो, तो पैरासिटामोल की गोली ली जा सकती है, लेकिन ऐस्पिरिन नहीं। पैरासिटामोल गर्भावस्था में सुरक्षित समझी जाती है, यह बच्चे को नुकसान नहीं

करती। यदि दर्द बार-बार हो या सिर बुरी तरह दुखे तो डॉक्टर की सलाह लेनी चाहिए। यह उच्च रक्तचाप या किसी अन्य समस्या का संकेत हो सकता है।

अनिद्रा

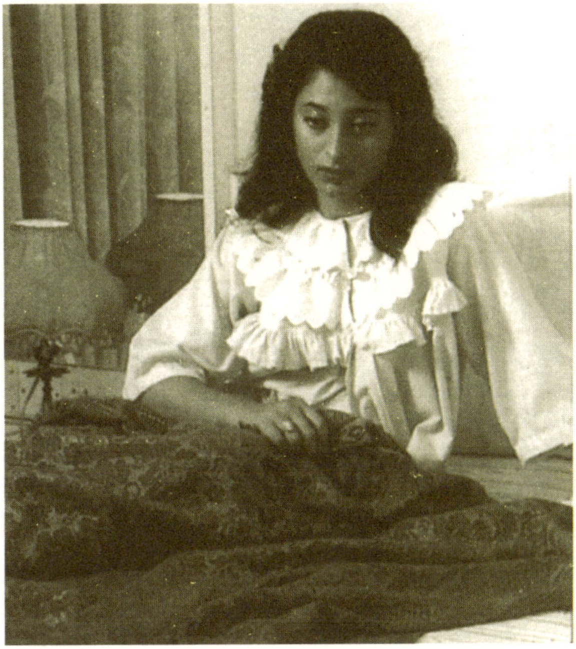

गर्भावस्था के आठवें-नवें महीनों में कभी-कभी नींद न आने की परेशानी शुरु हो जाती है। कुछ स्त्रियों को इस वक्त काफी जीवंत सपने आने लगते हैं। कुछ सपने भयावने या खराब होते हैं। उन सपनों को कभी अपने मन-मस्तिष्क पर हावी न होने दें।

क्या करें

चैन की नींद पाने के लिए नीचे खूब सारे तकिए लगा लें। करवट लेकर एक तकिया पेट के नीचे और दूसरा ऊपर वाली टांग के नीचे लगाकर लेटना काफी आरामदेह होता है। यदि रात में नींद न आए तो दिन में कुछ देर जरूर आराम कर लें। नींद सेहत के लिए ज़रूरी है, यह सरल-सी बात ध्यान में रखें।

थकान

गर्भावस्था के शुरू के महीनों में कई बार न केवल काफी थकान मालूम होती है बल्कि शरीर भी बिल्कुल निढाल हो जाता है। ऐसे में यदि घर पर छोटे बच्चे की देखभाल भी करनी हो या दफ्तर में बहुत काम हो तो तालमेल बैठा पाना मुश्किल हो जाता है।

क्या करें

बहुत थकान मालूम दे तो इसे मायने हैं कि शरीर को आराम की ज़रूरत है। कभी-कभी चिंता करने से भी थकान महसूस होने लगती है। यदि मन में किसी बात की चिंता हो, तो उचित यही है कि पति, मां, परिजन, डॉक्टर या किसी सहेली से इसके बारे में बात करें और समाधान ढूंढ़ लें।

सांस फूलना

गर्भावस्था के आखिरी महीनों में सांस फूलने लगता है। एक तो गर्भस्थ शिशु के लिए अतिरिक्त ऑक्सीजन जुटानी पड़ती है तथा उसके शरीर में बनी कार्बन डाईऑक्साइड को बाहर निकालना होता है, और दूसरा, गर्भावस्था के आखिरी महीनों में शिशुयुक्त गर्भाशय भी डायाफ्राम के ऊपर दबाव डालने लगता है। इससे फेफड़ों को फैलने और सिकुड़ने के लिए पर्याप्त जगह नहीं मिलती।

क्या करें

यदि एक साथ कभी सांस फूले और खांसी हो, सीने में दर्द उठे, या अचानक चक्कर से आते मालूम दें, तो डॉक्टर से अपनी जांच कराएं। हो सकता है कि भीतर कोई रोग हो जिसे इलाज की ज़रूरत हो।

यदि दमा हो तो इसे नियंत्रण में रखने की पूरी कोशिश करें। गर्भावस्था में इनहेलर बिना किसी दुविधा के प्रयोग किए जा सकता है। दमा का उग्र बने रहना बच्चे के विकास के लिए अच्छा नहीं होता। इससे उसकी ऑक्सीजन की पूर्ति में कमी आ सकती है।

पेशाब की हाजत

पेशाब की बार-बार हाजत होना गर्भधारण का एक बिलकुल शुरू-शुरू का लक्षण है। कुछ स्त्रियों में यह स्थिति शिशुजन्म तक बनी रहती है। शुरू के महीनों में यह मूत्राशय के

अतिरिक्त रूप से संवेदी होने से होता है, और बाद के महीनों में मूत्राशय पर गर्भ का दबाव पड़ने से।

क्या करें

शुरु के महीनों में इसे सहना पड़ता है। यदि इसके लिए रात में बार-बार नींद टूटे तो अच्छा है कि शाम होने के बाद पेय पदार्थों पर कटौती लगा दें। बाद के महीनों में टॉयलेट सीट पर बैठे हुए आगे-पीछे डोलने से भी लाभ होता है। ऐसा करने से मूत्राशय पर पड़ रहा गर्भ का दबाव ज़रा देर के लिए दूर हो जाता है और मूत्राशय ठीक से खाली हो जाता है।

यदि मूत्रत्याग के समय दर्द या चिनक हो या खून आए तो इसे मूत्र पथ संक्रमण का लक्षण मानना चाहिए। गर्भावस्था में मूत्राशयशोथ (सिस्टाइसिस) हो जाना काफी आम है। इसके लिए डॉक्टर से सलाह लेकर तुरंत एंटिबायोटिक दवा शुरू कर देनी चाहिए। साथ ही खूब मात्रा में पानी पीना चाहिए।

पेट दर्द

गर्भ के बढ़ने के साथ-साथ पेट के निचले भाग में अक्सर एक या दोनों तरफ तंतुपेशी (लिगामेंट) के खिंचने से हल्का दर्द हो सकता है। यह कोई गंभीर लक्षण नहीं है। कुछ स्त्रियों को निचले भाग में, जहां श्रोणि अस्थियां मध्यरेखा पर मिलती हैं, काफी तकलीफ़ महसूस होती है। सामान्य रूप से ये हड्डियां मज़बूत लिगामेंट से कसकर जुड़ी होती हैं, पर गर्भावस्था में यह जोड़ नर्म पड़ जाता है और श्रोणि में गर्भाशय के लिए जगह बनाने की प्रक्रिया में कुछ-कुछ खिंच जाता है। इससे चलते-फिरते समय श्रोणि अस्थियां हिलती-डुलती हैं तथा इसी से तकलीफ़ होती है।

क्या करें

इसका कोई इलाज नहीं है। शिशुजन्म के बाद यह अपने आप ठीक हो जाता है।

चेतावनी : यदि पेट में तेज़ दर्द हो और उसके साथ योनि से छुट-पुट मात्रा में खून आए तो इसे गंभीरता से लें। तुरंत डॉक्टर से सलाह लें।

कब्ज़

गर्भावस्था में प्रोजेस्टेरोन के प्रभाव से मलाशय में शिथिलता आ जाती है और नतीजतन कब्ज़ रहने लगता है। यह समस्या लौह कैप्सूल और गोलियां लेने के कारण और बढ़ जाती है। मगर ऐसे में कोई उत्तेजक दस्तावर दवा लेना नुकसान कर सकता है । इन्हें लेने से गर्भ भी गिर सकता है। यह पाबंदी आयुर्वेदिक दवाओं पर भी लागू होती है।

क्या करें

कब्ज़ से छुटकारा पाने के लिए आहार में प्राकृतिक रेशे की मात्रा बढ़ाना सबसे उपयोगी है। भोजन में खूब सारे फल, सब्ज़ियां, दालें, चोकर वाले आटे की रोटी, ब्राउन ब्रेड और धान वाले चावल शामिल किए जाने चाहिए। साथ ही, पानी और अन्य पेय पदार्थ भी खूब मात्रा में लेने चाहिए।

कभी बहुत ज़रूरी होने पर ही लैक्टुलोज़ जैसी कोई साधारण दस्तावर दवा इस्तेमाल में लें। सुबह-सवेरे कोई गर्म पेय पीने से भी लाभ पहुंच सकता है। कब्ज़ से छुटकारा पाना ज़रूरी है, उसके लगातार बने रहने से बवासीर हो सकती है। बढ़ते हुए गर्भस्थ शिशु के दबाव के कारण शिराओं में खून का दौरा पहले से ही सुस्त होता है। ऐसे में बवासीर होते देर नहीं लगती।

बवासीर

कब्ज बवासीर की जड़ बन सकती है। मल-त्याग के समय ज़ोर लगाने या कूंथने से गुदा में स्थित शिराएं फूल जाती हैं। उनके फूलने में गर्भावस्था के हार्मोनों का भी हाथ होता है। ऐसे में शौच के समय मलद्वार पर फूली हुई शिराएं स्पष्ट रूप से महसूस होती हैं। इनमें चिनक और दर्द भी हो सकता है। यह बवासीर प्रायः शिशुजन्म के दूसरे-तीसरे हफ्ते में स्वतः दूर हो जाती है।

क्या करें

बवासीर से राहत पाने के लिए कब्ज़ से बचना जरूरी है । दिन में रोज़ाना छह से आठ गिलास पानी तथा प्रचुर मात्रा में रेशेदार आहार जैसे दालें, रोटी, ब्राउन ब्रेड, फल और सब्ज़ियां ग्रहण करें। बहुत समय तक लगातार किसी एक स्थान पर डटकर खड़े रहने से भी बचें। यदि बवासीर

के मस्से मलद्वार से बाहर रह जाएं तो उन पर कोई चिकनी जैली लगाकर उन्हें अंदर की ओर ठेल देना चाहिए। स्थानीय दर्दहारक मलहम लगाने से भी आराम मिलता है।

पीठ दर्द

गर्भावस्था तथा प्रसव के छः महीने बाद तक कभी भी पीठ दर्द हो सकता है। इसके अनेक संभव कारण हैं। गर्भावस्था में रीढ़ को बांधकर रखने वाले लिगामेंट ढीले पड़ जाते हैं। गर्भ का आकार बढ़ने के साथ-साथ मां के गुरुत्व केंद्र में भी परिवर्तन आता है। गलत मुद्रा में बैठने या खड़े होने से भी तकलीफ़ हो सकती है।

क्या करें

कुछ सरल सुझावों को अपना कर पीठ की तकलीफ़ से साफ बचा जा सकता है। सबसे ज़रूरी उठने-बैठने और चलने में सही मुद्राओं को अमल में लाना है -

- जब भी खड़ी हों, पीछे की ओर न झुकें। झुकने से उस समय तो आराम मिलता है, मगर बाद में इसी से तकलीफ़ हो सकती है। सबसे अच्छा यह होगा कि पांव थोड़े फैला लें और बिलकुल सीधी खड़ी हों।
- बैठने के लिए पीठ किसी सहारे से टिकाएं।
- जब जमीन पर से कुछ उठाना हो तो सीधे न झुकें। पीठ सीधी रखते हुए घुटनों को मोड़ें और चीज़ उठा लें। भारी वस्तुओं को शरीर के पास लाकर उठाएं।
- सोने के लिए सख्त गद्दे का ही इस्तेमाल करें। यदि गद्दा मुलायम हो तो उसके नीचे हार्ड बोर्ड बिछा लें।
- पीठ में दर्द उठे तो आराम पाने के लिए मालिश कराऐं। पुरा आराम करें।
- यदि दर्द बना रहे तो डॉक्टर से बात करें। फिजियोथेरेपिस्ट की सलाह से व्यायाम करना भी उपयोगी साबित हो सकता है।

पेशियों की ऐंठन

गर्भावस्था में पेशियों की ऐंठन होना आम बात है। यह ऐंठन काफी तकलीफ़देह होती है और अक्सर रात में उठती है। यह टांगों या पांव की पेशियों में होती है और इसमें काफी दर्द होता है। इसका ठीक-ठीक कारण स्पष्ट नहीं है, लेकिन संभवतया यह कैल्शियम की कमी से उपजती है। इसीलिए इसमें कैल्शियम की गोलियां लेने की सलाह दी जाती है।

क्या करें

ऐंठन आने पर पेशियों की जोर देकर मालिश करें। इससे आराम मिलेगा। पांव की ऐंठन में हाथ से पैर के पंजे को ऊपर की ओर मोड़ने से भी ऐंठन दूर हो जाती है। इसके लिए घर पर किसी की भी मदद ले सकती हैं। सोने से पहले कुछ देर टहल आना भी अच्छा है। इससे धमनियों में रक्त-संचार बेहतर हो जाता है और क्रैंप होने बंद हो जाते हैं।

मसूढ़ों से खून

दांतों और मसूढ़ों पर बैक्टीरिया और गंदगी जम जाए तो मसूढ़ों से खून आना शुरू हो सकता है। मसूढ़ों की संवेदनशीलता बढ़ जाती है और उनमें चीस लगने लगती है। गर्भावस्था में मसूढ़े फूल जाते हैं, इसीलिए उनकी स्वच्छता पर विशेष ध्यान देना ज़रूरी है।

क्या करें

दिन में कम से कम दो बार—रात में सोने से पहले और सुबह नाश्ते के बाद—मसूढ़े और दांत ब्रश करना ज़रूरी है। ब्रश नर्म होना चाहिए और उसे करने का सही तरीका भी सीख लेना चाहिए। कुछ भी खाने-पीने के बाद कुल्ला करने की आदत बना लेना भी अच्छा है। इससे दांतों और मसूड़ों का स्वास्थ्य अच्छा रहता है।

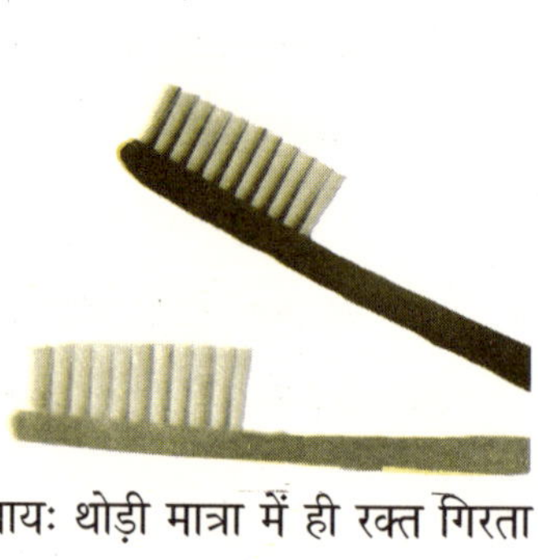

नकसीर

गर्भावस्था में नकसीर भी छूट सकती है। ऐसे में नाक से प्रायः थोड़ी मात्रा में ही रक्त गिरता

है, लेकिन कभी-कभार यह मात्रा अधिक भी हो सकती है। इससे चिंतित नहीं होना चाहिए। पर जब तक स्थिति पूरी तरह संभल नहीं जाती, नाक न सिनकें।

क्या करें

खून आने लगे तो आगे की ओर झुक कर नाक को अंगूठे और तर्जनी के बीच दबा लें। चार-पांच मिनट तक नाक को दबाए रखें। इससे खून आना जल्दी ही रुक जाएगा।

खुजली

बच्चा जैसे-जैसे बढ़ता है, वैसे-वैसे पेट की त्वचा कसने लगती है। इससे पेट पर खुजलाहट मचनी शुरू हो जाती है। इससे काफी परेशानी तो होती है, पर इसके बारे में अधिक कुछ किया नहीं जा सकता।

क्या करें

गर्भावस्था में आरामदेह सूती वस्त्र पहनना सबसे उत्तम है। ढीली-ढाली पोषाकें पहनने से कपड़ा त्वचा से रगड़ नहीं खाता। सुबह-शाम स्नान करने से भी आराम मिलता है। इसी प्रकार क्रीम, लोशन और टैलकम पावडर लगाना भी उपयोगी साबित होता है।

पांवों की शिराओं का फूलना

गर्भावस्था में पांवों की शिराएं फूल जाना भी आम बात है। यह स्थिति श्रोणि की शिराओं पर आए दबाव से पैदा होती है। अच्छी बात यह है कि तकलीफ़देह होने पर भी इन स्फीत शिराओं से कभी रक्त नहीं फूटता, न ही इनमें दर्द होता है और प्रसव के कुछ समय बाद ये स्वतः ही ठीक भी हो जाती हैं।

क्या करें

इस स्थिति से बचने के लिए ज़रूरी है कि न तो बहुत देर तक एक ही स्थान पर खड़ी हों और न ही टांगों को कैंची की तरह एक पर एक चढ़ाकर बैठें। यह भी ध्यान रखें कि वज़न बहुत अधिक न बढ़े। जब भी हो सके, पांव ऊपर करके बैठें। ऊपर जांध तक लंबी इलास्टिक जुराबें (स्टॉकिंग्स) पहनने से भी लाभ होता है। सोते समय पांवों के नीचे तकिया रख लें ताकि पांव उठे हुए रहें।

टखनों और टांगों में सूजन

आखिरी कुछ महीनों में टखनों, टांगों और हाथों में सूजन आ जाना भी आम है। यह सूजन शरीर में जल की मात्रा बढ़ने से आती है। दिन भर की भागदौड़ के बाद—खासकर मौसम यदि गर्म हो, और दिन में देर तक खड़ा रहना पड़े, तो सारा अतिरिक्त जल शरीर के निचले हिस्सों में इकट्ठा हो जाता है।

क्या करें

सदा आरामदेह जूते और चप्पल पहनें। जब-जब संभव हो, पांव नीचे लटकाए रखने की बजाय ऊंचे करके बैठें। दिन में कम-से-कम एक घंटा आराम ज़रूर करें। बिस्तर में सीधा लेटें और पांव थोड़े ऊंचे रखें। अगर हाथ मोटे होते दिखें तो अंगूठियां कसने से पहलें ही उन्हें उतार लें।

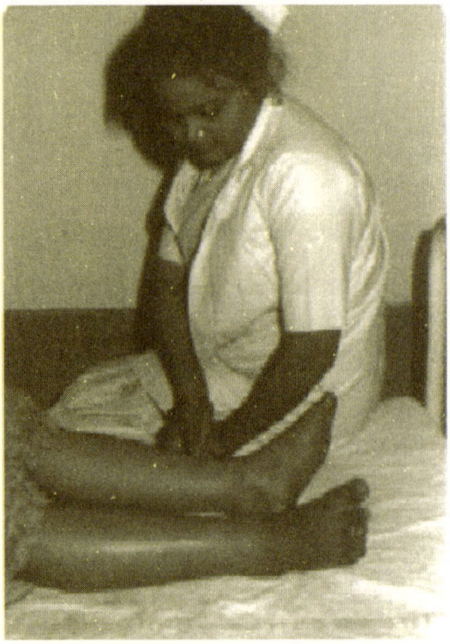

कभी-कभार पांव की भीतरी शिरा में खून जम जाने और खून का दौरा रुक जाने से भी पांव में सूजन आ सकती है। इसलिए सूजन अगर एक ही पांव में हो तो डॉक्टर को ज़रूर दिखा लें।

अगर गर्भावस्था की तीसरी तिमाही में टखनों, पांवों और चेहरे पर सूजन आ जाए तो उसे गंभीरता से लेना चाहिए। यह प्री-एक्लैंप्सिया का सूचक भी हो सकता है। ऐसे में ठीक से जांच होनी ज़रूरी है। रक्तचाप बढ़ा हो और मूत्र परीक्षण में प्रोटीन मिले तो प्री-एक्लैंप्सिया की पुष्टि हो जाती है।

भग की सूजन

योनिछिद्र के इर्द-गिर्द का हिस्सा ही भग कहलाता है। इसमें भगनासा (क्लाइटोरिस) और ओष्ठ शामिल होते हैं। गर्भावस्था में भग का रंग बैंगनी-सा हो जाता है। कभी-कभी भग में भी सूजन

हो जाती है और भारीपन आ जाता है। यह सूजन भग की शिराओं पर बच्चे के सिर से दबाव पड़ने से आती है।

क्या करें

ऐसे में नितंबों के नीचे तकिया रखकर आराम करने और सोने से लाभ पहुंचता है। यह सूजन प्रसव के 24 घंटों के अंदर ही दूर हो जाती है।

योनिस्राव

गर्भावस्था में योनिस्राव प्राकृतिक रूप से बढ़ जाता है। यदि सूजन और खुजलाहट नहीं है तो इसे लेकर चिंता न करें।

क्या करें

सूती पैन्टीज ही पहनें। उनमें स्राव को सोखने की अधिक क्षमता होती है। जरूरत लगे तो सेनीटरी टावेल इस्तेमाल कर लें। किंतु अगर सूजन और खुजली हो जाए अथवा स्राव का रंग बदल जाए और वह दुर्गंधमय हो जाए तब कैंडिडा जैसे किसी योनि-संक्रमण के लिए जांच कराना ज़रूरी हो जाता है।

गर्भावस्था में योनिमार्ग में कैंडिडा का संक्रमण होने की काफी संभावना रहती है। योनि में दही की तरह का सफेद स्राव जगह-जगह जम जाता है। इसका इलाज आसान होता है। योनि में निस्टेटिन या क्लोट्राइमाजोल की गोलियां रखने से बहुत जल्द आराम मिल जाता है। निस्टेटिन का कोर्स 15 दिन तक लेना होता है और क्लोट्राइमाजोल का छः दिन तक।

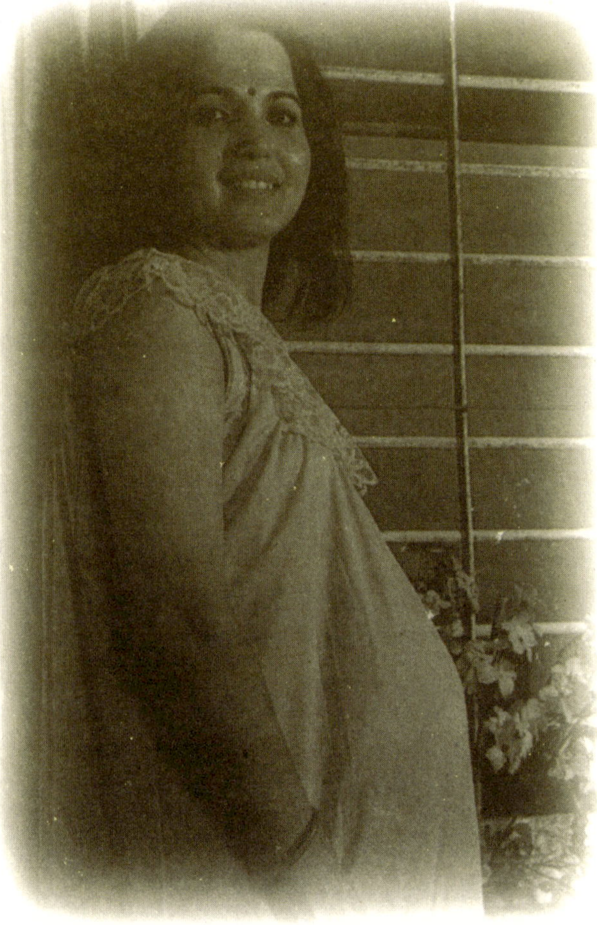

सचमुच! यह कितनी अजीब बात है कि जब-जब कोई संघर्ष या चुनौती सामने आती है, मैं एक नए उत्साह से भर उठता हूँ जो मुझे कई दिनों तक प्रेरित किए रहता है।

लॉर्ड बायरन (1788-1824), अंग्रेज़ कवि
8 मार्च, 1816 को कवि थॉमस मूर को लिखे एक पत्र में

कठिनाइयों के पार

जीवन की नदिया में जब तूफान गहरा उठे, चारों तरफ आशंकाओं के बादल घिर आएं, लगे कि आसमां में कड़कती बिजलियां अब गिरीं. . . कि अब, तब भी सवेरे की किरणों की आस मन में जीवित रखना किनारे लगने का अकेला उपाय है। गर्भावस्था में जो मुश्किलें आ सकती हैं, उनके बारे में सजग रहना और उनके प्रकट होने पर सूझबूझ और हिम्मत से काम लेना ही उन कठिनाइयों के पार पहुंचने का सच्चा रास्ता है।

कभी-कभी गर्भावस्था कुछ गंभीर समस्याओं से घिर जाती है। रक्ताल्पता इनमें सबसे आम है और उपचार की दृष्टि से सबसे आसान भी। पर मूत्र पथ संक्रमण (यू. टी. आई.), एक्लैंप्सिया और झिल्ली का समय से पहले फटना ऐसी जटिल समस्याएं हैं जिनमें खतरा टलने तक लगातार डॉक्टरी देखरेख की ज़रूरत होती है। प्रसवपूर्व अच्छी देखभाल का सच्चा अर्थ यही है कि कोई ऐसी मुश्किल आए तो उसका समय से निदान और यथोचित उपचार किया जाए।

रक्ताल्पता (अनीमिया)

रक्ताल्पता, या रक्त में हीमोग्लोबिन की कमी गर्भावस्था में होने वाली एक आम समस्या है। इस देश में अधिकांश गर्भवती माताएं इससे पीड़ित होती हैं। विलक्षण रूप से, हीमोग्लोबिन की सांद्रता में कमी आना इस समय सामान्य है। यह परिवर्तन रक्त की द्रव मात्रा में वृद्धि होने से जुड़ा है। किंतु किसी गर्भवती स्त्री का हीमोग्लोबिन का स्तर यदि 10 g/dl से कम हो जाए तो यह रक्ताल्पता का ही द्योतक है।

खून में हीमोग्लोबिन की कमी कई कारणों से उपज सकती है। किंतु गर्भावस्था में हिमोग्लोबिन के गिरने का सबसे आम कारण लौह अंश में कमी आना होता है। जैसे-जैसे गर्भावस्था की अवधि बढ़ती है, वैसे-वैसे मां के सुरक्षित लौह भंडार से लौह का काफी अंश शिशु की आवश्यकताएं पूरी करने के लिए निकलता जाता है। अंतिम 12 हफ़्तों में शिशु को लौह की आवश्यकता सबसे अधिक होती है। यदि मां लौह-समृद्ध पदार्थों से भरपूर संतुलित आहार न ले और लौह कैप्सूल भी ठीक से न ले तो उसका लौह भंडार खाली होता जाता है। इसी से उसकी लाल रक्त कोशिकाओं को समुचित लौह नहीं मिल पाता और उसे रक्ताल्पता हो जाती है।

कई स्त्रियों के शरीर में गर्भधारण करने के पहले से ही लौह तत्त्व की कमी होती है। प्रायः यह दोष आहार में लौहसमृद्ध पदार्थों की कमी बने रहने से उपजता है। प्रजननक्षम काल में स्त्री की लौह तत्त्व की आवश्यकता पुरुष के मुकाबले वैसे भी अधिक होती है। उसे मासिक धर्म के समय हर माह रक्त की हानि से गुज़रना होता है। वह अपने खानपान पर यदि ध्यान न दे तो उसके शरीर में बहुत जल्द लौह तत्त्व की कमी हो जाती है।

गर्भावस्था में गर्भवती के हीमोग्लोबिन पर नजर रखना उसकी समुचित देखभाल का एक अनिवार्य अंग है। इसके लिए गर्भवती स्त्री का कई बार रक्त परीक्षण किया जाता है। पहला परीक्षण प्रथम डॉक्टरी जांच के समय, दूसरा 28वें हफ़्ते में और तीसरा 36वें हफ़्ते में किया जाता है। इससे हीमोग्लोबिन के कम होते ही इसका पता चल जाता है और समय से इलाज किया जा सकता है। रक्त जांच के बगैर हीमोग्लोबिन की कमी का तब तक पता नहीं चलता जब तक यह बिलकुल ही कम न हो जाए। किंतु आसामान्य थकान रहने लगे, सांस फूलने लगे, पीलापन आ जाए या पांवों में सूजन मालूम दे तो इसके बावत ज़रूर सोच लेना चाहिए।

क्या करें

सामान्य रक्ताल्पता का इलाज आसानी से किया जा सकता है। लेकिन अच्छाई इसी में है कि शुरू से सावधानी बरती जाए। डॉक्टर इसीलिए गर्भावस्था में शुरू से ही लौह की गोलियां और कैप्सूल लेने की सलाह देते हैं। लौह अनेक प्रकार की गोलियों और कैप्सूलों में उपलब्ध है और यदि कोई एक कैप्सूल माफिक न आए तो दूसरा लिया जा सकता है। इन कैप्सूलों को पर्याप्त मात्रा में लेने पर संतोषजनक परिणाम मिलते हैं। मज्जा में बन रही रक्त कोशिकाओं तक जब लौह पर्याप्त मात्रा में पहुंचने लगता है, तब उनके निर्माण कार्य में आई अड़चन दूर हो जाती है

और वे स्वस्थ रूप से बनने लगती हैं।

यदि लौह की अधिक कमी है, तो इसकी पूर्ति मांसपेशी में लौह तत्त्व के इंजेक्शन देकर की जाती है। यदि कमी बहुत अधिक हो और गर्भावस्था की आखिरी तिमाही चल रही हो तो तुरंत पूर्ति के लिए आइरन डेक्सट्रान रक्त में चढ़ाया जाता है। इसे शिरा से दिया जाता है। यह इलाज अस्पताल में भर्ती होकर ही करवाया जा सकता है।

कुछ स्त्रियों में फोलिक एसिड की कमी भी रक्ताल्पता का कारण बन जाती है। यही कारण है कि डॉक्टर गर्भावस्था में और बच्चे के जन्म के कुछ माह बाद तक नियमित रूप से फोलिक एसिड और आइरन कैप्सूल लेने की सलाह देते हैं।

मूत्र पथ संक्रमण (यू.टी.आई.)

गर्भावस्था के दिनों में मूत्राशय, मूत्रवाहिनी नलिकाओं और गुर्दों मे संक्रमण हो जाने की भी आशंका रहती है। यह जोखिम गर्भावस्था के 20वें हफ़्ते से बढ़ जाता है। इसके दो कारण होते हैं : एक, बढ़ता हुआ गर्भ मूत्रवाहिनी नलिकाओं पर दबाव डालता है जिससे मूत्र की निकासी मंद पड़ जाती है। दो, प्रोजेस्टेरोन हार्मोन के प्रभाव में मूत्रवाहिनी नलिकाएं थोड़ी चौड़ी हो जाती हैं जिससे मूत्राशय में हुआ संक्रमण आसानी से गुर्दों तक पहुंच जाता है।

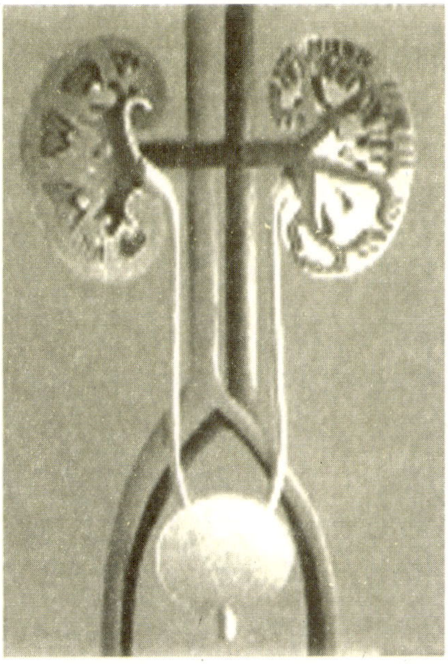

क्या करें

मूत्र संक्रमण के पहले लक्षण उभरते ही उन्हें तुरंत पहचान लेना ज़रूरी है। यदि मूत्र त्याग के समय जलन या चिनक हो, बार-बार मूत्र त्याग के लिए जाना पड़े या कंपकंपी देकर बुखार आए तो समझ लेना चाहिए कि यह मूत्र पथ संक्रमण (यू.टी.आई.) हो सकता है। ऐसे में तुरंत डॉक्टर को दिखाना ज़रूरी है। मूत्र का कल्चर परीक्षण करने के बाद एंटिबायोटिक दवा शुरू कर दी जाती है। इसके साथ ही बिस्तर पर लेटे-लेटे पूरा आराम करना होता है और काफी मात्रा में पानी और दूसरे तरल

पदार्थ लेने होते हैं। यह इलाज 48-72 घंटों में अपना असर दिखाने लगता है। बुखार उतर जाता है और जलन में भी आराम आ जाता है। इसके बावजूद इलाज में ज़रा भी लापरवाही नहीं बरती जानी चाहिए। दवा बीच में बंद करने से संक्रमण फिर से ताज़ा हो सकता है और इस बार उस पर नियंत्रण पाना टेढ़ी खीर साबित हो सकता है। आमतौर पर दवा दो से तीन हफ़्तों तक लगातार लेनी होती है।

प्री-एक्लैंप्सिया और एक्लैंप्सिया

प्री-एक्लैंप्सिया गर्भावस्था के आखिरी महीनों में होने वाली गंभीर जटिलता है। यह एक खतरनाक स्थिति है जिसमें रक्तचाप अचानक प्रचंड रूप से बढ़ जाता है, चेहरे और हाथों-पैरों पर सूजन आ जाती है, वज़न अचानक बढ़ जाता है और उसमें एक ही महीने में 11-13 किलो की वृद्धि हो जाती है तथा मूत्र में प्रोटीन आने लगता है। यह विकार कई बार इतना अचानक शुरू होता है कि मां को बीमारी की गिरफ़्त में आने से पहले इसके कोई संकेत ही नहीं मिलते। अचानक ही सिर में तेज़ दर्द होने लगता है, छाती और पेट के ऊपरी भाग में दर्द उठता है, उल्टियां होती हैं, नींद-सी छायी रहती है, नज़र अचानक धुंधली हो जाती है, टखनों, टांगों, पेट, चेहरे, उंगलियों और भग जैसे कोमल ऊतकों में जल का संचय होने से सूजन आ जाती है। अधिक तीव्र दशा में, रोग तेज़ी से एकाएक प्रकट होता है और एक्लैंप्सिया में रूपांतरित हो जाता है। रोगिणी को झटके आने लगते हैं और वह कोमा में चली जाती है। मां और शिशु का जीवन गंभीर खतरे में पड़ जाता है। कुछ मामलों में स्वयं ही वक्त से पहले प्रसव शुरू हो जाता है।

जोखिमकारी तत्त्व

एक्लैंप्सिया का कुछ ख़ास-ख़ास स्थितियों से सीधा संबंध पाया गया है। यह पहली-पहली बार मां बन रही स्त्रियों में अधिक होता है, खासकर उन माताओं में जो या तो 20 वर्ष से कम या 35 वर्ष से अधिक आयु की होती हैं। इसी प्रकार यदि पहले कभी गर्भवती होने पर एक्लैंप्सिया हुआ हो या गर्भवती स्त्री की मां या बहन को एक्लैंप्सिया हुआ हो तब भी इसके होने की आशंका बढ़ जाती है। जिन गर्भवती स्त्रियों को उच्च रक्तचाप या गुर्दों की बीमारी होती है उन्हें भी अधिक खतरा होता है। विचित्र संयोग है, कि गर्भ में जुड़वां बच्चे होने पर और छोटे कद की मांओं में भी इसकी दर अधिक पाई जाती है।

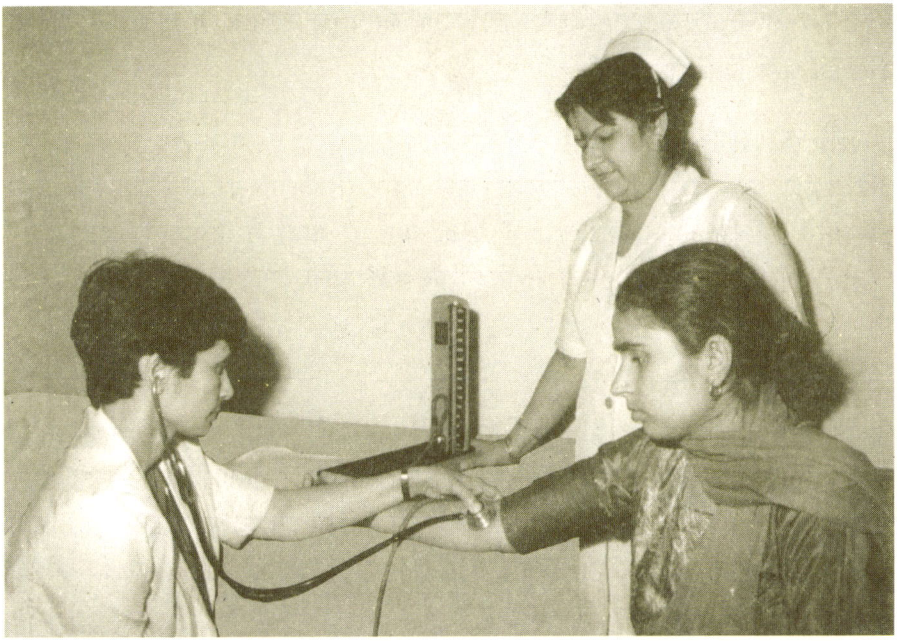

बचाव

एक्लैंप्सिया के प्रति सजग रहना इस रोग से बचे रहने की सबसे बेहतर युक्ति है। गर्भावस्था में समुचित डॉक्टरी देखभाल में रहने से इसका शीघ्र निदान हो जाता है। डॉक्टरी जांच के समय नियमित रूप से रक्तचाप, वजन और मूत्र में प्रोटीन की जांच की जाती है। इससे रोग शुरू के दौर में ही पहचान में आ जाता है।

क्या करें

रोग का पता चलते ही तुरंत इलाज शुरू कर देना आवश्यक है। गर्भवती स्त्री को अस्पताल

ज़रूरत होती है। साथ ही, दवाओं से शरीर में जमा हुए अतिरिक्त द्रव तथा बढ़े हुए रक्तचाप पर नियंत्रण पाया जाता है। यदि दवाओं से संतोषजनक सुधार नहीं हो पाता, तो यथाशीघ्र शिशुजन्म कराना अनिवार्य हो जाता है। इसी से शिशु और मां का जीवन बच सकता है। ऐसे

में या तो नस से ऑक्सीटोसिन देकर प्रसव वेदना जागृत की जाती है या सीज़ेरियन काट से बच्चे को जन्म दिया जाता है।

झिल्ली का समयपूर्व फटना

यदि शिशु को घेरने वाली झिल्ली फट जाए तो गर्भजल (एम्नियोटिक द्रव) योनिमार्ग से चूने लगता है। ऐसे में प्रायः कुछ ही धंटो में प्रसव वेदना शुरू हो जाती है और बच्चा पर्याप्त रूप से विकसित नहीं होता तो उसे बचा पाना मुश्किल होता है।

कारण

झिल्ली के समय से पहले फटने के कई कारण हो सकते हैं। कुछ स्त्रियों में गर्भाशय-ग्रीवा ढीली-ढाली होती है और झिल्ली को ठीक से आलंबन नहीं दे पाती जिससे झिल्ली समय से पहले फट जाती है। दूसरे कुछ मामलों में झिल्ली में उल्व द्रव की मात्रा इतनी बढ़ जाती है कि झिल्ली पर बहुत दबाव हो जाता है जिससे वह फट जाती है। इसी प्रकार का यांत्रिक दबाव जुड़वां बच्चे होने पर भी पड़ता है।

बचाव

सबसे बड़ी कठिनाई बच्चेदानी के मुंह (गर्भाशय-ग्रीवा) के ढीले-ढाले होने पर होती है। ऐसी स्थिति में गर्भ पांचवे-छठे महीने में या इससे पहले या बाद में बार-बार गिर सकता है। ऐसे में बचाव के लिए कुछ प्रसूति-विशेषज्ञ गर्भावस्था के प्रारंभिक काल में गर्भाशय-ग्रीवा पर टांके लगाना ठीक समझते हैं जिससे गर्भ नष्ट न हो। इस पद्धति को मेकडोनल्ड स्टिच कहते हैं। यह टांके प्रसव के समय काट दिए जाते हैं।

क्या करें

झिल्ली के फटने पर डॉक्टर से तुरंत संपर्क करना चाहिए। झिल्ली एक बार फट जाए, तो प्रसव होना लगभग तय है। 80 प्रतिशत मामलों में मां को 24 घंटों के भीतर प्रसव पीड़ा शुरू हो जाती है। किसी-किसी मामले में थोड़ी मोहलत और मिल जाती है। इन मामलों में डॉक्टरी देखरेख की सख्त ज़रूरत होती है। आंतरिक सुरक्षा के लिए भग पर जीवाणुमुक्त पैड बांध कर रखा जाता है ताकि रोगाणु गर्भाशय में न घुस पाएं।

यदि बच्चा 36 हफ़्तों से कम का होता है तो प्रसव को स्थगित करने के सभी संभव प्रयास किए जाते हैं। गर्भिणी को पूरी तरह बेड रेस्ट दिया जाता है और दवाओं की सहायता से गर्भाशय की संकुचन क्रिया को दबाने की पूरी कोशिश की जाती है। बच्चे के स्वास्थ्य पर भी लगातार नज़र रखी जाती है। उसका जीवन इस वक्त खतरों से घिरा होता है। उसे जीवन दे रही नाल पर अचानक दबाव आने से उसकी मृत्यु भी हो सकती है। संक्रमण का भी खतरा बना रहता है। इसीलिए गर्भावस्था यदि 36 हफ़्तों की या इससे अधिक अवधि की होती है और प्रसव वेदना नहीं शुरू होती, तो उपाय कर जल्द से जल्द प्रसव कराया जाता है। यदि बच्चे की हृदय-स्पंदन घट जाए या उसमें अनियमितता दिखाई दे और अल्ट्रासाउंड करने पर नाल पर दबाव दिखाई दे, तो उसका जीवन बचाने के लिए तुरंत सीज़ेरियन काट करना पड़ सकता है ।

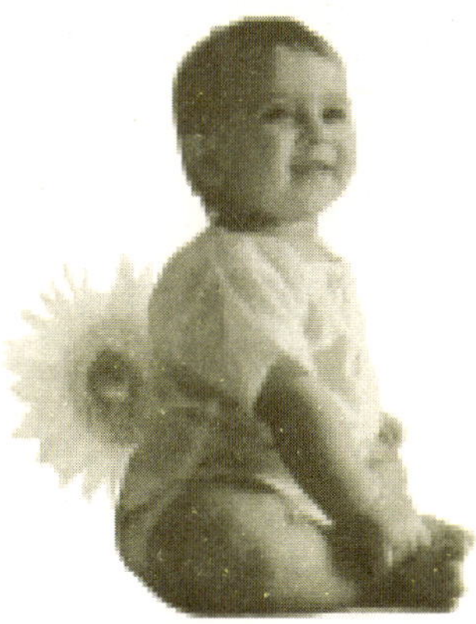

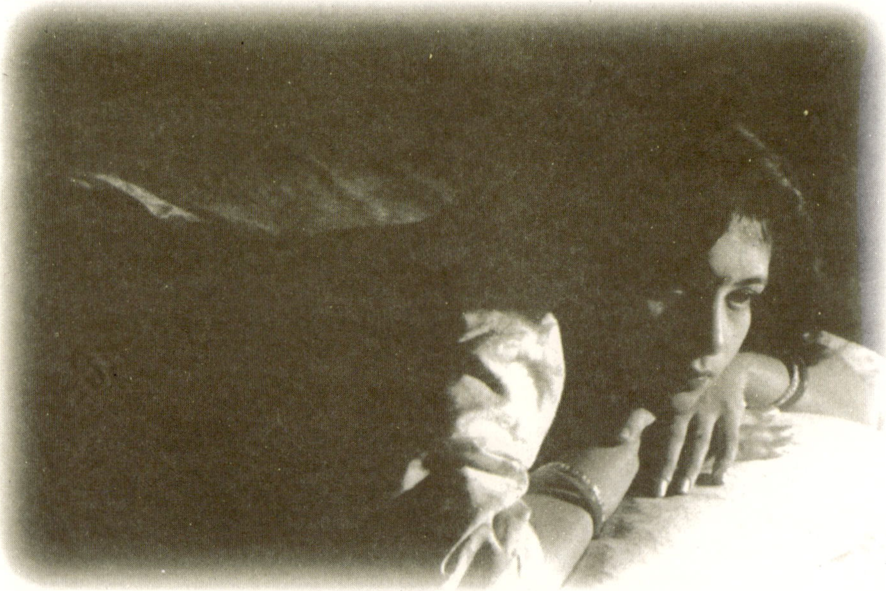

ओ, मेरी आशा!
क्या होगा जीवन, अगर हो तुम्हारी मुस्कुराहटों से शून्य
वे मुस्कुराहटें
जो जगाती हैं हममें जीवन की उमंग
और सिखाती हैं हमें
कि जाने दो दृष्टि काली घटाओं के पार
उस सुनहले प्रकाश पुंज के नाम,
जो भर देगा कल के दिन को
अद्‌भुत आलोक से।

सुज़ेना मूडी (1803-85), कनाडियन लेखक
लाइफ इन द क्लियरिंग

जब सपने होते छिन्न-भिन्न

देह में संतान-बीज के आने के साथ ही अक्सर मन में सपनों का इंद्रधनुष खिलने लगता है। मगर कभी-कभी हसरतें सच नहीं हो पातीं। 15 प्रतिशत गर्भ नीड़ बनकर भी समय से बहुत पहले नष्ट हो जाते हैं। इनमें से अधिकांश इस लायक नहीं होते कि उनकी परवरिश में मां जुटी रहे। उनमें प्रथम रचना के समय से ही कोई खोट छूट गई होती है। कुछ मामलों में संतान-बीज गर्भाशय में ठिकाना बनाने की बजाय कहीं और ही अपनी जड़ें बना लेता है और मां के जीवन के लिए अचानक खतरा पैदा कर देता है। लेकिन कभी-कभी 40 हफ़्तों की यात्रा पूरी करने पर भी शिशु में कमी रह जाती है। ऐसे विकलांग बच्चे को पाने पर मन छोटा करने की बजाय उसका ठीक से इलाज कराने और अच्छी से अच्छी परवरिश देने का संकल्प लेना ज़रूरी है।

गर्भस्राव

किसी भी दंपति के लिए गर्भस्राव से समझौता कर पाना काफी मुश्किल होता है। खुशनुमा सपनों का रेला अचानक ही जैसे टूट कर बिखर जाता है। कभी स्वयं के प्रति रोष होता है तो कभी अपराधबोध। कब, कौन-सी गलती हो गई—मन इसी चिंता में डूबा रहता है। लगता है जैसे सब कुछ लुट गया। नष्ट हो गए गर्भ के लिए मन वैसे ही शोक से भर जाता है जैसे किसी अत्यंत करीबी की मौत पर होता है, खासकर यदि गर्भस्राव बढ़ी हुई अवस्था में हुआ हो। लेकिन इसे बहुत दिल पर लेना ठीक नहीं। पतझड़ बारहों मास नहीं रहता। ज़रूरत सिर्फ़ भीतर उम्मीद का दीया जलाए रखने की है। वह दिन जल्द आएगा जब आंगन एक मुकम्मल और स्वस्थ शिशु की शरारतों से चहक उठेगा।

कारण

गर्भ रुकने के पहले 12 हफ़्तों में गर्भस्राव हो जाना काफी आम है। कुछ व्यापक अध्ययनों के अनुसार पहले तीन महीनों में छः गर्भवती स्त्रियों में से एक का गर्भ स्वयं नष्ट हो जाता

है। इन शुरू के दिनों में गर्भस्राव का प्रमुख कारण संतान-बीज में कोई जेनेटिक त्रुटि रह जाना है। दरअसल प्रकृति कोई फूल अधूरा खिलाना नहीं चाहती। इसे नियंत्रित करने का यह उसका अपना तरीका है। ऐसे में भ्रूण का इस तरह समाप्त हो जाना ही बेहतर है। कभी-कभी निषेचित डिंब गर्भाशय की आंतरिक दीवार में अपना घर ठीक से नहीं बना पाता और इसलिए गिर जाता है। बाद के महीनों में अपरा के ठीक से कार्य न करने से भी गर्भस्राव हो सकता है। कभी-कभी गर्भाशय-ग्रीवा ही इतनी कमज़ोर होती है कि समय से बहुत पहले खुल जाती है। दूसरी कई स्थितियां भी गर्भस्राव के लिए दोषी हो सकती हैं। मां को कोई गंभीर रोग, जैसे, प्रचंड उच्च रक्तचाप, एक्लैंप्सिया, साइटोमेगालोवाइरस, हर्पीज़ सिंप्लैक्स वाइरस या माइकोप्लाज़्मा होमिनिस जन्य यौन-संचरित रोग हो जाए या अंतःस्रावी ग्रंथियों का कोई दोष हो जाए, तब भी गर्भ नष्ट हो सकता है।

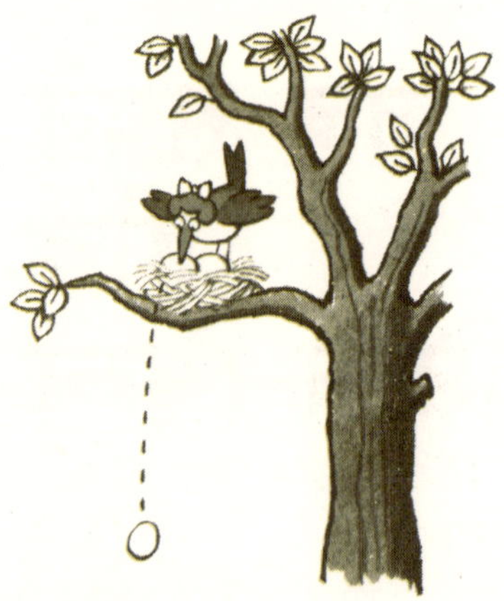

कारण जो भी हो, गर्भस्राव कभी किसी की गलती से नहीं होता। कुछ दंपति सोचते हैं कि शायद गर्भावस्था में समागम करने से गर्भस्राव हुआ है। सच पूछें तो इसकी संभावना बिलकुल नगण्य है। यदि कभी समागम के तुरंत बाद गर्भस्राव हो जाए तो मन में यह शंका जागना स्वाभाविक है, किंतु ऐसा होता नहीं। इसके लिए खुद को दोषी मानना, अपराधबोध से घिरे रहना बेमानी है। फिर भी यदि पहले कभी गर्भस्राव हुआ हो तो गर्भावस्था की पहली तिमाही में समागम से परहेज़ बरतने में कोई हर्ज भी नहीं। यह मात्र एक अतिरिक्त सावधानी है, जो उन दंपतियों के लिए है जिनका पहले कई बार गर्भ नष्ट हुआ हो किंतु इसका कारण न मिल पाया हो।

यह सवाल भी अक्सर ही उठाया जाता है कि क्या जीवन-शैली के कुछ कार्यकलाप या पहलुओं का भी गर्भस्राव हो जाने के पीछे कोई हाथ हो सकता है? आज जबकि ज्यादा-से-ज्यादा स्त्रियां काम पर जाने लगी हैं तो इस प्रकार का सवाल उठना लाज़िमी है। लेकिन वैज्ञानिक सच्चाई यह है कि गर्भवती स्त्री के कामकाजी होने से तब तक कोई परेशानी नहीं है जब तक कि गर्भावस्था किसी गंभीर जटिलता से न घिर जाए। सामान्य स्थिति में स्त्री गर्भावस्था के आखिरी चरण तक कामकाज करती रह सकती है।

शारीरिक व्यायाम को लेकर भी अक्सर चिंता प्रकट की जाती है। यद्यपि इसमें कोई शक नहीं कि गर्भवती स्त्री के लिए थोड़ा-बहुत शारीरिक व्यायाम करना हमेशा अच्छा है, फिर भी यह ज़रूरी है कि अति न होने पाए। कभी-कभी किसी जर्जर बस में यात्रा करते हुए छोटे-मोटे धक्के या चोट लग जाने पर भी उंगली उठाई जाती है। कभी-कभी कोई स्त्री बताती है कि गर्भस्राव हो जाने के ठीक पहले अमुक छोटी-मोटी दुर्घटना हुई थी और धक्का या चोट लगी थी। इससे कई लोगों के मन में एक कार्य-कारण संबंध बन जाता है। पर सच्चाई यह है कि प्रसूति विज्ञान के क्षेत्र में ऐसे अनेक मामले दर्ज हैं जिनमें गंभीर चोटों, जैसे, श्रोणि में फ्रैक्चर्स हो जाने के बावजूद गर्भ पर कोई प्रभाव नहीं पड़ा है।

लक्षण और संकेत

गर्भस्राव स्वाभाविक रूप से होने वाला गर्भपात है। यह 28वें हफ़्ते के पहले गर्भ का समापन है। 28 हफ़्तों के बाद गर्भस्थ शिशु इस लायक हो जाता है कि यदि उसका जन्म हो जाए तो उसके जीवित बच पाने की अच्छी संभावना होती है।

गर्भस्राव गर्भावस्था के किस चरण में हुआ, लक्षण बहुत हद तक इसी से निर्धारित होते हैं। यदि गर्भस्राव शुरू के दो-तीन महीनों में हो तो अक्सर यह उस तिथि के आसपास होता है जब महीना आने की तारीख होती है। ऐसे में उसकी प्रकृति कई बार मासिक से इतनी मिलती-जुलती होती है कि यह भेद करना ही मुश्किल हो जाता है कि गर्भस्राव हुआ है, मासिक नहीं। बिलकुल उसी तरह का रक्तस्राव, वैसा ही अक्सर उठने और दब जाने वाला दर्द। लेकिन प्रथम तीन महीने गुज़रने के बाद हुआ गर्भस्राव लगभग प्रसव के ही समान होता है, चूंकि गर्भस्थ शिशु अब मुकम्मल शक्ल ले चुका होता है।

गर्भावस्था में होने वाला कोई भी रक्तस्राव गर्भस्राव की शुरुआत हो सकता है। इसीलिए जैसे ही खून जाने लगे वैसे ही डॉक्टर से राय लेना जरूरी है। ऐसे में पूरे आराम की ज़रूरत होती है और बिस्तर पर ही लेटे रहना होता है। उपयुक्त उपाय करने से रक्तस्राव और पेट में दर्द शुरू होने के बावजूद स्थिति संभलने, रक्तस्राव बंद होने और गर्भ के सामान्य रूप से बढ़ने की 50 प्रतिशत उम्मीद रहती है।

कभी-कभी गर्भस्राव शुरू होने पर रुकने का नाम ही नहीं लेता। गर्भ को बचाने की सभी कोशिशें नाक़ाम साबित होती हैं। इसे अवश्यंभावी गर्भस्राव कहते हैं। इन मामलों में रक्तस्राव और अधिक बढ़ जाता है और पेट का दर्द अधिक तेज़ हो जाता है। इस समय डॉक्टर अंदरूनी जांच करने पर यह महसूस कर सकती हैं कि बच्चेदानी का मुंह (गर्भाशय-ग्रीवा) खुल गया है और गर्भ उसके बाह्य भाग में आ चुका है। इस समय किसी भी युक्ति से गर्भपात रोक पाना संभव नहीं होता।

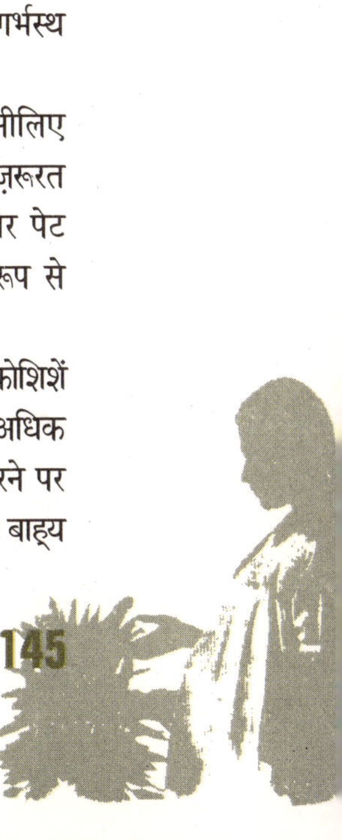

कभी-कभी गर्भस्राव अधूरा रह जाता है। गर्भ का कुछ अंश बाहर नहीं आता और भीतर गर्भाशय में ही रुक जाता है। छठे से 14वें हफ़्तों के बीच हुए गर्भस्राव में गर्भपात के अधुरे रह जाने के मामले अधिक होते है। ऐसे में भ्रूण ऊतक अक्सर पहचान में नहीं आते क्योंकि भ्रूण की मृत्यु कई दिनों पहले हो चुकी होती है। पेट में हल्की-फुल्की या तेज़ मरोड़ें उठती हैं और इतना तेज रक्तस्राव होने लगता है कि जीवन के लिए खतरा दिखने लगता है। यह रक्तस्राव तब तक जारी रहता है जब तक कि सारे भ्रूण और अपरा ऊतक बाहर नहीं आ जाते। इसके बाद ही गर्भाशय में संकुचन आ पाता है जिससे रक्त वाहिकाएं बंद हो पाती हैं और रक्तस्राव रुक पाता है।

कभी-कभी निषेचित डिंब में वृद्धि होनी बंद हो जाती है और वह मर जाता है, किंतु किसी अज्ञात कारण से वह भीतर ही रह जाता है। इसे 'असफल गर्भपात' कहते हैं। इस प्रकार के गर्भपात में मृत भ्रूण गर्भाशयगुहा में काफ़ी समय तक और कभी-कभी तो कई हफ़्तों तक भी अंदर रह सकता है। अक्सर ऐसे में इसके पहले हल्का-फुल्का रक्तस्राव हुआ होता है जो स्वयं ही या उपचार करने से रुक गया होता है। ऐसे मामले में स्तन अपने पूर्व आकार में लौट आते हैं। साथ ही गर्भाशय का आकार न केवल बढ़ना बंद हो जाता है बल्कि समय बीतने के साथ-साथ घटता भी जाता है।

उपचार

गर्भस्राव हो जाने पर 'डी एंड सी' (डिलाटेशन एंड क्यूरेटाज) कराना जरूरी होता है। यह एक सरल-सा ऑपरेशन है जिसमें गर्भाशय की भीतरी सफाई की जाती है। गर्भाशय-ग्रीवा को पहले सुन्न कर पूरी सावधानी के साथ चौड़ा किया जाता है और फिर एक विशिष्ट शल्य यंत्र की मदद से गर्भाशय की अंतःपर्त को खरोंचकर अलग किया जाता है और यंत्र से चूस-चूस कर बाहर निकाल लिया जाता है। साथ ही ऐसी दवाएं भी दी जाती हैं जिनसे गर्भाशय में संकुचन आए और रक्तस्राव बंद हो जाए। इस समय यह ध्यान में रखना आवश्यक होता है कि यदि मां रूहीसस नेगेटिव है तो उसे एंटि-डी का टीका जरूर लग जाए। यह सावधानी न बरतने से उसमें रूहीसस प्रतिपिंड

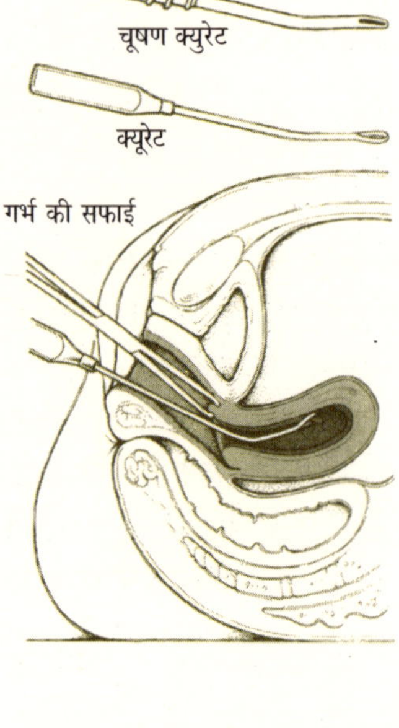

(एंटिबॉडी) बन सकती हैं और आगे गर्भवती होने पर अगले बच्चे के लिए परेशानियां खड़ी हो सकती हैं। बच्चे का रक्त वर्ग मां के रक्त वर्ग से अलग हो, तो बच्चे की रक्त कोशिकाएं नष्ट होनी शुरू हो सकती हैं और बच्चे पर विपदा के बादल आ घिर सकते हैं।

भविष्य

गर्भस्राव होने पर मन में नाउम्मीदी बिल्कुल नहीं लानी चाहिए । यदि गर्भस्राव पहली बार हुआ है तो आगे मां बनने में साधारणतया कोई अड़चन नहीं आती। चाहें तो गर्भस्राव के कुछ माह बाद ही मां बनने का प्रयास कर सकती हैं। लेकिन गर्भस्राव यदि लगातार तीन या अधिक बार हो चुका हो तो डॉक्टर से परामर्श लेने के बाद ही गर्भधारण की कोशिश की जानी चाहिए। ऐसे में कुछ जांच-परीक्षण करने ज़रूरी हो सकते हैं। कोई विकार होने पर उसका समुचित इलाज कर सूनी गोद शिशु की किलकारियों से भर सकती है ।

गर्भाशय-बाह्य गर्भ (एक्टोपिक प्रेगनैंसी)

कभी-कभी गर्भ की शुरुआत ही गलत होती है। गर्भधारण के बाद निषेचित डिंब गर्भाशय में पहुंचने की बजाय डिंबवाहिनी नलिका में ही चिपका रह जाता है और वहीं विकसित होने लगता है। कभी-कभी निषेचन डिंबाशय में ही हो जाता है या निषेचन के बाद डिंब गर्भाशयग्रीवा गुहा में पहुंच जाता है। कभी-कभार कुछ बिरले मामलों में डिंब या तो डिंबवाही नलिका के बाहर निषेचित होता है या निषेचन के बाद डिंबवाही नलिका के मुक्त सिरे से बाहर पेट में बह जाता है। ऐसे में यह पेट में ही संलग्न हो कर अपने लिए रक्त संभरण की युक्ति

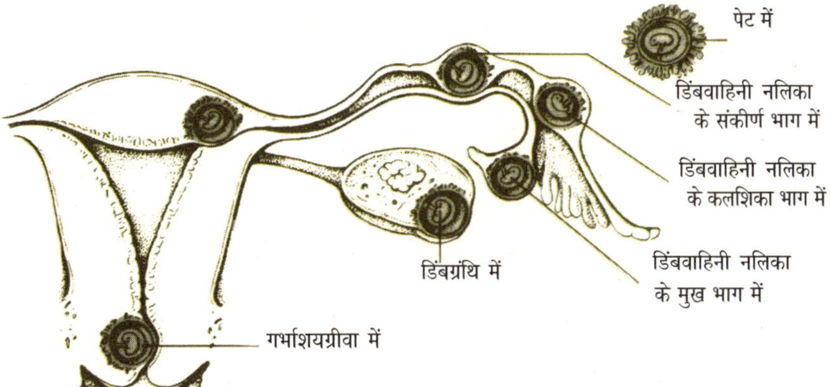

निषेचित डिंब का गलत रोपण

बना लेता है और विकसित होने लगता है। आमतौर पर ऐसा गर्भ अधिक दिनों तक जीवित नहीं रहता। किसी बहुत विलक्षण मामले में ही उसका पूर्ण विकास हो पाता है।

कारण

गर्भाशय से बाहर गर्भ ठहरने का सबसे बड़ा कारण डिंबवाहिनी नलिका में सूजन और रुकावट होना है। यह रुकावट नलिका में किसी संक्रमण से हुई ऊतकीय क्षति से उत्पन्न होती है। इससे नलिका के आकार में बिगड़ाव आ जाता है। शुक्राणु तैर कर नलिका के मुक्त सिरे तक, जो अंडाशय के निकट होता है, पहुंच तो जाते हैं और उनका यहां डिंब से मिलन भी हो जाता है, किंतु निषेचित डिंब विरूपित संकरी डिंबवाहिनी नलिका से गुजर कर गर्भाशय में नहीं पहुंच पाता।

गर्भाशय से बाहर गर्भ स्थापित होने में दूसरे कई घटक भी महत्त्वपूर्ण हो सकते हैं। जैसे,

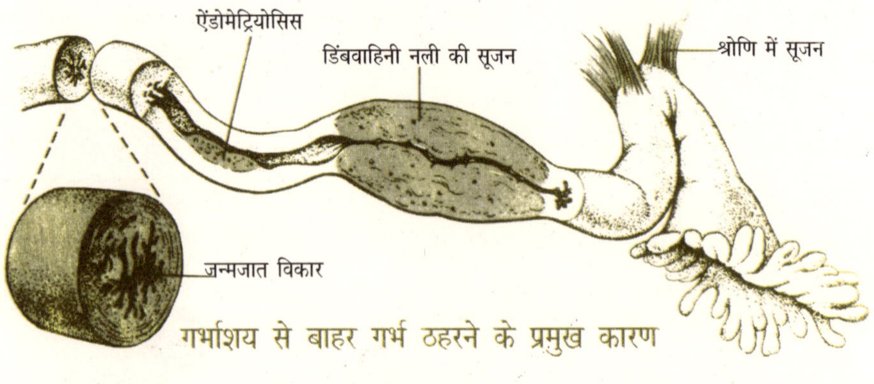

गर्भाशय से बाहर गर्भ ठहरने के प्रमुख कारण

पहले कभी गर्भ गर्भाशय से बाहर रुका हो, सीज़ेरियन काट हुआ हो, श्रोणि की शल्यक्रिया हुई हो, नसबंदी आपरेशन असफल रहा हो, श्रोणि में कोई ट्यूमर हो, प्रेरित या स्वजात गर्भपात हुआ हो, बंध्यतारोधी ओषधियां या समागम-पश्चात् ईस्ट्रोजेन गर्भनिरोधक गोली ली हो या एंडोमेट्रियॉसिस हो।

लक्षण

गर्भाशय-बाह्य गर्भ के लक्षण दिन चढ़ने के कुछ समय बाद प्रकट होते हैं। पेट के एक तरफ निचले हिस्से में बुरी तरह दर्द उठ सकता है, योनि से अचानक रक्तस्राव शुरू हो सकता है और

अचानक ही मूर्च्छा आ सकती है। यदि गर्भ की संभावना हो और पेट के निचले भाग में एक तरफ तेज़ दर्द उठे तो तुरंत ही डॉक्टर से परामर्श लिया जाना चाहिए। ऐसे में यह खतरा होता है कि बहुत अधिक रक्त जाने से रक्तचाप तेज़ी से गिरता चला जाए और स्थिति काफी नाजुक हो जाए।

निदान

जब तक गर्भ के बढ़ने से डिंबवाहिनी नलिका फट ही नहीं जाती, गर्भाशय-बाह्य गर्भ का निदान कर पाना काफी मुश्किल होता है। दरअसल तब तक गर्भ इतने बड़े आकार में नहीं आया होता कि डॉक्टर उसे महसूस कर सकें। निदान इसलिए भी पेचीदा होता है कि कुछ दूसरी बीमारियों के लक्षण भी इससे बिलकुल मिलते हैं। जैसे श्रोणि क्षेत्र की सूजन में, एंडोमेट्रियॉसिस में, किसी डिंबाशयी चोल के फूट जाने या ऐंठ जाने पर और गर्भस्राव की दशा में।

इस स्थिति में गर्भ हार्मोन, बीटा एच.सी.जी. की जांच अत्यंत उपयोगी साबित होती है। उससे गर्भ रुकने के बिल्कुल प्रारंभिक चरण में जब महीना न हुए कुछ ही दिन गुजरे होते हैं गर्भ से होने की पुष्टि हो जाती है। पर परीक्षण के पॉज़िटिव आने पर केवल गर्भ ठहरने की ही पुष्टि होती है, यह स्पष्ट नहीं होता कि गर्भ गर्भाशय के अंदर संलग्न है या कहीं बाहर टिका हुआ है। हां, इतना भेद ज़रूर होता है कि सामान्य गर्भ वाली स्त्रियों की तुलना में गर्भाशय-बाह्य गर्भ वाली स्त्रियों का बीटा एच. सी. जी. स्तर कुछ कम होता है और उसमें वृद्धि भी धीमे-धीमे होती है।

निदान के लिए अल्ट्रासाउंड की भी सहायता ली जा सकती है। पर गर्भ-हार्मोन परीक्षण की ही तरह यह भी पूरी तरह विश्वसनीय नहीं होता। लगभग 20 से 30 प्रतिशत गर्भाशय-बाह्य गर्भ के मामलों में अल्ट्रासाउंड से सही स्थिति का पता नहीं चल पाता।

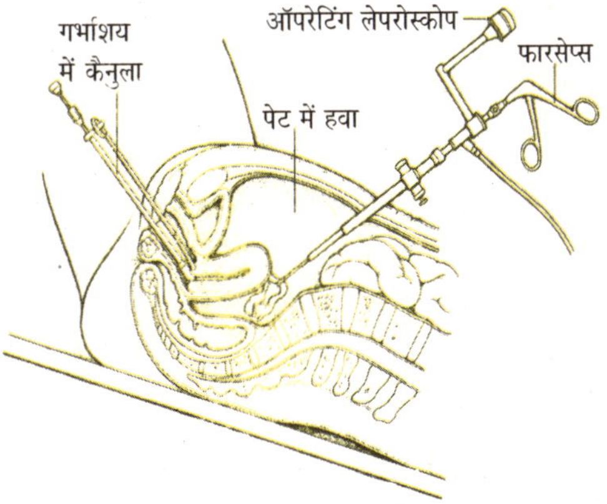

लेपरोस्कॉपी से आंतरिक जांच

यही कारण है कि कभी-कभी डॉक्टर कुल्डोसिन्टैसिस करते हैं। इसके लिए योनि के ऊपरी भाग से श्रोणिगुहा के निचले भाग में अंदर एक सूई डालकर

देखी जाती है। यदि वहां अंदर-अंदर रक्तस्राव हो रहा होता है तो इस सूई के माध्यम से वह बाहर आने लगता है। इससे गर्भाशय-बाह्य गर्भ ठहरने की संभावना को बल मिलता है।

कुछ मामलों में उदरगुहा में दूरबीन नुमा लैपरोस्कॉपिक यंत्र डालकर भी छानबीन करनी पड़ती है।

उपचार

गर्भाशय-बाह्य गर्भ का उपचार इस पर निर्भर करता है कि गर्भ किस स्थान पर संलग्न हुआ है और परिस्थिति कितनी गंभीर है। तुरंत अस्पताल में भर्ती होने की ज़रूरत पड़ती है। अक्सर ही रक्त चढ़ाने की ज़रूरत पड़ती है, और आपरेशन से ही गर्भिणी का जीवन बच पाता है। आपरेशन के समय गर्भाशय और डिंबवाहिनी नलिका को बचाने का पूरा प्रयास किया जाता है, विशेषकर यदि रोगिणी की पहले कोई संतान न हो या वह काफी छोटी उम्र की हो। ऐसे में आपरेशन करते समय डिंबवाही नलिका खोलकर गर्भ साफ कर दिया जाता है और उसमें सुधार कर उसे वहीं छोड़ दिया जाता है।

जिन मामलों में डिंबवाही नलिकाओं को बचा पाना संभव नहीं होता, उन मामलों में भी गर्भाशय को उसके स्थान पर ही छोड़ दिया जाता है। कुछ वर्ष पहले तक जब किसी स्त्री की दोनों नलिकाएं काट कर निकाली जाती थीं तो गर्भाशय भी निकाल दिया जाता था। सोच यह रहती थी कि अब स्त्री के गर्भवती होने की कोई संभावना तो रही नहीं। पर अब पात्रेनिषेचन (टेस्ट ट्यूब बेबी) तकनीक का विकास हो जाने के कारण ऐसा नहीं किया जाता। गर्भाशय को सुरक्षित रखा जाता है ताकि भविष्य में यदि मां बनना चाहें तो यह संभव हो सके।

विकलांग शिशु

विकलांग शिशु का जन्म वास्तव में बेहद पीड़ाकारी होता है। अधिकांश दंपति इसे स्वीकार नहीं कर पाते। चाहे कुछ मामलों में जन्मपूर्व हुए अल्ट्रासाउंड से उन्हें पहले से ही यह पता लग चुका होता है कि बच्चे में विकलांगता है। कई मामलों में विकलांगता का पता जन्म के कई महीने बाद लगता है। शिशु का समय के साथ-साथ अपेक्षित विकास नहीं होता, तभी इस ओर माता-पिता का ध्यान जाता है।

शिशु की विकलांगता का बोध होने पर अनेक दंपति, खासकर मांएं, अपराधबोध से ग्रस्त हो जाती हैं। उन्हें लगता है कि शायद शिशु की इस समस्या के लिए वे ही अपने किसी-न-किसी कृत्य के कारण ज़िम्मेदार हैं। इस अपराधबोध का प्रायः कोई औचित्य नहीं होता। पर यह अनुभूति समय के साथ ही जाती है। युक्तियुक्त ढंग से विचार करने वाले लोग आसपास हों

और खुलकर बातचीत करने का माहौल हो तो इस मनोदशा से शीघ्र उबरने में मदद मिलती है। ऐसे में यह कदापि उचित नहीं होता कि पति-पत्नी आपस में एक-दूसरे पर ही तोहमत लगाएं। दरअसल यह समय तो पूरे विवेक के साथ स्थिति को संभालने का है। माता-पिता को सकारात्मक सोच अपनाते हुए यह मानना चाहिए कि शिशु को इस स्थिति में संभालने और बड़ा करने की ज़िम्मेदारी यदि प्रकृति ने उन्हें सौंपी है तो उन्हें चाहिए कि इसे स्वीकार करें और सर्वोत्तम ढंग से अंजाम दें। समय की मांग यह होती है कि इस वक्त जितना अधिक सहारा और जानकारियां जुटा सकें, जुटाएं।

ऐसे में शिशु रोग विशेषज्ञ, प्रसूति विशेषज्ञ और पारिवारिक डॉक्टर से पूरी जानकारी प्राप्त की जानी चाहिए। अपने आसपास अपने शिशु के लिए जो भी मदद और सुविधा और उपचार की संभावनाएं हों उनका लाभ उठाना चाहिए। यदि भरपूर सहारा-समर्थन और उत्साहवर्द्धक माहौल मिले तो अनेक विकलांग शिशु सामान्य बच्चों से किसी भी तरह कम साबित नहीं होते। सोच यही होनी चाहिए कि बच्चे को अच्छी से अच्छी सुविधाएं दी जाएं और उसे बोझ या सज़ा के रूप में न लें। सच्चा सकारात्मक दृष्टिकोण और उचित देखभाल मिलने से बच्चा खुशी-खुशी विकास कर पाता है।

आगे दूसरे बच्चे का मन बने तो किसी जीन विशेषज्ञ से अवश्य परामर्श कर लेना चाहिए। वह विकार की आनुवंशिकी देखकर यह बता सकता है कि दूसरे बच्चे में विकलांगता के दोबारा होने की क्या संभावना होगी।

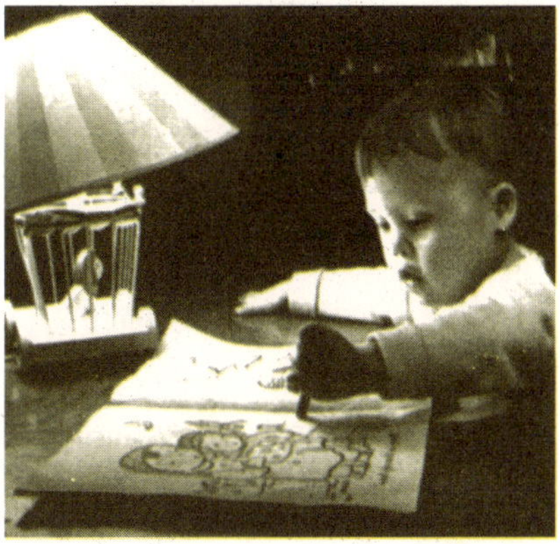

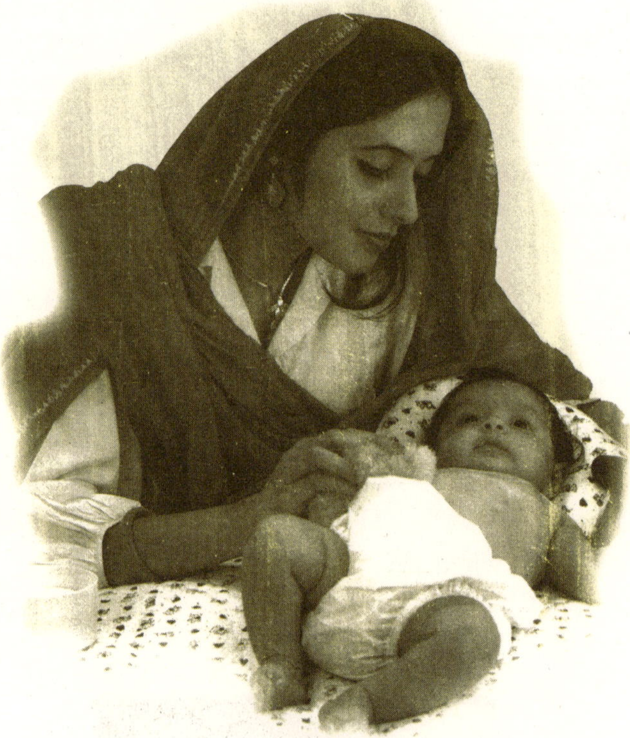

श्रम-बिंदु बना सा झलक रहा
भावी जननी का सरस गर्व;
बन कुसुम बिखरते थे भू पर
आया समीप था महा पर्व।

जयशंकर प्रसाद (1890-1937),
कामायनी

शिशु का आगमन

आखिर वह मंगल घड़ी आ ही जाती है जब बच्चे का जन्म होता है। गर्भाशय में पहले अनियमित संकुचन शुरू होते हैं जो आरंभ में 20-30 मिनट पर तथा फिर बार-बार और अधिक वेग से होने लगते है। 10-14 घंटों की कड़ी मेहनत के बाद मां की खुशी पूरे परिवार में खुशी की लहर ले आती है। शिशु के आगमन के साथ एक बार फिर पूर्वजों का नाम जीवित रखने वाला इस धरती पर आ जाता है।

शिशु के आने की तैयारी

शिशुजन्म का समय पास आते ही अस्पताल के लिए बैग तैयार करके रख लें। पता नहीं कब इसकी ज़रूरत पड़ जाए। इस बैग में वह सभी चीज़ें रख लें जिनकी अस्पताल में ज़रूरत होगी। जैसे,

- रात के कपड़े। इन दिनों में सामने से खुलने वाली पोशाकें अधिक सुविधाजनक रहती हैं।
- ड्रेसिंग गाउन और स्लीपर।
- नर्सिंग ब्रा या साधारण ब्रा।
- पायजामा और सैनिटरी टॉवेल को यथास्थान बांधे रखने के लिए बेल्ट।
- टॉयलेट बैग   कंघी, तौलिया, टूथब्रश, टूथपेस्ट, सैनिटरी टॉवेल आदि।
- शिशु के लिए कपड़े और नैपीज़ और अन्य अनिवार्य चीज़ें।

यदि घर में पहले से छोटे बच्चे हैं तो उपयुक्त प्रबंध कर लें कि अस्पताल में रहते समय बच्चों की देखभाल कौन करेगा। अस्पताल आधी रात भी जाना पड़ सकता है। संभव हो तो देखभाल करने वाला ऐसा हो जिसे बच्चे जानते हों। यह इंतज़ाम हो जाए और बच्चे समझदार

हों तो उन्हें पूरी बात ठीक-ठीक समझा देनी चाहिए कि क्या होने वाला है और उन्हें किस तरह रहना है।

कुछ महत्त्वपूर्ण टेलीफोन नंबर भी अपने साथ में रखें, जैसे कि अपने डॉक्टर का, अस्पताल और नर्सिंग होम का, पति का और किसी ऐसे मित्र या परिजन का जिसे तुरंत बुलाया जा सके। इन नंबरों को सदा सुलभ रखें ताकि ज़रूरत के समय इन्हें ढूंढ़ना न पड़े।

यह इंतज़ाम भी पहले से सोचकर रखें कि ज़रूरत के समय अस्पताल कैसे पहुंचना है। यदि अपने पास कार नहीं है तो अन्य विकल्प के बारे में विचार कर रखना चाहिए। यदि कार से जाना हो तो कार की टंकी में पर्याप्त मात्रा में पेट्रोल ज़रूर रखें।

अस्पताल से फारिग हो जाने के बाद क्या-क्या ज़रूरतें होंगी, इस पर भी अभी से ध्यान देना अच्छा रहता है ताकि घर लौटने पर किसी को इधर-उधर बहुत दौड़ाना न पड़े। घर में काम में आने वाली सभी ज़रूरी चीज़ें, जैसे राशन, साबुन-तेल, टूथपेस्ट, रोजमर्रा के उपयोग की छोटी-मोटी चीज़ें पहले से ही जुटा कर रख लें। इसी प्रकार बच्चे की सभी ज़रूरी चीज़ें, नैपीज़, कपड़े, सोने के लिए पालना आदि का भी बंदोबस्त कर रखें।

प्रसव के बाद अगले 10-14 दिनों तक योनिस्राव भी होता रहता है। शुरू-शुरू में यह काफी मात्रा में होता है। इसके लिए पर्याप्त सैनिटरी नैपकिन का इंतज़ाम रहना आवश्यक है।

अस्पताल से लौटते समय जिन चीज़ों की ज़रूरत होगी, उन्हें भी बैग में रख लें। इसमें अपने लिए ढीले-ढाले और आसानी से पहने जा सकने वाले कपड़े, बच्चे के कपड़े, कुछ लंगोटियां, सर्दी के मौसम में बच्चे को लपेटने के लिए शाल या कंबल ध्यान में रखना ज़रूरी है।

प्रसव-पीड़ा के आरंभिक लक्षण

गर्भावस्था की दूसरी तिमाही से ही गर्भाशय की पेशियां मानो प्रसव के अभ्यास में समय-समय पर संकुचन-क्रिया से गुज़रने लगती हैं। गर्भावस्था के आखिरी हफ़्ते में इस संकुचन-क्रिया की दर बढ़ जाती है। संकुचन-लहर उठने पर लगता है कि पेट सख्त हो गया है, फिर यह ज़रा देर में ही खुद-ब-खुद ढीला हो जाता है। इन संकुचनों को ब्रैक्सटॅन हिक्स संकुचन कहते हैं। सामान्य रूप से इनमें कोई दर्द नहीं होता और प्रसव के समय होने वाले संकुचन से ये काफी भिन्न होते हैं।

कुछ स्त्रियों को यह चिंता होती है कि प्रसव-पीड़ा शुरू होने पर वे उसे कैसे पहचान पाएंगी। पर जब इसका समय आता है तो इसे पहचान करने में भूल की गुंजाइश बहुत कम होती है। गलती अक्सर तभी होती है, जब प्रसव पीड़ा अपेक्षित समय से पूर्व ही शुरू हो जाती है।

कभी-कभी यह स्थिति आ सकती है कि प्रसव जल्दी शुरू हो जाए। यदि पेट या पीठ में तेज़ दर्द उठने लगे, योनि से रक्त आने लगे या गर्भ जल टूट कर बहने लगे तो तुरंत डॉक्टर से संपर्क करना चाहिए।

प्रसव शुरू होने के चिह्न हैं :

नियमित संकुचन

शुरूआत बहुत हल्के-हल्के संकुचनों से होती है। पेट में दर्द होता है, कुछ-कुछ वैसा ही जैसे मासिक के समय। दर्द पीठ में भी महसूस हो सकता है। जी मिचला सकता है। दस्त आने शुरू हो सकते हैं। इस समय ध्यान दें कि संकुचन कितने-कितने समय के अंतर से हो रहे हैं। क्रमशः संकुचन जल्दी-जल्दी होने लगेंगे और इनकी तीव्रता भी बढ़ जाएगी। जब ये नियमित रूप से और हर 10-15 मिनटों पर होने लगें या लगे कि स्थिति से खुद निपटना मुश्किल है तो समझ लें कि अब अस्पताल की ओर रवाना होने का समय आ गया है।

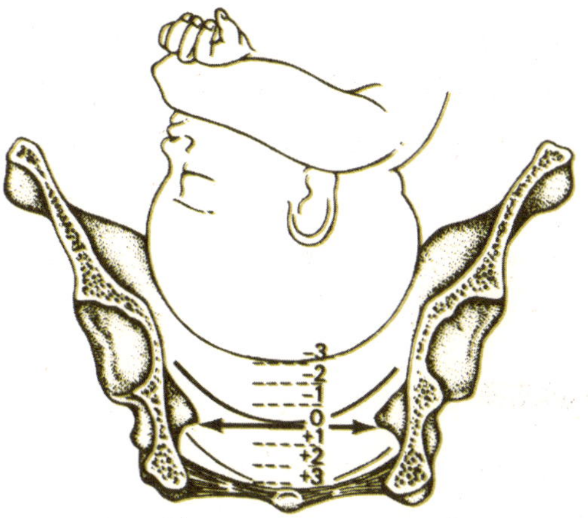

श्लेष्मा की डाट

प्रसव पीड़ा शुरू होने से ज़रा-सा पहले या प्रसव पीड़ा के प्रथम चरण में गर्भाशय-ग्रीवा में स्थित श्लेष्मा (म्यूकस) की डाट अपने आप निकल कर योनिद्वार से बाहर आ जाती है। यह डाट चटख गुलाबी रंग की और श्लेष्मा-युक्त होती है। इसके दिखने पर अस्पताल चले जाना चाहिए।

इस समय आमतौर पर योनि से अधिक रक्त नहीं आता। सिर्फ थोड़ा सा रक्त श्लेष्मा के साथ रल-मिलकर आता है। यदि रक्त अधिक मात्रा में आ रहा है तो समय गंवाए बिना तुरंत डॉक्टर से बताना चाहिए।

गर्भजल टूटना

गर्भाशय में जिस थैली में शिशु तैरता है वह प्रसव पीड़ा के शुरू होते ही या इसके कुछ ही समय बाद टूट जाती है। यदि गर्भजल प्रसव पीड़ा के शुरू होने से पहले टूटता है तो यह द्रव या तो योनिद्वार से धीमे-धीमे टपकता हुआ दिखता है या एकदम से प्रवाह के रूप में आ पड़ता है जिसे संभालना मुश्किल हो जाता है। ऐसे में तुरंत अस्पताल पहुंच जाना चाहिए।

गर्भजल बिना किसी चेतावनी के किसी भी समय टूट सकता है। इसीलिए प्रसव की तिथि नज़दीक आने पर पर्याप्त सैनिटरी टावेल ज़रूर साथ रखने चाहिए। घर पर अचानक गर्भजल टूट जाए तो बिस्तर पर चादर के नीचे मोमजामा या प्लास्टिक शीट बिछाई जा सकती है। इससे बिस्तर भीगेगा नहीं। यदि अभी प्रसव वेदना शुरू न हुई हो और बच्चे के आने में समय हो, तो डॉक्टर से फोन कर समुचित राय ले लेनी चाहिए। लापरवाही बरतने से योनिमार्ग के रास्ते भीतर संक्रमण जाने का जोखिम बना रहता है। बच्चे और अपने स्वास्थ्य के लिए इस जटिलता से बचे रहना ज़रूरी है।

अस्पताल में

प्रत्येक अस्पताल का कार्य करने का अपना अलग एक ढंग होता है, लेकिन कुछ बुनियादी चीज़ें लगभग हर जगह एक जैसी ही होती हैं। जैसे भी हो, हर चीज़ के बारे में पहले से ही ठीक-ठीक जानकारी प्राप्त कर लेनी चाहिए ताकि ऐन वक्त पर किसी चीज़ को लेकर असुविधा न हो। अस्पताल से जो अपेक्षाएं हों उनके बारे में साफ-साफ पूछ लेना चाहिए और उसकी जो सीमाएं हैं, वह भी ठीक-ठीक समझ लेनी चाहिए।

आमतौर पर अस्पताल पहुंचते ही प्रसूति-विशेषज्ञ स्थिति से परिचित होने के लिए विस्तार से जानकारी प्राप्त करती हैं और पूरी जांच भी करती हैं। वे मां की नाड़ी, तापमान और रक्तचाप देखती हैं तथा मूत्र की परीक्षा करती हैं। साथ ही, वे पेट से जांच कर शिशु की स्थिति का जायज़ा लेती हैं औंर शिशु का हृदय स्पंदन सुनती हैं । जरूरत समझने पर इसी

समय वे अंदरूनी जांच भी करती हैं, ताकि जान सकें कि गर्भाशय-ग्रीवा कितनी खुल चुकी है। इसी से यह पता चलता है कि प्रसव किस चरण में है और उसके आगे बढ़ने में अंदाज़न कितना समय लगेगा। इस समय मन में अगर कोई जिज्ञासा हो तो डॉक्टर से स्पष्ट पूछ लें।

डॉक्टरी जांच पूरी होने के बाद कुछ अस्पतालों में नर्स आकर प्यूबिक रोमों को शेव कर देती है। लेकिन इस बारे में प्रत्येक अस्पताल की अपनी नीति होती है। कुछ अस्पतालों में केवल योनिद्वार के आसपास के रोम शेव किए जाते हैं और कुछ अस्पतालों में यह भी नहीं किया जाता। डॉक्टर मलद्वार में बत्ती या एनीमा देती हैं ताकि हाजत महसूस हो और पेट साफ हो जाए। बहुत सी स्त्रियां प्रसव शुरू होने से पहले सामान्य रूप से और आसानी से ही पेट साफ कर लेती हैं। उन्हें एनीमा देने की ज़रूरत नहीं पड़ती।

कई अस्पतालों में इस समय स्नान की सुविधा भी दी जाती है। प्रसव के इस प्रारंभिक चरण में गुनगुने पानी से स्नान करने से काफी आराम मिलता है। इसके बाद प्रसव की स्थिति के मुताबिक प्रथम-चरण प्रसव वार्ड या प्रसूति कक्ष में ले जाया जाता है।

प्रसव पीड़ा से राहत पाने के उपाय

जैसे-जैसे प्रसव आगे बढ़ता है वैसे-वैसे प्रसव वेदनामय होता जाता है। यदि प्रसव के समय इस वेदना से बचना चाहें तो पहले ही अपनी डॉक्टर से इससे निपटने के तरीकों के बारे में विचार कर लें। दर्द से राहत पाने के कई तरीके हैं।

वेदनारहित प्राकृतिक प्रसव

प्रसव सामान्य और प्राकृतिक क्रिया है। जिस समय डॉक्टर नहीं होते थे, उस समय भी बच्चे हुआ करते थे। अतः प्रसव से डरने की जरा भी ज़रूरत नहीं है। पहले से ही यह ठीक-ठीक समझ लें कि प्रसव के दौरान शरीर किस-किस प्रक्रिया से गुज़रेगा। मन में भय हो, तनाव में रहें तो प्रसव अधिक कष्टकर हो जाता है, जबकि संयम बने रहने से सब चीज़ें सामान्य और सुगम हो जाती हैं। प्रसवपूर्व ही यह ठीक से सीख और समझ लेने से काफी मदद मिलती है कि प्रसव के समय कैसे विधिपूर्वक सांस लेना है और शरीर को कैसे किस समय ढीला छोड़ना है। यह व्यायाम पुस्तक में अन्यत्र विस्तारपूर्वक बताए गए हैं।

स्वयं को प्रसव की प्रक्रिया के साथ लय में महसूस करना महत्त्व की बात है। इस दौरान

डॉक्टर के निर्देशों का भी ठीक से पालन करना चाहिए। इससे प्रसव की क्रिया अधिक सुगमता के साथ पूरी हो सकेगी।

इस समय शरीर मुद्रा का भी बेहद महत्त्व होता है। उदाहरण के लिए, घुटनों के बल झुकने से भी मदद मिल सकती है। वार्ड में ही टहलने, या आगे-पीछे झूलने से भी आराम मिल सकता है। कोई मालिश करता रहे, तो उससे भी आराम मिलता है।

अस्पताल की नीति इस बात की अनुमति दे तथा प्रसूति-कक्ष में कोई अपना पास में रहे, तो इससे भी मानसिक रूप से संबल मिलता है।

इंजेक्शन

प्रसव के दर्द से राहत पाने के लिए किसी तेज़ पीड़ा-निवारक दवा का इंजेक्शन भी लिया जा सकता है। इसके लिए प्रायः पेथिडीन नामक दवा का इस्तेमाल होता है। साथ में फेनारगन भी दी जाती है। ये टीके आसानी से तुरंत लग जाते हैं। इनका प्रभाव आने में लगभग 20 मिनट लगते हैं और यह प्रभाव दो से चार घंटों तक बना रहता है। इससे दर्द काफी कम हो जाता है, मगर साथ ही दिलो-दिमाग पर मदहोशी-सी छा जाती है। कहीं नींद घिर आए तो इतना होश भी नहीं रहता कि कब ज़ोर लगाना है। दूसरी कठिनाई यह होती है कि प्रसव से लगभग एक घंटे पहले शरीर में पेथिडीन पहुंचने से बच्चा उनींदा-सा हो सकता है और जन्म पाने के बाद सांस लेने में थोड़ा सुस्त हो सकता है। ज़रूरत होने पर ऐसे में उसे एक टीका देकर पेथिडीन के प्रभाव से मुक्त कराया जा सकता है।

एपिड्यूरल ब्लॉक

एपिड्यूरल ब्लॉक एक प्रकार से स्थानिक संज्ञाहारी ओषधि के रूप में कार्य करता है। यह गर्भगुहा से मस्तिष्क तक दर्द की संवेदना ले जाने वाली तंत्रिकाओं को सुन्न कर देता है जिससे दर्द का पता नहीं चलता। अपने इसी गुण के कारण यह तकनीक आज कष्टरहित प्रसव के लिए सबसे लोकप्रिय है। अधिकांश स्त्रियों को प्रसव के समय एपिड्यूरल ब्लॉक से पूरा आराम मिल जाता है।

एपिड्यूरल ब्लॉक संज्ञाहरण विशेषज्ञ (ऐनेस्थिज़ियोलजिस्ट) द्वारा ही दिया जाना चाहिए। इसके लिए गर्भिणी मां को एक करवट से, घुटने पेट की ओर मोड़कर लिटाया जाता है। अब

एक विशिष्ट सूई से पीठ की रीढ़ की कशेरुकाओं के बीच एपिड्यूरल यानी अधिदृढ़तानिका क्षेत्र में पहुंचा जाता है। मेरुरज्जु की तंत्रिकाओं के ठीक बाहर वाले इस स्थान में अब पहले डाली गई सूई के ऊपर एक प्लास्टिक की ट्यूब पिरो दी जाती है। सूई बाहर खींच ली जाती है और चिपकाने वाले प्लास्टर की मदद से ट्यूब को पीठ पर यथास्थान लगा रहने देते हैं। इस क्रिया में लगभग 20 मिनट लगते हैं।

अब इसी ट्यूब के रास्ते संज्ञाहारी ओषधि अंदर डालते हैं और ज़रूरत होने पर दोबारा-तिबारा भी इसी रास्ते यह दवा भीतर डाली जा सकती है। यह संज्ञाहारी दवा 15-20 मिनटों में अपना असर दिखाने लगती है। लेकिन इस युक्ति के कुछ नुकसान भी हैं। इसके बाद जब तक दवा का असर रहता है, तब तक पांव इतने बेजान हो जाते हैं कि कुछ करते नहीं बनता। मूत्र-त्याग कर पाना भी मुश्किल हो जाता है और इसीलिए मूत्राशय में प्लास्टिक की नली (केथेटर) डालनी पड़ती है। इधर-उधर हिलना-डुलना मुश्किल हो जाता है। इसके साथ ही संकुचन महसूस नहीं होते इसलिए डॉक्टर जब-जब ज़ोर लगाने को कहती है तभी ज़ोर लग पाता है। इससे प्रसव-क्रिया स्वतः स्फूर्त नहीं रह पाती और शिशु को जन्म देने में अधिक समय लग सकता है। यह जोखिम भी होता है कि रक्तचाप अचानक घट जाए या भीतर अधिदृढ़तानिका क्षेत्र (एपिड्यूरल स्पेस) में संक्रमण हो जाए। पर एक कुशल विशेषज्ञ की अच्छी देखभाल मिले तो यह खतरे न के बराबर होते हैं।

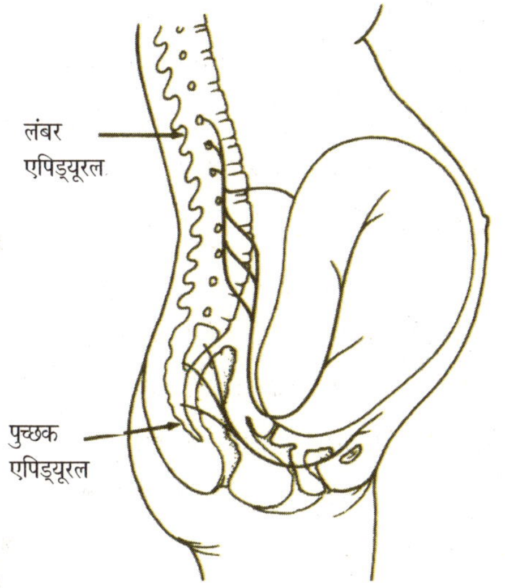

वेदनारहित प्रसव के लिए एपिड्यूरल ब्लाक

प्रसव

प्रसव के तीन चरण होते हैं। पहले चरण में गर्भाशय-ग्रीवा धीरे-धीरे ढीली पड़कर खुलती है। दूसरे चरण में शिशु अंदर से ज़ोर लगने से गर्भाशय से निकल पड़ता है और योनिद्वार से बाहर

आता है। और तीसरे चरण में अपरा गर्भाशयी भित्ति से अलग होकर अंदर के दबाव से योनिद्वार से बाहर आ जाती है।

पहला चरण

गर्भाशय-ग्रीवा का खुलना

प्रसव के शुरू में गर्भाशय-ग्रीवा आमतौर से बंद रहती है। लेकिन गर्भाशय की पेशियों के संकुचन से यह धीरे-धीरे खुलना शुरू होती है और 10 सेंटीमीटर तक खुल जाती है। यह उसकी पूर्ण फैलाव की अवस्था है और उसके इतने चौड़े हो जाने पर बच्चा गर्भाशय से बाहर आ सकता है।

पहली संतान के समय प्रसव का यह प्रथम चरण आमतौर पर छः से 12 घंटों का होता है। अगले बच्चों में यह घटकर दो से सात घंटों या और कम समय में पूरा हो जाता है। इस बीच मां अपना चलना-फिरना बनाए रख सकती है।

इस प्रथम चरण में कभी-कभी ऐसा लग सकता है कि मानो कुछ भी नहीं हो रहा हो। ऐसे में परेशान होने की बजाय प्रसूति विशेषज्ञ से पूछ लेना चाहिए कि प्रसव में किस रफ्तार से प्रगति हो रही है।

प्रसव के शुरू हो जाने के बाद खाने-पीने पर रोक लगा दी जाती है। इसका उद्देश्य मां को उबकाई से बचाकर रखना है और जरूरत होने पर बेरोक-टोक संज्ञाहारी ओषधि दे सकने की गुंजायश जीवित रखना है। जिससे कि सीज़ेरियन काट की ज़रुरत पड़े तो मुश्किल न हो ।

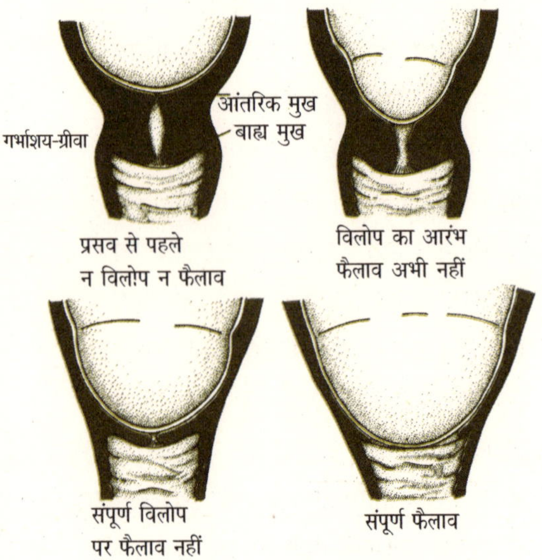

प्रसव के पहले चरण में गर्भाशय-ग्रीवा चौड़ी होने के साथ-साथ फैलती है

प्रसव के प्रथम चरण में डॉक्टर थोड़े-थोड़े समय बाद यह जांच करती हैं कि प्रसव किस गति से आगे बढ़ रहा है। इसका पता उन्हें गर्भाशय-ग्रीवा के खुलने की रफ्तार से चलता है। उनका बच्चे के दिल की धड़कन पर भी पूरा ध्यान रहता है।

धीरे-धीरे संकुचन और तेज़ तथा तकलीफ़देह होते जाते हैं। गर्भावस्था के दौरान सीखी गई शरीर ढीला छोड़ने और सांस लेने की विधि इस समय काफी उपयोगी सिद्ध होती है।

प्रथम चरण का अंत आते-आते, मां को हर संकुचन के साथ अंदर से ज़ोर लगाने का आवेग महसूस होने लगता है। किंतु जब तक गर्भाशय-ग्रीवा पूरी न खुल जाए और बच्चे का सिर न दिखने लगे, तब तक ज़ोर नहीं लगाना होता। डॉक्टर इस बारे में अगाह करती रहती हैं। ज़ोर लगाने की इच्छा दबाने के लिए मुंह से बार-बार सांस धीमे- धीमे बाहर छोड़नी चाहिए और आवेग अगर बहुत तेज़ हो तो उसे रोकने के लिए हांफने की तरह हल्की-हल्की सांसें मुंह से छोड़नी चाहिए।

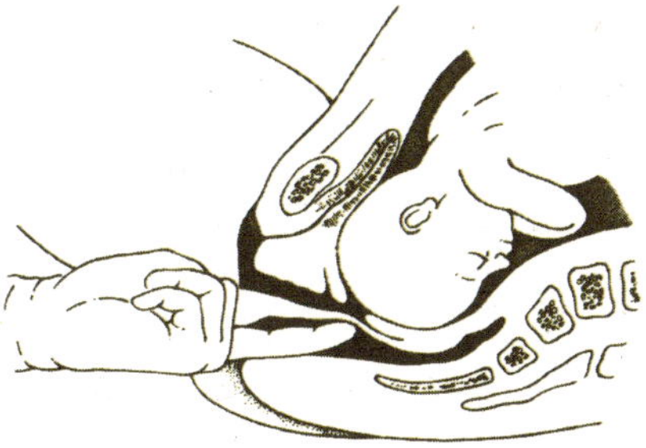

दूसरा चरण
शिशु का जन्म

प्रसव के दूसरे चरण में बच्चा गर्भाशय को छोड़कर योनिद्वार से जन्म लेता है। गर्भाशय-ग्रीवा के पूरा खुल जाने पर संकुचनों की प्रकृति बदल जाती है। अब उनमें इतनी शक्ति आ जाती है कि उनसे बच्चे को बाहर ढकेलने में मदद मिलने लगती है। अपने अंदर से भी जैसे ज़ोर लगाने का एक अदम्य आवेग महसूस होता है। गर्भाशय के पेशीतंतु प्रत्येक संकुचन के बाद किंचित छोटे हो जाते हैं और बच्चा योनि से बाहर रास्ता पाता जाता है। इसमें सिर्फ दो ही बाधाएं होती हैं—एक तो गर्भाशय से योनि का मार्ग तीखे मोड़ के रूप में होता है, और दूसरी, श्रोणितल में योनिद्वार पर मौजूद पेशियां, संयोजी ऊतक और त्वचा खुलने में थोड़ा समय लेते हैं। लेकिन आखिर में मां के अनथक प्रयत्न से यह कठिन कार्य भी पूरा हो जाता है।

जब गर्भाशय-ग्रीवा पूरी खुल जाती है और बच्चे का सिर दिखने लगता है तब जैसे-जैसे संकुचन आते हैं डॉक्टर नीचे की तरफ ज़ोर लगाने के लिए कहती हैं।

इस समय वही मुद्रा अपनानी चाहिए जो सबसे उपयुक्त और आरामदेह लगे। मुमकिन है पीठ के नीचे टेक देना सबसे सुविधाजनक लगे या चारों हाथों-पांवों पर झुकना। या एक तरफ करवट लेना या उकड़ूं हो जाना। वही आसन अपनाएं जो उपयुक्त लगे। अब जैसे ही संकुचन शुरू हो, दो-तीन गहरी सांसें लें और नीचे की ओर ज़ोर लगाएं। बीच में जब-जब ज़रूरत हो, गहरी सांस भर लें। संकुचनों के साथ ताल-मेल बिठा लें। जब तक संकुचन समाप्त न हो तब तक बार-बार ज़ोर लगाएं। ज़ोर लगाते हुए नीचे के अंग को अधिक-से-अधिक खोलने का प्रयत्न करती रहें। एक संकुचन पूरा हो जाए तो अगला संकुचन शुरू होने तक आराम से लेटें और अगले संकुचन के लिए ताकत जुटाएं।

प्रसव का यह दूसरा चरण कुल एक से दो घंटों में पूरा होता है। बच्चे का सिर संकुचनों के साथ धीरे-धीरे योनि में आगे बढ़ता जाता है। जब यह योनिद्वार पर दिखने लगता है, उस समय प्रसूति विशेषज्ञ के निर्देश ध्यान से सुनना और उनका अनुसरण करना विशेष रूप से आवश्यक होता है। कब ज़ोर लगाना है, कब श्वास-क्रिया और शिथिलन व्यायाम की मदद से वेग को नियंत्रित करना है, यह पूरी तैयारी अब काम आती है। पूरा प्रयत्न इस ओर होता है कि बच्चे का सिर धीरे-धीरे बाहर आए। इससे योनि और मलद्वार के बीच के संयोजी ऊतक और पेशियों पर धीमे-धीमे दबाव पड़ता है, योनिद्वार को खुलने के लिए समय मिल जाता हैं और इस क्षेत्र के नाजुक ऊतक फटने से बच जाते हैं।

यदि योनिमार्ग तंग होता है, तो उस भाग में स्थानीय संज्ञाहारी ओषधि का टीका देकर योनिमार्ग को चौड़ा करने के लिए एक काट भी लगाया जाता है। इसे एपिसियॉटॅमी कहते हैं। प्रसव-क्रिया पूरी हो जाने पर इस काट पर टांके लगा दिए जाते हैं और कुछ ही दिनों में यह भर जाता है।

बच्चे का सिर बाहर आ जाने के बाद बाकी प्रसव आसान होता है। केवल एक बार हल्का

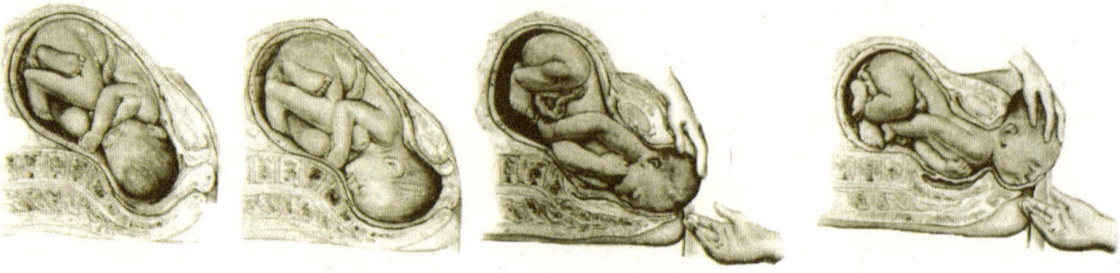

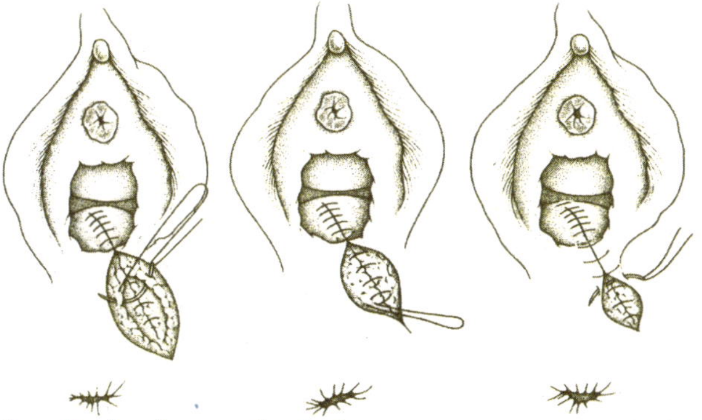

योनिमार्ग को चौड़ा करने के लिए लगाए गए काट की सिलाई

ज़ोर लगाने मात्र से बच्चे का पूरा शरीर बाहर आ जाता है। बच्चे को नाल समेत उठाकर इस समय मां से मिलाया जा सकता है। जैसे ही बच्चा भली-भांति सांस लेने लगता है, नाल पर एक चिमटी (क्लैंप) लगाकर अतिरिक्त नाल को काट दिया जाता है। थके-मांदे बच्चे की नाक और मुंह में इस समय कुछ श्लेष्मा फंसी हो सकती है, जिसे साफ करने की ज़रूरत होती है। इस वक़्त कुछ समय के लिए बच्चे को ऑक्सीजन भी देनी पड़ सकती है। यह एक सामान्य-सी बात है जिसके बारे में चिंता नहीं करनी चाहिए।

अब बाल विशेषज्ञ बच्चे की जांच करते हैं। बच्चा इस समय भीगा और सना हुआ दिखता है। उसके बदन पर रक्त और कुछ सफेद वर्निक्स अभी भी लगा होता है। इसे साफ कर बच्चे का वज़न, लंबाई, सिर के घेरे का नाप आदि लिया जाता है। बड़े अस्पतालों में उसकी बांह पर मां के नाम की पट्टी भी लगा दी जाती है और बच्चे के फिंगर-प्रिंट उसके कागज़ों पर ले लिए जाते हैं ताकि बच्चों की अदला-बदली न हो।

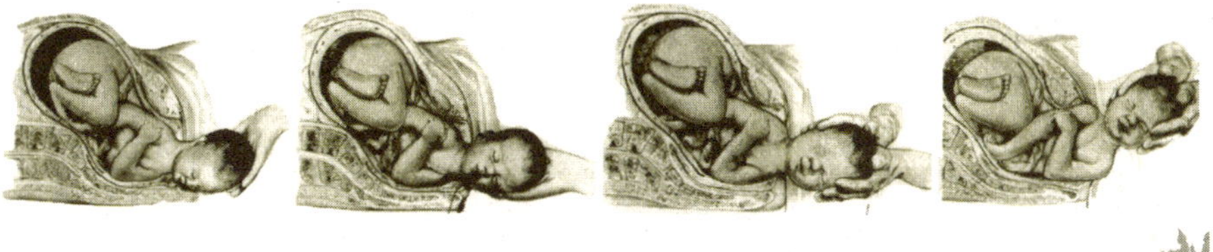

तीसरा चरण

अपरा का प्रसव

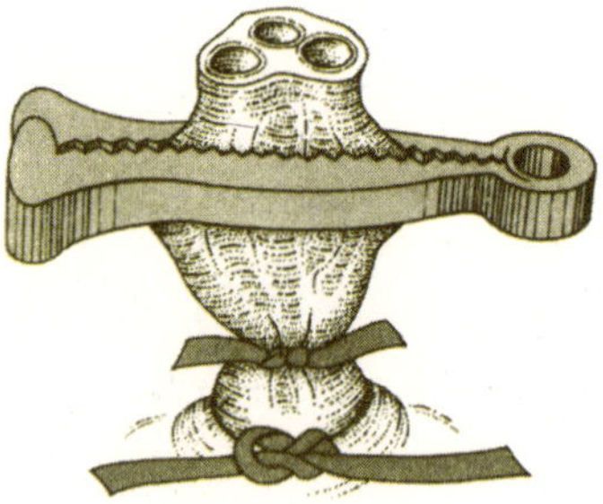

बच्चे के जन्म के 10-15 मिनट के भीतर गर्भाशय में संकुचन आने से अपरा भी बाहर आ जाती है। यह क्रिया मुक्कमल ढंग से समय से पूरी हो जाए, इसके लिए बच्चे के जन्म लेते ही मां की जांघ में मेथरजिन का इंजेक्शन दिया जाता है । इससे गर्भाशय की संकुचन-क्रिया पूरी हो जाती है। नाल को हल्के से बाहर खींचा जाता है और साथ ही, मां अपनी ओर से भी थोड़ा ज़ोर लगाती है, जिससे अपरा नाल समेत बाहर आ जाती है। इसे ही खेड़ी या पुरइन भी कहा जाता है।

प्रसव-क्रिया पूरी होने पर अब साफ़-सफ़ाई का नंबर आता है। श्रोणितल में काट लगाया गया हो तो उसे बंद करने के लिए टांके लगाए जाते हैं। फिर मां को धो-साफ़ कर ताज़ा कर दिया जाता है।

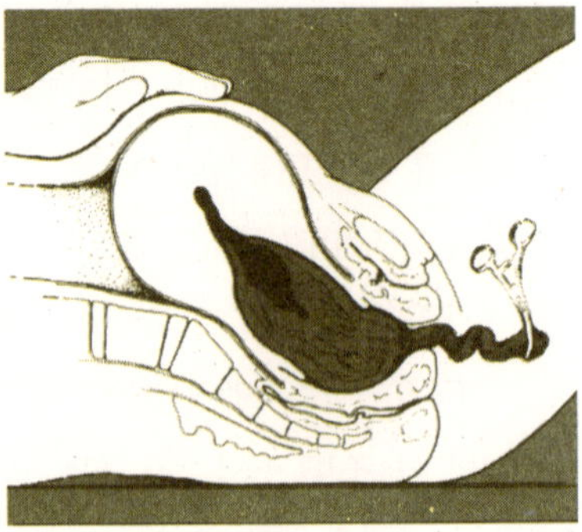

अपरा का जन्म

अब आता है मिलन का अनमोल क्षण! बच्चा मां की गोद में होता है। उसे मां अब स्तनपान करा सकती है। शुरू-शुरू में बच्चा अक्सर बहुत कम समय में ही थक जाता है। पर मां के लिए उसे बार-बार अपने स्तनों से लगाना ज़रूरी है। चूषण-क्रिया से मां के शरीर में पीयूष ग्रंथि से ऑक्सीटोसिन हार्मोन स्रवित होता है जिससे स्तनों में दूध उतरने लगता है। इसी हार्मोन के प्रभाव से गर्भाशय में भी सिकुड़न की प्रक्रिया तेज़ होती है जिससे वह समय से अपने सामान्य आकार में लौट जाता है।

विशेष मामले

रूहीसस नेगेटिव मांएं

यदि मां का रक्त वर्ग रूहीसस नेगेटिव और पिता का रूहीसस पॉजिटिव है तो प्रसव के तुरंत बाद मां को, अगले शिशु की सुरक्षा के लिए, एक इंजेक्शन दिया जाना आवश्यक है। यह

एंटि-डी का टीका प्रसव के 72 घंटों के अंदर लगना होता है। इंजेक्शन न लेने से अगली बार गर्भवती होने पर अनावश्यक ही दूसरा बच्चा जटिलताओं से घिर सकता है।

प्रसव-प्रेरण

कभी-कभी ऐसी परिस्थितियां भी बन जाती हैं कि प्राकृतिक प्रसव की प्रतीक्षा नहीं की जा सकती और तत्काल प्रसव कराने के लिए कोई युक्ति लगाई जाती है। इसे 'प्रसव-प्रेरण' कहते हैं। इसकी ज़रूरत उस समय पड़ती है जब या तो मां या बच्चे का जीवन खतरे में होता है और तत्काल प्रसव करा कर उन्हें बचाया जा सकता है। जैसे, 40 हफ़्ते पूरे होने के बाद भी प्राकृतिक रूप से प्रसव न हो, और बच्चे का जीवन खतरे में दिखाई दे या मां को उच्च रक्तचाप, एक्लैंप्सिया या डायबिटीज़ हो और उसके गर्भवती रहने से पैचीदगियां उत्पन्न होने का डर हो।

प्रसव-प्रेरण का फैसला ठीक से और बहुत सोच-समझकर ही लिया जाता है। फिर भी मन में कोई प्रश्न हो तो उसके बारे में डॉक्टर से खुलकर बातचीत कर लेनी चाहिए ।

प्रसव-प्रेरण की दो विधियां हैं। एक गर्भजल तोड़कर और दूसरा, बांह की नस में ऑक्सीटोसिन हार्मोन प्रसव-प्रेरक देकर।

गर्भजल को तोड़ने के लिए उस झिल्ली को तोड़ा जाता है जिसमें गर्भजल भरा होता है। ऐसे में यदि परिस्थितियां प्रसव के अनुकूल होती हैं, तो जल्द ही गर्भाशय में संकुचन आने शुरू हो जाते हैं और प्रकृतिक प्रसव के समान बच्चे का जन्म हो जाता है। पर यह विधि तभी कामयाब हो पाती है जब परिस्थितियां कुल मिलाकर सामान्य प्रसव शुरू होने के पक्ष में होती हैं। बच्चे का सिर नीचे श्रोणि में आकर स्थिर हो चुका हो, गर्भाशय-ग्रीवा कोमल होकर खुलने लगे और गर्भकाल पूरा हो चला हो तो गर्भजल तोड़ने से सफल प्रसव होने की बहुत अच्छी संभावना बनती है। लेकिन गर्भजाल तोड़ने पर भी 48 घंटों तक शिशुजन्म न हो तो भीतर संक्रमण के जाने का जोखिम खड़ा हो जाता है। दूसरा जोखिम बच्चे की नाल दबने का होता है। ऐसे में बच्चे का जीवन बचाने के लिए तुरंत सीज़ेरियन ऑपरेशन करना पड़ सकता है।

दूसरी विधि में मां को ऑक्सीटोसिन दिया जाता है। यह उस प्राकृत हार्मोन की ही तरह कार्य करता है जिससे सामान्य प्रसव की क्रिया शुरू होती है। ग्लूकोस की बोतल में उचित मात्रा में मिलाकर यह मां को बांह की नस से दिया जाता है। लेकिन यह तरीका भी हर मामले में

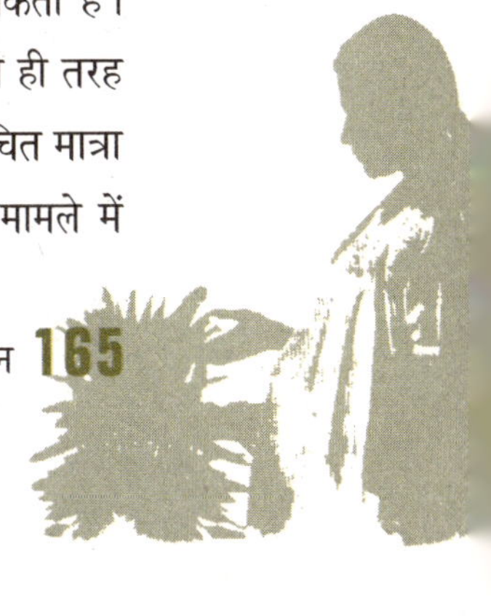

कामयाब नहीं होता। कुछ में पहली ही बार में यह काम कर जाता है, तो कुछ में इसे दो या तीन बार देना पड़ता है। अगर ऑक्सीटोसिन की अधिकतम सुरक्षित मात्रा देने पर भी 24 घंटों में प्रसव नहीं शुरू होता, तो और ऑक्सीटोसिन नहीं देते। प्रसव बिलकुल तत्काल ज़रूरी नहीं होता, तो दो-तीन दिनों के बाद इसे फिर आज़माया जा सकता है।

फॉरसैप्स से प्रसव

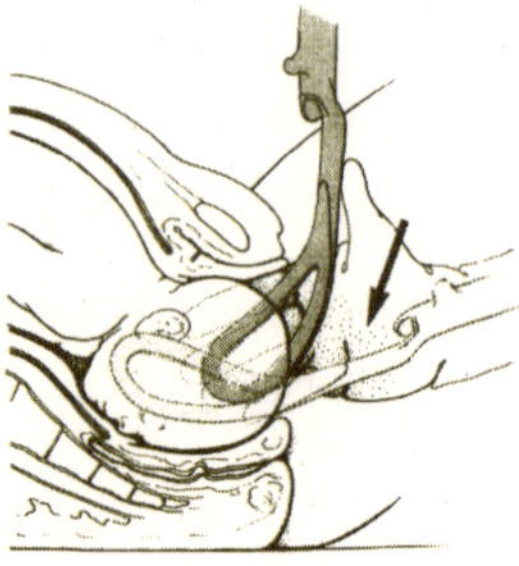

फारसैप्स एक बड़े चिमटे की तरह का शल्य यंत्र है जिसकी मदद से शिशु को योनिद्वार से बाहर लाया जा सकता है। बच्चा योनिद्वार पर पहुंच गया हो पर मां की हिम्मत जवाब देने लगे और संकुचन सुस्त हो जाएं या बच्चे के जीवन पर संकट हो, तब इस विधि का सहारा लिया जाता है।

पहले एक स्थानीय संज्ञाहारी का इंजेक्शन दिया जाता है। फिर बच्चे के सिर पर फॉरसैप्स लगाकर उसे सावधानी के साथ खींचकर बाहर निकाल लिया जाता है। उस समय अपनी ओर से ज़ोर लगाकर मां भी इस क्रिया में मदद कर सकती है।

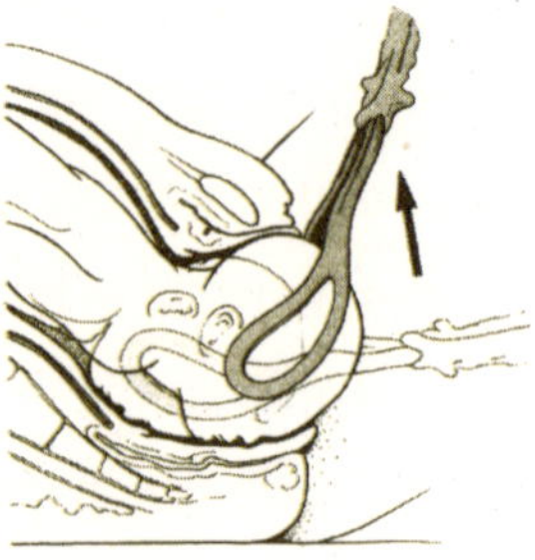

प्रसव के बाद बच्चे के सिर पर यहां-वहां फॉरसैप्स के निशान दिख सकते हैं। इनके बारे में चिंता करने की ज़रूरत नहीं होती। ये निशान जल्दी ही हल्के पड़ जाते हैं।

फॉरसैप्स लगाने से पहले योनिद्वार को चौड़ा करने के लिए श्रोणितल में काट लगाना ज़रूरी होता है। इसी से फॉरसैप्स लगाने की जगह बनती है। यह काट प्रसव के बाद टांके लगाकर बंद कर दिया जाता है।

निर्वात निष्कर्षण

जिन कारणों के लिए फॉरसैप्स से प्रसव किया जाता है, उन्हीं के लिए इस विधि का उपयोग भी किया जाता है। एक खोखली धातु की कैप शिशु के सिर से चूषण द्वारा सटा दी जाती

है। तब मां के ज़ोर लगाने के साथ-साथ इस कैप की मदद से शिशु को खींच कर बाहर निकाल लिया जाता है। बाद में शिशु के सिर में सूजन मालूम पड़ सकती है जो धीरे-धीरे दूर हो जाती है।

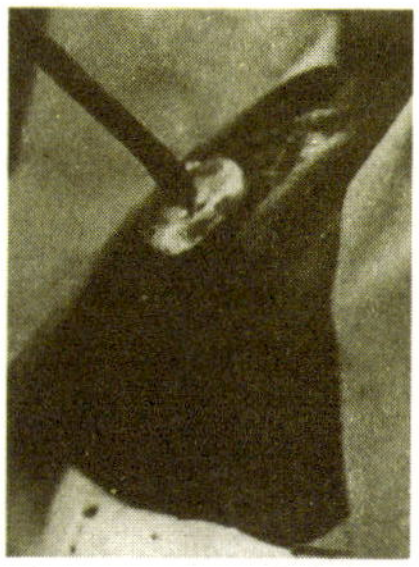

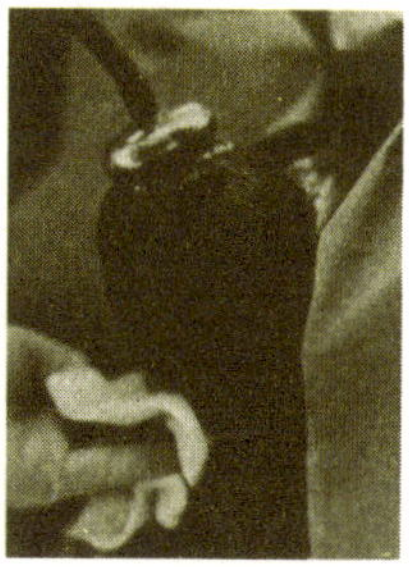

सीज़ेरियन काट

सीज़ेरियन काट को ही आम बोलचाल की भाषा में बड़ा आपरेशन कहा जाता है। इसमें पेट के निचले हिस्से की भित्ति और गर्भाशय में चीरा लगाकर मां के पेट से बच्चे को निकाल लिया जाता है। यह आपरेशन लगभग चार सौ साल से होता आ रहा है। पहले यह मृत और मृत्यु के मुंह में जा रही माताओं पर किया जाता था। कोशिश यह होती थी कि बच्चा बच सके तो बचा लिया जाए। किंवदंती तो यह भी है कि रोमन सम्राट जूलियस सीज़र का जन्म इसी विधि से हुआ था, इसीलिए इसका नाम सीज़ेरियन काट पड़ा। लेकिन यह एक मिथक ही मालूम होता है। रोमन साम्राज्य में कानूनन यह शल्यक्रिया शिशुजन्म से पूर्व मर जाने वाली गर्भवती स्त्रियों पर ही किया जाना मान्य था, जबकि जूलियस सीजर की मां तो उसके जन्म के लंबे समय बाद तक जीवित थी। किसी जीवित स्त्री पर सीज़ेयिरन काट करने का सबसे पहला प्रमाणित मामला सन् 1610 का है। उस युग में यह शल्यक्रिया बहुत जोखिम भरी थी और मृत्यु दर इतनी अधिक थी कि यह लंबे समय तक बहुत कम इस्तेमाल की गई। 19वीं शताब्दी के अंत में, जब एंटिसेप्टिक की समझ विकसित हुई तथा शल्यक्रिया की तकनीक में भी विकास और सुधार आया तभी इस विधि के खतरे कम हुए और यह धीरे-धीरे प्रचलित होती गई।

अब यह मुकम्मल और सुरक्षित शल्य तकनीक बन चुकी है। प्रसूति विशेषज्ञ इसका कई स्थितियों में प्रयोग करती हैं। जिन मामलों में पूर्वजांच से ही यह पता चल जाता है कि प्राकृतिक प्रसव नहीं हो सकता उनमें तिथि और समय तय कर भी यह प्रसूति-आपरेशन किया जाता है। ऐसी स्थिति तब बनती है जब श्रोणिगुहा इतनी छोटी होती है कि बच्चा उससे गुज़र नहीं सकता।

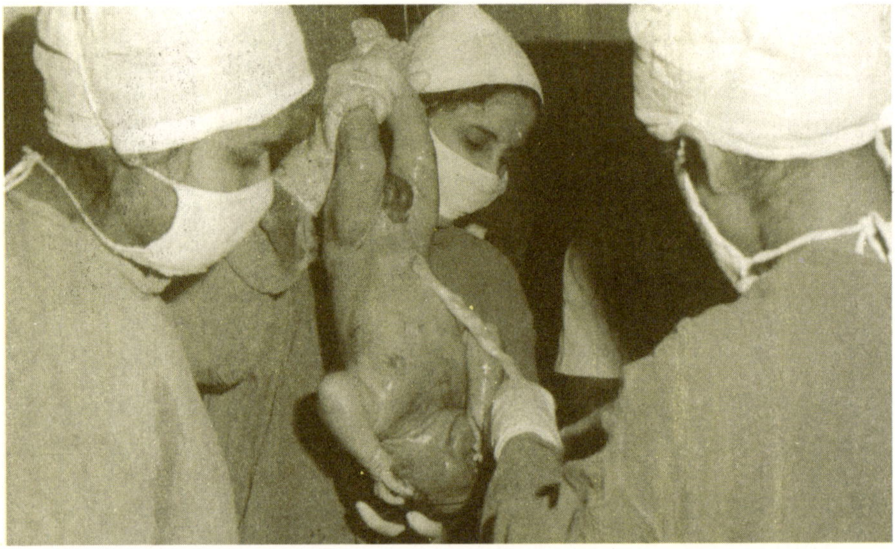

अधिकांश मामलों में सीज़ेरियन काट इमरजेंसी के तौर पर किया जाता है। प्रसव के समय आपात संकट आने पर, जैसे, मां को अचानक तेज़ रक्तस्राव शुरू होने पर, गर्भाशय-ग्रीवा के न खुल पाने पर, बच्चे पर संकट आने पर, नाल के अचानक दबने पर, बच्चे के गर्भाशय में किसी ऐसी मुद्रा में फंस जाने पर कि प्राकृतिक प्रसव संभव नहीं हो, तब इसकी तुरंत जरुरत पड़ती है।

यह काट सामान्यतया पेट के निचले भाग में, बिकिनी लाइन के ठीक नीचे लगाया जाता है। बाद में जघन रोमों के फिर से उग जाने पर यह निशान आसानी से छुप जाता है। आपरेशन करते समय या तो पूर्ण संज्ञाहारी (जनरल एनेस्थेज़िया) दिया जाता है या एपिड्यूरल ब्लॉक देकर शरीर के इस भाग को सुन्न कर दिया जाता है।

एपिड्यूरल ब्लॉक में मां आपरेशन के समय पूरे होश में होती है लेकिन उसे बिलकुल दर्द नहीं होता। हां, सिर्फ हल्की-फुल्की खीच-खांच का बोध होता है। आपरेशन क्षेत्र को छुपाए रखने के लिए बीच में एक पर्दा खड़ा कर दिया जाता है या आंखों पर पट्टी रख दी जाती है। बच्चे के बाहर आने पर मां तुरंत ही बच्चे को देख और छू सकती है।

आपरेशन के बाद कुछ दिनों तक छोटी-मोटी तकलीफ़ें होती हैं। सीधे खड़े होने और बैठने में थोड़ी मुश्किल हो सकती है, हंसने से खिंचाव अनुभव हो सकता है। आपरेशन के बाद अगला एक सप्ताह अस्पताल में ही गुज़रता है। घर लौटने पर भी चीज़ें सामान्य होने में थोड़ा वक्त लगता है। प्रसव बाद के व्यायामों के लिए समय निकालना अतिरिक्त रुप से ज़रूरी होता है ताकि पेशियां चुस्त बनी रहें।

उल्टा बच्चा

कोई-कोई बच्चा श्रोणिगुहा में सिर की तरफ से न प्रवेश कर नितंबों की ओर से प्रवेश कर जाता है। इस स्थिति में प्राकृतिक प्रसव में कठिनाई आती है। मां की उम्र अधिक हो, पहला बच्चा हो या पहले बच्चे होकर भी न बचे हों तो प्राकृतिक प्रसव का जोखिम न उठाकर सीज़ेरियन काट से ही बच्चे को जन्म दिया जाता है। पर परिस्थितियां अनुकूल हों तो प्राकृतिक प्रसव भी हो सकता है। डॉक्टर की ओर से भी पूरी मुस्तैदी की ज़रूरत होती है। प्रसव कुछ लंबा खिंच जाता है और नितंबों तथा धड़ के जन्म पा लेने के बाद जब बच्चे का सिर योनिद्वार से बाहर आता है तो उस समय प्रसूति विशेषज्ञ को विशेष रूप से सजग होना पड़ता है। किसी-किसी मामले में डॉक्टर को फारसैप्स का इस्तेमाल भी करना पड़ सकता है।

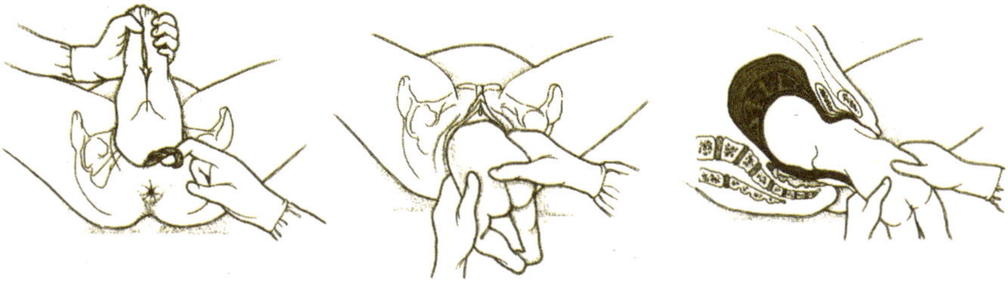

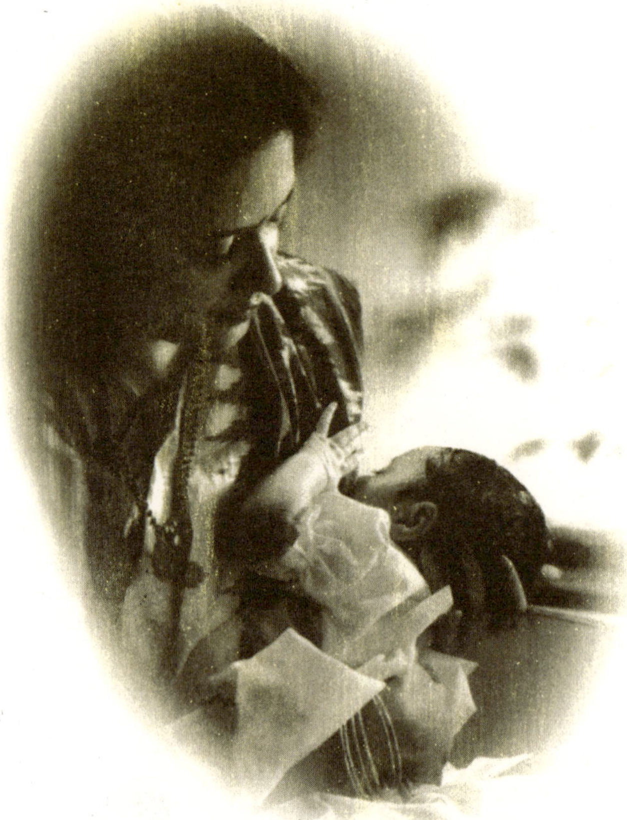

कभी उछलना, कभी फिसलना, चीख मारना, चलना,
संभल-संभल कर गिर पड़ना, यह गिर-गिर पुनः संभलना,
चुंबन में यह आंख मूंदना, चिढ़ने में रो देना,
क्या जानूं यह लल्ला है या मेरी तरुणाई है।

माखनलाल चतुर्वेदी, मुझ को कहते हैं माता
जबलपुर जेल में 19 अगस्त, 1930 को लिखी कविता

शुरू-शुरू के दिन—अपनी और बच्चे की देखरेख

बच्चे के जन्म लेते ही मां का मन अनुभूतियों के सागर में हिलोरे लेने लगता है। एक तरफ अपनी ही छवि को जीते-जागते रूप में देख मन आनंद और रोमांच से भीग जाता है, दूसरी तरफ यह संतोष होता है कि 'मां' कहने वाला नया सदस्य भी अब परिवार में आ चुका है। गर्भावस्था और प्रसव के दायित्व को बखूबी निभाने का सुकून अलग से मन को खुशियों से भर देता है। पर साथ ही साथ अपने नन्हे-मुन्ने को कैसे संभालना होगा और स्वयं अपनी देखभाल कैसे करनी होगी, इस संबंध में अनेक सवाल मन को आतुर किए रहते हैं।

कितने सुख-भरे क्षण हैं! उपलब्धि-बोध से भरे! गोद में उसे लेकर वह अभी-अभी ही तो घर लौटी थी। टैक्सी से उतरकर घर की दहलीज पर पहुंची थी तो सास-ननद सभी ने आरती और मंगल गान से उसका स्वागत किया था। बधाइयों का तांता लगा था जो रुकने का नाम ही नहीं ले रहा था। मित्र, सगे-संबंधी—किसी का फोन, किसी का तार, किसी की ई-मेल! जीवन जैसे एक नए सिरे से शुरू हो रहा हो! उसकी आंखों में हर बीता पल समाया था। प्रसव के बाद की एक-एक घटना उसके स्मृति-पटल पर अंकित थी. . .गहरी. . .बहुत गहरी!

जीवन के इस नए अध्याय में क्या-क्या घटता है. . .क्या-क्या हिदायतें मिलती हैं, क्या-क्या संभावनाएं होती हैं और मां को आगे अपने नवजात की और साथ ही अपनी देखरेख कैसे करनी होती है. . .प्रस्तुत है इसका वृत्तांत—

अस्पताल में

सामान्य प्रसव में मां और नवजात शिशु को 48-72 घंटों के लिए ही अस्पताल में रखा जाता है। अगर प्रसव सीज़ेरियन काट से हुआ है तो यह अवधि बढ़कर सात से 10 दिन हो जाती है। यह सारा समय आराम करने के लिए होता है। अस्पताल में कुछ चीज़ें ऐसी भी हो सकती हैं जो पसंद न आएं, कुछ कठिनाइयां भी हो सकती हैं, मगर ऐसे में परेशान होने की बजाय हालात से तालमेल बैठा लेना बेहतर होता है। भारत में अधिकांश अस्पताल अपनी एक रीति से चलते हैं, उन्हें बदल पाना बहुत मुश्किल है, इसलिए खुद ही एडजस्ट कर लेना चाहिए। इससे मन का सुकून बना रहता है। हां, कुछ प्रगतिशील अस्पतालों में ज़रूर मरीज़ों की अपेक्षाओं पर ध्यान दिया जाता है। कोई चीज खटकती रहे तो डॉक्टर, नर्स या स्टाफ से स्पष्ट बात कर लेनी चाहिए ताकि स्थिति में सुधार हो सके। मन ही मन परेशान होना ठीक नहीं होता।

अस्पताल में जब मां प्रसव से उबर रही होती है, उस समय आगंतुकों की संख्या बिलकुल सीमित रहनी चाहिए। अधिक मेहमानों के आने से एक तो मां को पूरा आराम नहीं मिल पाता, दूसरा आगंतुकों के साथ रोगाणुओं के आने का खतरा भी होता है।

खान-पान

प्रसव के कुछ घंटों बाद ही मां की भूख खुलने लगती है और उसे भोजन की इच्छा होती है। अगर प्रसव प्राकृतिक ढंग से हुआ है और सामान्य संज्ञाहारी ओषधि नहीं दी गई है तब मां भोजन कर सकती है। यह भोजन सादा-सामान्य ही होना चाहिए। इस समय पर दूध और दूध से बने अन्य पदार्थ काफी अच्छे रहते हैं। साथ ही, तरल पदार्थ भी काफी मात्रा में लेने चाहिए। यह मां के स्वास्थ्य के लिए अच्छा होता है। इससे शिशु के लिए पर्याप्त दूध उतरने में भी मदद मिलती है।

उठना-बैठना

कुछ पुराने परिवारों में आज भी यह सोच है कि प्रसव के बाद पहले छः हफ़्तों के लिए मां को पूरा आराम करना चाहिए और पहले छः दिन तो उसे बिस्तर से ही नहीं उठना चाहिए। इस मनोवृत्ति में बदलाव लाने की ज़रूरत है। यद्यपि मां के लिए आराम अच्छा है और उसे नींद के लिए भी पूरा समय मिलना चाहिए, फिर भी, वैज्ञानिक अध्ययनों से इस बात की पुष्टि हुई

है कि शिशुजन्म के कुछ ही घंटों में मां को चलना-फिरना शुरू कर देना चाहिए। यह उसके स्वास्थ्य के लिए अच्छा रहता है। इससे पांव की नसों में थक्के बनने का डर कम हो जाता है और वह शीघ्र स्वास्थ्य-लाभ कर पाती है।

शुरुआत बिस्तर से उठने और कुछ कदम चलने-फिरने या बाथरूम तक जाने से की जा सकती है। इसमें किसी का सहारा भी लिया जा सकता है। थोड़े समय के लिए उठकर कुर्सी पर भी बैठा जा सकता है। धीरे-धीरे यह गतिविधियां थोड़ी बढ़ाई जा सकती हैं। उठते-बैठते, चलते-फिरते रहने से पेट भी अच्छा रहता है और गर्भाशय भी वापस अपनी सामान्य स्थिति में लौट आता है। इसीलिए डॉक्टर नव-प्रसूता को प्रसव के दिन से ही थोड़ी-थोड़ी देर के लिए उठने बैठने और थोड़ा चलने-फिरने के लिए प्रोत्साहित करते हैं। जिस मां का सीज़ेरियन काट हुआ है वह भी चंद घंटों में उठ-बैठ सकती है और बाथरूम तक जा सकती है।

पहले यह रिवाज था कि छठी संपन्न होने तक अर्थात् पहले छः दिनों तक बिस्तर नहीं छोड़ने दिया जाता था, समझा जाता था कि शरीर अभी कच्चा है। आगे भी पांच हफ़्तों तक घर के काम-काज में हाथ बंटाने की अनुमति नहीं होती थी। घर के सभी लोग मां की देखरेख में तन-मन से लगे रहते थे। इन निषेधों से मां को एक लाभ ज़रूर होता था—उसे पूरा आराम मिल जाता था और काम का तनाव नहीं रहता था। यह सुख उसे प्राप्त हो सके तो यह उसके लिए श्रेष्ठ है।

पहला स्नान

प्रसव के बाद पहले कुछ दिनों में शरीर से काफी पसीना आता है। इसलिए रोज़ाना स्नान करना मां के लिए अच्छा है। इससे ताज़गी और सुकून मिलता है। पहला स्नान, जैसे ही चलना-फिरना शुरू करें, किया जा सकता है। पहले एक-दो बार स्नान के समय ननद, भाभी, बहन या कोई सहायक साथ हो तो बेहतर है। ज़रूरत पड़ने पर उसकी मदद ली जा सकती है।

अगर सीज़ेरियन काट हुआ है तो चीरा ठीक होने और टांके निकलने तक टांकों की साफ़-सफ़ाई के प्रति सावधान रहना बहुत ज़रूरी है। टांकों में संक्रमण होने से टांके टूट सकते हैं और घाव भरने में समय लग सकता है।

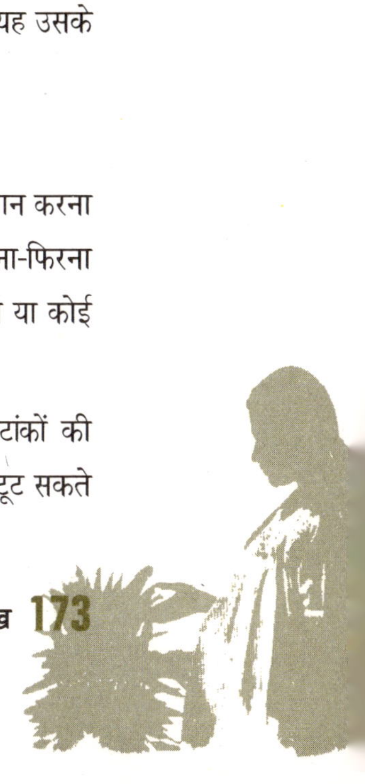

टांकों की सुरक्षा

पहले बच्चे के जन्म के समय योनिद्वार के पश्च भाग (पेरिनियम) में छोटा-सा काट देना अक्सर ज़रूरी होता है। इसे एपिसियॉटमी कहते हैं। इससे प्रसवगुहा का द्वार थोड़ा चौड़ा हो जाता है और शिशुजन्म में आसानी होती है। प्रसव क्रिया पूरी होने पर यह काट टांकों से बंद कर दिया जाता है। ये टांके पहले कुछ दिनों तक दुखते हैं। ऐसे में बाथरूम जाने में भी मुश्किल होती है और चलने-फिरने में कष्ट होता है। हां, रबर की रिंग या कोई मुलायम गद्दी मिल जाए तो उस पर बैठने से थोड़ा आराम मिल सकता है।

इन टांकों को साफ़-सुथरा और स्वस्थ रखना ज़रूरी होता है। नित्य मूत्र-त्याग के बाद गुनगुने पानी में सेवलॉन मिलाकर रूई के फाहे से टांके धो लेना स्वास्थ्यकर होता है। इसके बाद योनि के आसपास के पूरे क्षेत्र को सावधानी से सुखा लेना चाहिए।

टांकों के दुखने से पहले-पहले कुछ दिन मूत्र-त्याग में कष्ट होता है। मगर मूत्र-त्याग बिलकुल मुश्किल लगे तो डॉक्टर को बताना बेहतर है।

शिशुजन्म के बाद दो-एक दिनों तक मल-त्याग की हाजत न उठना संभव है। लेकिन कब्ज़ से बचे रहने के लिए भोजन में चोकर के आटे से बनी रोटी, सब्ज़ियां, ताज़े फल और सलाद भरपूर मात्रा में लेते रहने चाहिए। यह डर भी मन से निकाल देना चाहिए कि मल-त्याग के समय टांके टूट सकते हैं। इसके बावजूद मल-त्याग के समय टांकों पर स्वच्छ टिशू पैड दबाए रखने से उस भाग को आलंबन मिलता है। पहले कुछ दिनों के लिए मल-त्याग में ज़ोर भी नहीं लगाना चाहिए।

इन टांकों का निकालने की ज़रूरत नहीं होती। सात से 10 दिन में वे स्वतः गल कर खत्म हो जाते हैं। इतने समय में काट भी भर जाता है।

प्रसव-बाद का योनिस्राव

पुरानी सोच है कि प्रसूता योनिस्राव के आते रहने तक अशुद्ध होती है। कुछ घरों में तो इसीलिए प्रसूता को योनिस्राव होने तक एक अलग कमरे में अछूत की तरह रखने की भी रूढ़ि है। यह मनोवृत्ति गलत है। न तो स्त्रियों में आने वाले मासिक से ही कोई अशुद्धि होती है न ही प्रसवगुहा से होने वाले स्राव से। ये दोनों शरीर की स्वाभाविक क्रियाएं हैं और इसी रूप में देखी जानी चाहिए।

प्रसव के बाद होने वाला योनिस्राव 10-14 दिनों तक चलता है। इसकी फितरत दिनों के साथ-साथ थोड़ी बदलती जाती है। पहले तीन-चार दिनों तक इसमें रक्त मिला होता है। यह रक्त तरल या फिर छोटे-छोटे थक्कों के रूप में होता है। इसके बाद स्राव धीरे-धीरे पतला होता जाता है। पहले थोड़ा भूरा, फिर गुलाबी हो जाता है और लसलसा लगता है। धीरे-धीरे यह साफ़ होकर गायब हो जाता है। इस बीच व्यक्तिगत स्वच्छता के प्रति सावधानी बरतना ज़रूरी है। जब तक स्राव चले, सैनिटरी टावेलों का उपयोग करें। इन दिनों में टेम्पॉन का प्रयोग ठीक नहीं रहता। उससे संक्रमण हो सकता है।

मासिक धर्म

जब तक बच्चे को अपना दूध देती रहेंगी, तब तक बहुत संभव है कि मासिक धर्म शुरू न हो। स्तनपान बंद करने पर कुछ हफ़्तों या महीनों बाद ही मासिक आरंभ होता है। यह कोई नियम नहीं है, लेकिन अक्सर शरीर की हार्मोनल प्रणाली इसी रूप में व्यवहार करती है। कुछ स्त्रियों में स्तनपान के चलते भी मासिक चक्र फिर से शुरू हो जाता है। अगर मां स्तनपान न कराए, तब मासिक जल्द फिर से शुरू हो जाता है। प्रकृति की यह सोच रहती है कि शायद मातृत्व का फूल खिला नहीं और मासिक धर्म शुरू कर दोबारा से प्रजनन प्रक्रिया शुरू करने की जरूरत है।

शारीरिक सौष्ठव

प्रसव के बाद पेट काफी ढीला-ढाला और झुर्रियों से युक्त होता है। शिशु, अपरा और इनके साथ काफी सारा तरल पदार्थ निकल जाने के बाद भी बदन पहले की तरह चुस्त-छरहरा नहीं हो जाता। पर उसका अपने पूर्व सामान्य सौष्ठव में वापस आना जल्दी ही शुरू हो जाता है। स्तनपान कराने से इस क्रिया में तेजी आती है ओर फैला हुआ गर्भाशय सिकुड़ कर जल्द सामान्य हो जाता है। प्रसव बाद उपयुक्त व्यायाम करने से भी इसमें मदद मिलती है। व्यायाम से उदर की पेशियां कसती हैं और स्त्री का शारीरिक सौष्ठव वापस आने लगता है।

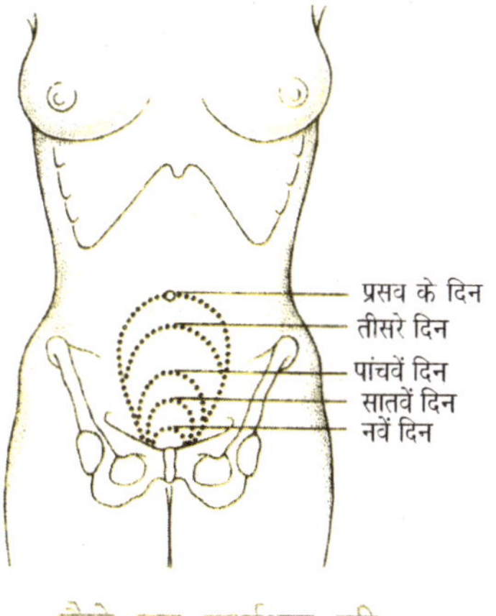

फैले हुए गर्भाशय की सामान्य आकार में वापसी

शुरू-शुरू का दूध

प्रसव के बाद शुरू के कुछ दिनों तक स्तनों में दूध की जगह खीस (कॅलॉस्ट्रम) बनता है। यह पतला पीला-सा तरल पदार्थ होता है और पुराने समय से बड़ी-बूढ़ियों की मान्यता रही है कि यह शिशु के लिए हानिकारक होता है। इसीलिए कुछ घरों में प्रसूता प्रथम तीन दिनों तक बच्चे को दूध नहीं पिलाती। लेकिन यह गलत है। कॅलॉस्ट्रम प्रकृति का उपहार है जो नवजात शिशु के लिए अति उपयुक्त होता है। इसमें कई प्रकार की एंटिबॉडीज़ होती हैं जो शिशु की कई संक्रमणों से रक्षा करती हैं। शिशु इससे कई आम रोगों, जैसे कि, दस्त, सर्दी-जुकाम, बुख़ार आदि, से बचने की ताकत पाता है।

स्तनपान

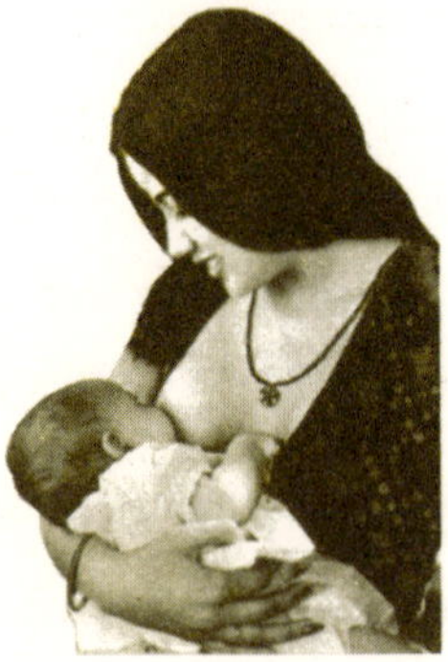

शिशु को स्तनपान कराना मां के लिए अपार सुख की स्थिति होती है। अगर शुरू में इसमें कोई दिक्कत आए तो धीरज नहीं गंवाना चाहिए और बच्चे को दूध देते रहना चाहिए। थोड़े समय में ही अधिकांश समस्याओं का स्वयं समाधान हो जाता है।

स्तनों की देखभाल

स्तनों को हमेशा स्वच्छ रखें और सही साइज़ की ब्रा पहनें। स्तनाग्रों को साफ पानी से ही धोना ठीक है। उन पर साबुन लगाने से त्वचा शुष्क हो जाती है और फट सकती है ।

नर्सिंग ब्रा

स्तनपान के शुरू के महीनों में दिन-रात समुचित साइज़ की ब्रा अवश्य पहने रखनी चाहिए। इससे स्तनों को आलंबन मिलता है और आराम भी। नॉयलन के बजाय सूती ब्रा पहनना बेहतर होता है, इससे त्वचा को हवा मिलती रहती है। विशेष प्रकार की नर्सिंग ब्रा भी बनती हैं। इन्हें सामने की ओर से एक हाथ से ही खोलने की सुविधा होती है। सामान्य प्रकार की ब्रा में एक हाथ से भूखे और रोते हुए बच्चे को संभालते हुए दूसरे हाथ से ब्रा खोलने की कोशिश काफी परेशानी पैदा कर सकती है।

स्तन और दूध

शुरू के दिनों में जब स्तनों में दूध उतरता है तो स्तन अचानक ही आकार में बड़े और वज़नी लगने लगते हैं। इससे काफी असुविधा होती है और कभी-कभी दर्द भी हो सकता है। शुरू-शुरू में स्तनाग्रों से दूध भी चू सकता है। ऐसे में उन पर साफ तौलिया रख कर उन्हें सुखा लें। धीरे-धीरे दूध निश्चित मात्रा में ही बनने लगता है और स्तन फिर सामान्य लगने लगते हैं। इन शुरू-शुरू की परेशानियों में कभी भी हिम्मत नहीं हारनी चाहिए।

स्तनपान की सही मुद्रा

सही मुद्रा वही है जो मां और शिशु दोनों के लिए सुविधाजनक हो। बस इतना ही ध्यान रखना ज़रूरी है कि बच्चा आसानी से दूध पी सके और मां उसे आराम से दूध पिला सके। इसके लिए कौन सी मुद्रा सर्वोत्तम होगी यह अनुभव से ही स्पष्ट हो सकेगा। अगर लेट कर दूध पिलाने में सुविधा मालूम हो, तो यह सावधानी ज़रूर बरतें कि बच्चे का सिर थोड़ा ऊंचा रखें।

स्तनपान कितनी बार

शुरू में किसी समय-सारणी में बंधने की कोशिश व्यर्थ है। अच्छा है कि जब बच्चा चाहे, तब उसे दूध पिला दें। धीरे-धीरे उसके दूध पीने का समय खुद-ब-खुद निश्चित होता जाएगा। प्रायः पहले हफ़्ते में वह दो या तीन घंटों के अंतर सं बार-बार दूध पीना चाहेगा। शुरू-शुरू में बच्चा जब-जब रोता है, लगता है कि शायद भूख लगने के कारण ही रो रहा है। पर हमेशा यह बात नहीं होती। उसका पेट दुखे, उसकी लंगोटी गंदी हो जाए या उसे अकेलापन लगे तब भी वह रोना शुरू कर सकता है। धीरे-धीरे उसकी मंशा समझ में आने लगती है। हां, उसके रोने का कोई ठीक-ठीक कारण समझ में न आए तब उसे दूध पिलाकर देखने में कोई हर्ज नहीं होता। कभी-कभी उसे भूख नहीं होती फिर भी थोड़ा दूध पीने और मां की गोद मिलने से उसे संतोष मिल जाता है और वह शांत हो जाता है।

दूध कितना पिलाएं

शुरू-शुरू में यह बताना मुश्किल होता है कि शिशु एक बार में कितना दूध पी रहा है। यह भी ठीक से पता नहीं चलता कि यह उसके लिए काफी है या नहीं। फिर धीरे-धीरे स्थिति समझ में आने लगती है। स्तनपान के पहले और तुरंत बाद स्तनों की अनुभूति में अंतर साफ मालूम

होने लगता है। मूल रूप से यह शिशु पर ही छोड़ देना चाहिए कि उसे किस समय कितना दूध चाहिए। उसे पर्याप्त खुराक मिल रही है या नहीं यह उसके वज़न से ही जाना जा सकता है। अगर उसका वज़न ठीक से बढ़ रहा है तो इसके मायने हैं कि वह बिलकुल स्वस्थ है और चिंता करने की कोई ज़रूरत नहीं। शिशु का वज़न आमतौर पर जन्म के 10वें दिन से बढ़ने लगता है, इससे पहले यह थोड़ा घटता भी है। जब तक वह तीन महीने का नहीं होता तब तक यह नित्य 30 ग्राम बढ़ता है। इसलिए जब-जब उसे शिशु विशेषज्ञ के यहां ले जाएं, उसका वज़न ज़रूर देखें। इससे उसके विकास का पता चलता रहेगा। 24 घंटों के अंदर उसे कम से कम छः बार दूध पीना चाहिए। यदि उसकी खुराक इससे कम हो तो इसका तात्पर्य है कि उसे खुलकर भूख नहीं लग रही।

दूध की मात्रा कैसे बढ़ाएं

शुरू-शुरू में अक्सर ऐसा लगता है कि स्तनों में दूध कुछ कम उतर रहा है। इसका इलाज आसान है—हर दो घंटे पर बच्चे को स्तनपान कराने के लिए अपने से अवश्य लगाएं। इससे शरीर में दूध बनाने वाला हार्मोन ऑक्सीटोसिन अधिक मात्रा में स्रवित होने लगता है और स्तनों में अधिक दूध उतरना शुरू हो जाता है। खूब मात्रा में तरल पदार्थ, पोषक आहार और समुचित आराम लेने से भी दूध की मात्रा बढ़ती है।

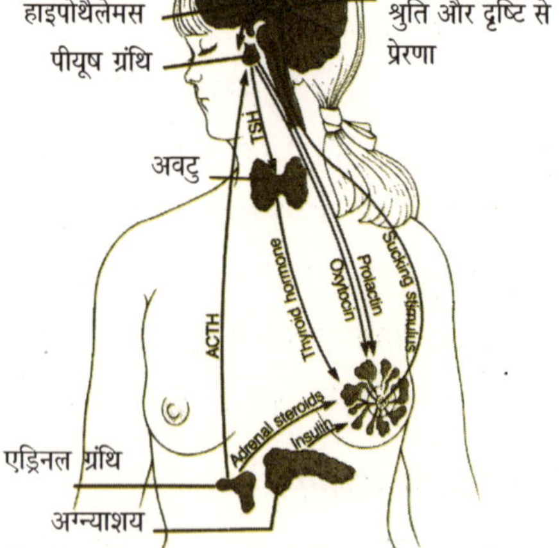

कई प्रकार के उत्प्रेरक एवं हार्मोन स्तनों में दूध का प्रवाह बढ़ाते हैं

वायु

स्तनपान करते समय शिशु कुछ वायु भी अंदर ले लेता है। स्तनपान के बाद उसे कंधे से लगाकर या गोद में सीधा बैठाकर उसकी पीठ सहलाने से यह वायु उसके मुंह से बाहर आ जाती है। इससे शिशु राहत महसूस करता है। उसे इससे कुछ क्षणों के लिए मां

का प्यार-दुलार भी मिलता है और दोनों के बीच प्यार की डोर मज़बूत होती है। यह सान्निध्य मां और शिशु दोनों के लिए अच्छा है।

शिशु की देखभाल

हर बच्चा अपने में अलग और दूसरे बच्चों से भिन्न होता है। कोई बिलकुल शांत स्वभाव का तो कोई एकदम चपल होता है। प्रत्येक बच्चे की व्यवहार-प्रतिक्रियाएं भी अलग-अलग होतीं हैं। अपने बच्चे के तौर-तरीके जानने-समझने में कुछ ही दिन लगते हैं। धीरे-धीरे उसके रोने-तुनकने के कारण पहचान पाना मुश्किल नहीं रहता। बच्चे के सफल लालन-पालन के लिए सिर्फ संवेदनशील और सकारात्मक दृष्टिकोण की ज़रूरत है।

बच्चे को कैसे उठाएं

नवजात शिशु छोटा तो होता है मगर उतना नाजुक नहीं होता जितना कि देखने में लगता है। उसके साथ कोमल होना ज़रूरी है, लेकिन उसे स्नेहपूर्वक सुदृढ़ता से ही उठाना चाहिए। इससे उसमें सुरक्षा का भाव पैदा होता है। बच्चे को उठाते-लिटाते समय कुछ बातों को हमेशा ध्यान में रखना चाहिए :

- उसके सिर और नितंबों को हमेशा ठीक से सहारा दें।
- हाथ-पांव फेंकना बच्चे का प्राकृतिक स्वभाव है। ऐसे में अगर उसे मज़बूती से न पकड़ा जाए तो वह मां की पकड़ से छिटक सकता है। यह स्थिति न आने पाए, इस ओर सावधानी बरतें।
- बच्चे को करवट या पट लेटी स्थिति की अपेक्षा पीठ के बल लेटी स्थिति से उठाना हमेशा आसान होता है।

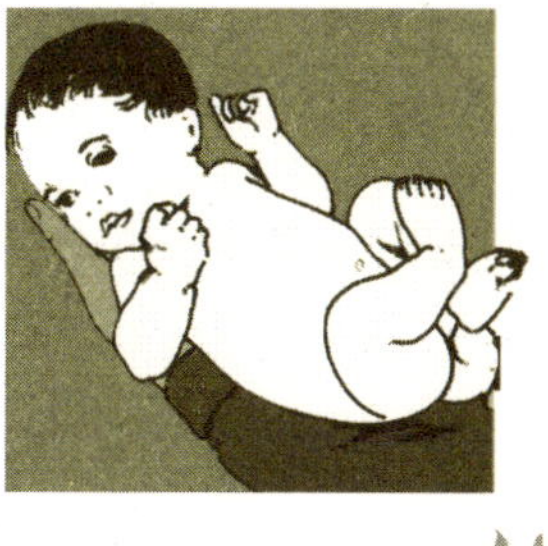

बच्चे को गोद में उठाने के लिए अपना एक हाथ उसकी गर्दन के नीचे, सिर और कंधों को सहारा देते हुए, लगाएं और दूसरा हाथ उसके नितंबों के नीचे लगाकर उल्टे तरफ की जांघ को पकड़ रखें। यह उसे उठाए रखने या एक से दूसरे स्थान ले जाने का सबसे सुरक्षित तरीका है।

बच्चे को कपड़े पहनाना

बच्चे को कपड़े पहनाने का आत्मविश्वास अभ्यास के साथ ही आता है। उसे जब कमीज़ या फ्रॉक पहनानी हो तो आस्तीन में उंगलियां डालकर उसका हाथ कोमलता के साथ उसमें से निकाल लें।

बच्चे के कपड़ों का चयन मौसम के मुताबिक ही करें। मसलन, गर्मी के दिनों में जहां घर पर केवल एक नैपी और बनियान या बंडी पर्याप्त हैं, वहीं ठंडे तापमान में बंडी की जगह रॉम्पर सूट पहनाना ठीक है।

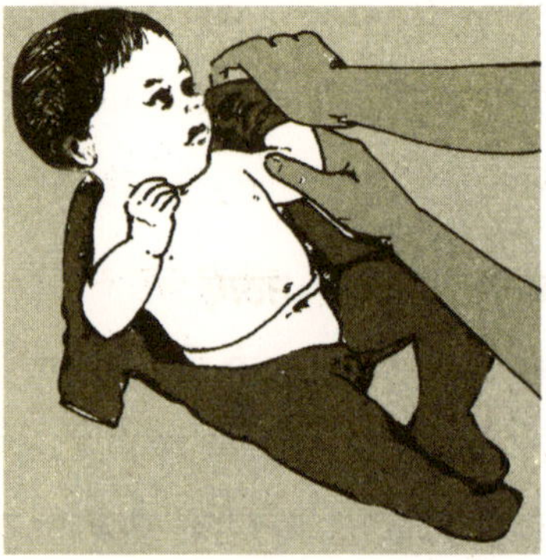

बच्चे की लंगोटी या डायपर बदलना भी आसान होता है। इसके लिए या तो सूती लंगोटियां या ऐसे डिस्पोज़ेबल डायपर इस्तेमाल में लाएं जो टेप से बंद होते हों। यदि पिन से बंद होने वाले हों तो पिन पीछे की ओर होनी चाहिए ताकि अचानक खुल जाने पर शिशु के लिए खतरा न बने। कपड़े की लंगोटियां अनेक कारणों से डिस्पोज़ेबल डायपरों से बेहतर होती हैं। उनमें सोखने की क्षमता अच्छी होती है और उनके इस्तेमाल से त्वचा पर लाली नहीं आती। उन्हें धोकर बार-बार इस्तेमाल भी किया जा सकता है।

पालने में लिटाना

बच्चे को पालने में या पलंग पर एक करवट से लिटाएं। उसकी पीठ की तरफ नितंबों से कंधों तक एक खेस या कंबल गोल करके रख दें। इससे उसे आलंबन मिलेगा। यह टेक बच्चे के कंधे तक ही होना चाहिए, सिर तक नहीं। इसके सिर के पीछे तक होने से बच्चे का सिर आगे खिसक सकता है।

नवजात की अनूठी शारीरिक विशेषताएं

बच्चे के गोद में आने पर यह स्वाभाविक है कि माता-पिता का उसकी हर बारीकी पर ध्यान जाए। जैसे, उसके हाथों की आकृति, हाथों और पैरों की उंगलियों की लंबाई, चेहरे का

भाव आदि। कई माता-पिता तो इसी से यह सपने संजोने लगते हैं कि उनका राज-दुलारा या बिटिया जीवन में बड़े होकर क्या बनेंगे! लेकिन नवजात शिशु के शरीर की कुछ विशेषताएं माता-पिता को, खासकर नौसिखिए माता-पिता को अनावश्यक ही उलझन में डाल देती हैं। जबकि कुछ चीज़ें नवजात शिशु के लिए बिलकुल सामान्य होती हैं, जैसे

खोपड़ी में मुलायम स्थान

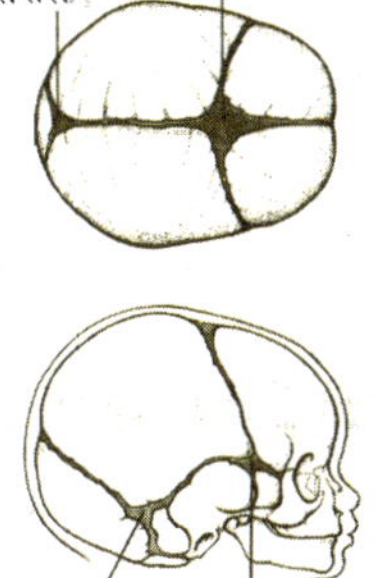

बच्चे के सिर में, आगे की तरफ एक षट्कोणीय हिस्सा और पीछे की तरफ भी एक छोटा क्षेत्र ऐसा होता है जहां खोपड़ी पोली होती है तथा हड्डियां अभी जुड़ी नहीं होतीं। इन पोले हिस्सों को कलान्तराल (फॉन्टेनेल) कहते हैं। ये अगले 12-18 महीनों में भर जाते हैं। शिशु के सांस लेते समय यहां स्पंदन होता दिख सकता है। इसे छूने में किसी तरह का भय नहीं है। यहां त्वचा के नीचे झिल्ली की एक मोटी पर्त होती है जो बच्चे के मस्तिष्क को पूरी सुरक्षा प्रदान करती है।

उभार और गूमड़

नवजात शिशु के सिर पर उभार या गूमड़-सा भी हो सकता है। उसकी आंखों में ललाई भी दिख सकती है। ये परिवर्तन जन्म लेते समय शिशु पर पड़ने वाले दबाव और खींच-खांच की ही उपज होते हैं और जल्दी ही गायब हो जाते हैं।

स्तन

कभी-कभी नवजात शिशु के स्तन कुछ फूले हुए से दिख सकते हैं और उनसे दूध की कुछ बूंदें भी चू सकती हैं। यह अनहोनी लड़के या लड़की दोनों में हो सकती है। लड़कियों में जन्म के तीसरे से सातवें दिनों के बीच कभी-कभी योनि से हल्का-सा रक्त या सफेद स्राव भी दिखाई पड़ सकता है। ये स्थितियां मां से शिशु में आए हार्मोनों के कारण उत्पन्न होती हैं। इनके लिए कुछ भी नहीं करना होता, बस शिशु की स्वच्छता पर ध्यान रखना होता है। ठीक वैसे, जैसा कि मां खुद अपने संबंध में रखती है।

पीलिया

जन्म के बाद कुछ बच्चों की त्वचा और आंखों के सफेद हिस्से में पीलापन दिखने लगता है। यह जन्म के एक-दो दिन बाद प्रकट होने वाला हल्का पीलिया (जॉन्डिस) बच्चे के लिए सामान्य है और अगले सात-आठ दिनों में स्वयं ठीक हो जाता है। पर कभी-कभी मां और बच्चे के रक्त वर्ग में अंतर होने के कारण बच्चे की लाल रक्त कोशिकाएं टूटने से गंभीर पीलिया भी हो सकता है। इसमें बच्चे का पीलापन बहुत बढ़ जाता है और उसे अस्पताल में भर्ती करके उपचार करना पड़ता है। कई ऐसे मामलों में बच्चे के शरीर का पूरा खून ही बदलना पड़ता है। ऐसे में इलाज में देर करने से बच्चे के मस्तिष्क पर भी प्रतिकूल प्रभाव पड़ सकता है और वह जीवन भर के लिए विकलांग हो सकता है।

बच्चे का स्नान

बच्चे को दूसरे दिन से ही स्नान दिया जा सकता है। इसके लिए स्नान शुरू करने से पहले ही सारी आवश्यक चीज़ें जुटा लेनी चाहिए। इस बात का भी पूरा ध्यान रखना चाहिए कि स्नान की जगह सुरक्षित और साफ़-सुथरी हो। स्नान के लिए गुनगुना गर्म (लगभग 98^{0}F) पानी इस्तेमाल करना अच्छा रहता है। स्नान हमेशा शिशु के शरीर के सबसे साफ भाग से शुरू करना चाहिए। सबसे पहले आंखें, फिर सिर से होते हुए छाती और पीठ तक जाना ठीक रहता है।

स्नान के लिए घर में उपलब्ध चीज़ों का अच्छा इस्तेमाल हो सकता है। उदाहरण के लिए स्नान देने के लिए कोई छोटा-सा टब या आटा गूंथने वाली परात काम में लाई जा सकती है। इसे शिशु का बाथटब बनाया जा सकता है। मुलायम तौलिया और हल्के असर वाले अच्छे बेबीसोप की भी ज़रूरत होगी। नाल की ठूंठ के झड़ जाने और उस जगह के सूख जाने के बाद शिशु को टब में भी स्नान दिया जा सकता है।

स्नान के प्रति हर बच्चे का अपना दृष्टिकोण होता है । कुछ बच्चों को नित्य का स्नान अच्छा लगता है किंतु कुछ को अच्छा नहीं भी लगता।

खास-खास अंगों की देखभाल

आंखें : आंखों को अंदर की कोरों से बाहर की ओर साफ़ करें। प्रत्येक आंख की सफ़ाई के लिए अलग से रूई का एक साफ़ फ़ाहा काम में लाएं। साफ़ जल से धोने के सिवा आंखों को

और किसी देखभाल की ज़रूरत नहीं होती। लेकिन उनमें सूजन, ललाई, स्राव या संक्रमण दिखे तो डॉक्टर को तुरंत दिखा लें। काजल और सुरमे का प्रयोग न ही किया जाए तो अच्छा है। उनके इस्तेमाल से आंखें बड़ी-बड़ी और सुंदर बेशक दिख सकती हैं, लेकिन आंखों में संक्रमण हो सकता है।

नाक-कान : बच्चे का नाक और कान साफ़ करने के लिए रूई लगी सींकें या बड्स कतई इस्तेमाल न करें। उनसे बच्चे के कोमल ऊतकों को क्षति पहुंच सकती है। नाक पर कुछ सूखा मैल लगा दिखे तो एक छोटे भीगे कपड़े को नुकीले रूप में मोड़ कर मैल साफ कर दें। कानों का सिर्फ बाहरी हिस्सा ही साफ़ करें। कानों के अंदर कुछ नहीं डालें।

बाल : स्नान के समय बच्चे का सिर ज़रूर धोएं। किसी तौलिये में बच्चे को लपेट कर उसे सुरक्षित ढंग से पकड़े रखें ताकि सिर आसानी से धोया जा सके। सिर धोने के लिए बेबी सोप या किसी बेबी शैंपू का इस्तेमाल करें। सिर पर तेल नहीं लगाएं, उससे सिर पर रूसी हो सकती है।

त्वचा : किसी-किसी नवजात शिशु की त्वचा जन्म के कुछ दिनों के अंदर शुष्क होने लगती है और उस पर से पपड़ियां छूटने लगती हैं। कलाई और टखनों की त्वचा चटक भी सकती है। ऐसे में थोड़ी चिंता होना स्वाभाविक है। लेकिन इसके लिए किसी मलहम, दवा या क्रीम की ज़रूरत नहीं होती। कुछ ही दिनों में त्वचा अपने-आप बिलकुल स्वस्थ हो जाती है।

जब तक बच्चा एक महीने का नहीं हो जाता, उसकी स्वेद ग्रंथियां काम करना शुरू नहीं करतीं। इसीलिए उसे पसीना नहीं आता और गर्म मौसम या ज़्यादा कपड़े पहनाने पर उसके चेहरे, गर्दन और पीठ पर घमौरियां उठ सकती हैं। इनसे छुटकारा पाने का एकमात्र उपाय यही है कि बच्चे को हल्के और कम कपड़े पहनाएं तथा कमरे का तापमान ठंडा रखें।

नितंब : कभी-कभी बच्चे के नितंबों पर ललाई आ जाती है और वे छिल से जाते हैं। ऐसा बच्चे के मूत्र में रहे यूरिया पर बैक्टीरिया की प्रतिक्रिया के फलस्वरूप होता है। इसे डायपर रैश कहते हैं। इसकी रोकथाम के लिए ज़रूरी है कि लंगोटी के स्थान को साफ़-सुथरा और सूखा रखा जाए। लंगोटी गंदी हो या भीग जाए तो उसे तुरंत बदल दें। इसमें ज़रा भी सुस्ती ठीक नहीं। डायपर रैश से निजात पाने के लिए बच्चे के नितंबों पर बेबी ऑइल लगाएं। साथ ही, नितंबों को खुला छोड़ दें। उन्हें प्रकाश और हवा लगने से जल्द आराम आएगा। लंगोटियों को

साबुन में भी उबालना ज़रूरी है। इससे बैक्टीरिया नष्ट हो जाते हैं। पर इस बात की सावधानी बरतें कि धोते समय लंगोटियों को अच्छी तरह खंगालें ताकि उनमें डिटर्जेंट न रह जाए। डिटर्जेंट लंगोटी में रह ज़ाने से त्वचा को हानि पहुंच सकती है।

लंगोटियां और नैपीज़

सूती लंगोटियों का इस्तेमाल सबसे अच्छा है। उन्हें साधारण साबुन या डिटर्जेंट से धोकर फिर इस्तेमाल किया जा सकता है। इसकी तुलना में डिस्पोज़ेबल नैपीज़ अधिक सुविधाजनक होते हैं, पर महंगे होते हैं। अच्छा तो यह है कि उनका इस्तेमाल कहीं बाहर आते-जाते समय या कभी-कभार रात में किया जाए। डिस्पोज़ेबल नैपीज़ से नैपी रैश होने का अधिक खतरा होता है क्योंकि वे उस स्थान पर ऊष्मा और नमी को रोके रखते हैं।

नैपीज बदलना

1. गंदी लंगोटी/नैपी को निकालकर बच्चे को पहले टिशू या रूई से साफ कर दें।
2. जननांग, मलद्वार और नितंबों को गुनगुने पानी या बेबी लोशन से अच्छी तरह साफ करें। इसके लिए रूई का टुकड़ा या टिशू काम में लाएं। इस पूरे क्षेत्र को कोमल हाथों से लेकिन अच्छी तरह साफ करें। लड़की का मामला हो तो अतिरिक्त सतर्कता बरतें। टिशू पेपर से साफ़ करते समय योनि वाले भाग को पहले साफ करते हुए फिर मलद्वार का क्षेत्र साफ करें। इसका उलट करने से मलद्वार से बैक्टीरिया मूत्रछिद्र और आगे मूत्राशय में जा सकते हैं और बच्ची को मूत्रपथ संक्रमण हो सकता है। पानी से धोते समय भी यह सावधानी ज़रूर बरतें कि पानी का प्रवाह योनि से मलद्वार की तरफ रहे, न कि उलट। ज़रूरी होने पर कभी-कभी बच्चे को कमर से नीचे नहलाया भी जा सकता है।
3. लंगोटी लपेट कर गांठ लगा दें। धुली हुई लंगोटियां रखने का घर में एक स्थान नियुक्त कर लें, ताकि ज़रूरत पड़ने पर उन्हें ढूंढ़ना न पड़े।
4. अब अपने हाथ अच्छी तरह धो लें।

लंगोटियों की धुलाई

1. लंगोटी में लगे हुए मल को शौचालय में फ्लश कर दें। लंगोटी गंदी हो तो उसे तेज़ बहते पानी में धोकर साफ कर लें।

2. एक ढक्कनयुक्त प्लास्टिक की बाल्टी में गर्म पानी और उचित मात्रा में डिटर्जेंट पावडर मिला लें। मात्रा के बारे में डिटर्जेंट के पैक पर स्पष्ट निर्देश दिए होते हैं।
3. लंगोटी को बाल्टी में डिटर्जेंटयुक्त पानी में डुबो दें।
4. लंगोटियों को खौलते हुए गर्म पानी में धोना अच्छा रहता है। इससे लंगोटियां रोगाणुमुक्त हो जाती हैं।

लंगोटी को धोने के लिए एन्ज़ाइम-युक्त धुलाई के पावडर इस्तेमाल न करें। इनसे शिशु की त्वचा को नुकसान पहुंच सकता है। लंगोटियों को खूब अच्छी तरह खंगालना भी ज़रूरी है ताकि डिटर्जेंट का असर समाप्त हो जाए।

नैपी रैश

कभी-कभी लंगोटियों या नैपीज़ से बच्चे की कोमल त्वचा पर लाली आ जाती है और त्वचा छिल-सी जाती है। ऐसे में नैपी बदलते समय स्वच्छता पर अतिरिक्त ध्यान दिया जाना चाहिए। नैपी भी थोड़ी-थोड़ी देर बाद ही बदल देनी चाहिए। बच्चे को कुछ समय के लिए बिना नैपी खुला छोड़ देना भी अच्छा रहता है। इससे उसकी त्वचा दोबारा स्वस्थ हो जाती है।

यदि लाली बढ़ती दिखाई दे तो डॉक्टर को दिखा लें। यदि लाली जांघों तक फैल जाए तो यह फंगस संक्रमण भी हो सकता है। इसे दूर करने के लिए डॉक्टर की सलाह से कोई फंगस-रोधी क्रीम, जैसे कि क्लोट्रिमाज़ोल, लगाना ज़रूरी होगा।

नाभि की देखभाल

जन्म के बाद बच्चे की नाभि से जुड़ी गर्भनाल एक प्लास्टिक क्लिप से बांध दी जाती है। ऊपर के हिस्से की नाल काट दी जाती है। इसके बाद नाल का एक छोटा-सा हिस्सा ही रह जाता है जो धीरे-धीरे स्वतः सूख जाता है। इसके सूख जाने के बाद प्लास्टिक क्लिप हटा दी जाती है। यह क्रिया लगभग 24 घंटों में पूरी हो जाती है। हां, यदि नाल नाभि से अधिक दूरी पर काटी गई हो तो उसे सूखने में थोड़ा ज़्यादा समय लगता है। इसकी ठीक से देखभाल करनी चाहिए। इसे ऐल्कोहॉल से साफ करते रहना चाहिए ताकि वह जल्दी सूख जाए और किसी तरह का संक्रमण न होने पाए। जब तक नाल सूख कर गिर नहीं जाती, बच्चे को टब मे नहीं नहलाएं । पानी से भीगने पर नाल में संक्रमण हो सकता है और उसके सूखने में अधिक समय

लग सकता है । इसीलिए नाल के सूख कर अलग हो जाने और नाभि का कच्चापन भर जाने के बाद ही बच्चे को टब-बाथ देना ठीक रहता है।

नाल पर कुछ भी बांधने की ज़रूरत नहीं होती। यह हवा के संस्पर्श से जल्दी सूखती है। जब तक नाल पूरी तरह सूखकर स्वयं ही झड़ न जाए, उसे नाभि से अलग करने की ज़रा भी कोशिश नहीं की जानी चाहिए। यदि नाभि के पास ज़रा भी ललाई, सूजन या बदबूदार स्राव दिखाई दे तो तुरंत डॉक्टर को दिखाएं।

नाल आमतौर पर जन्म के पांचवें से आठवें दिन के बीच झड़ जाती है, पर इसे झड़ने में 12-14 दिन भी लग सकते हैं। नाल के झड़ जाने के बाद नाभि थोड़ी गहरी दिखने लगती है और वहां किसी तरह की सूजन नहीं रह जाती। अब नाभि को सिर्फ साफ और सूखा रखने की ज़रूरत रह जाती है।

बच्चे का वजन

जन्म के समय बच्चे का वज़न लिया जाता है। इसके बाद जब भी उसे डॉक्टर के पास ले जाएं उसका वज़न ज़रूर देखें और बच्चे के कार्ड पर दर्ज करते रहें। शुरू के कुछ दिनों में बच्चे का वज़न कुछ घटता है और यह जन्म के समय के वज़न से पांच से 10 प्रतिशत कम हो जाता है। किंतु 10वें दिन के बाद यह बढ़ना शुरू हो जाता है। फिर इसमें प्रतिदिन के हिसाब से 25 से 30 ग्राम की वृद्धि होती है। यह क्रम बच्चे के तीन महीने के हो जाने तक इसी प्रकार चलता है।

नींद

बच्चे के लिए नींद बहुत ज़रूरी है। यदि बच्चा स्वस्थ है और सुविधा से है तो आमतौर पर वह सोता ही रहता है। उसे भूख लगे या कोई असुविधा हो तभी वह जगता और रोता है। नवजात शिशु के दिन के करीब 20 घंटे नींद में ही बीतते हैं। वह ऐसी गहरी नींद नहीं सोता जैसी हम बड़े लोगों की होती है। बीच-बीच में वह हिलता-डुलता है, कुछ क्षणों के लिए जगता है, हाथ-पांव फेंकता है और फिर सो जाता है। उसका स्वभाव बाहरी संवेदनाओं के प्रति तत्काल प्रतिक्रिया देने का होता है। सोते-सोते वह अचानक ही चौंक पड़ता है। इसीलिए ज़रूरी है कि उसके आसपास अनुकूल माहौल बना रहे, उसके कपड़े उपयुक्त और आरामदेह हों और

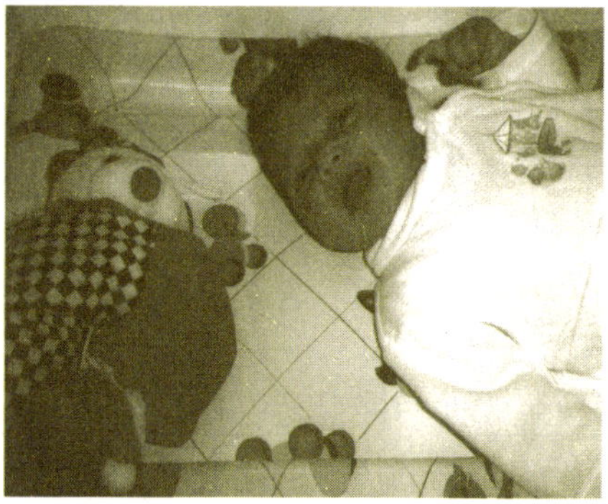

उस पर न तो अधिक कपड़े, न ज़रूरत से ज्यादा खेस-कंबल ही डाले जाएं।

बच्चा जब जगा हुआ हो तो उसकी शारीरिक मुद्रा समय-समय पर थोड़ी बदल देनी चाहिए। जब वह निंदासा हो, तो उसे या तो पेट के बल या एक करवट लिटाना चाहिए। अगर उसे पीठ के बल लिटाना हो तो उसके पास रहना ज़रूरी है। ऐसे में अगर वह मुंह से कुछ उगाले तो उसे साफ किया जा सकता है, लापरवाही बरतने से उगाल उसके फेफड़ों में जा सकता है जिससे उसका जीवन भी खतरे में पड़ सकता है। जैसे-जैसे बच्चा बड़ा होता जाता है, वह अपनी शारीरिक स्थिति में स्वयं फेर-बदल करना सीख जाता है।

रोना

बच्चा आराम से हो तो आमतौर से वह तब तक नहीं रोता जब तक कि उसे भूख न लगे, उसकी लंगोटी गीली न हो, उसे कोई असुविधा न हो या वह बीमार ही न हो। बच्चे के रोने के ढंग से भी उसकी तकलीफ का अनुमान लग सकता है। मसलन—

1. बच्चे का तेज़ स्वर में लगातार रोना और टांगें बार-बार पेट की तरफ खींचना यह संकेत करता है कि शायद उसके पेट में दर्द है।
2. उसके रोने में चिड़चिड़ापन हो, मल का रंग हरा हो और अधिक मात्रा में गैस पास हो तो यह बदहज़मी या पेट खराब होने का लक्षण है।
3. उसका रें-रें कर रोते रहना यह संकेत करता है कि वह बीमार है, बहुत कमज़ोर है या उसका जन्म समयपूर्व हुआ है।
4. रोने में चिड़चिड़ाहट के साथ जब वह उंगलियां मुंह में डालता है, उन्हें मोड़ता है और हाथ-पांव तानता है तो इसके मायने हैं कि उसे तेज़ भूख लगी है।
5. तीखी और तेज़ रुलाई इंगित करती है कि शायद उसे चोट लगी है। ऐसे में उसे डॉक्टर के पास ले जाना चाहिए।

हर बच्चे का अपनी ज़रूरतें सामने रखने का अपना अलग तरीका होता है। उसके

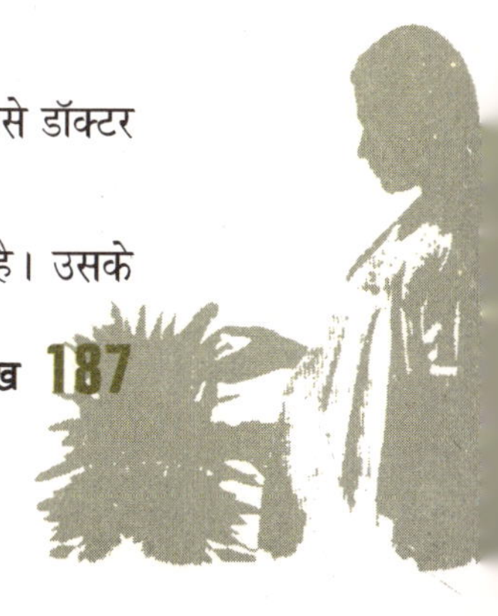

सामान्य व्यवहार में ज़रा भी बदलाव दिखे तो सावधान होने की ज़रूरत है। नवजात बच्चे के पास दूसरों को अपनी जरूरतें बताने के लिए अपने शारीरिक हावभाव और आवाज़ के अलावा कोई साधन नहीं होता। इसलिए मां के लिए बहुत ज़रूरी है कि वह अपने बच्चे के संकेतों को ठीक से समझना सीख ले।

मूत्र-त्याग

गर्भद्रव (एम्नियोटिक फ्ल्यूड) में मूत्र की उपस्थिति से साफ़ पता चलता है कि बच्चे की मूत्र प्रणाली गर्भकाल में ही काम करना शुरू कर देती है। स्वस्थ बच्चा सामान्य रूप से प्रसव के समय या जन्म के तुरंत बाद मूत्र-त्याग लेता है। इसके बाद अगले कई घंटों के लिए उसमें मूत्र-त्याग की क्रिया दबी रह सकती है। लेकिन पहले 24 घंटों के अंदर वह मूत्र-त्याग न करे तो डॉक्टर को अवश्य बता देना चाहिए। ऐसे में यह जांच करना ज़रूरी हो जाता है कि उसके मूत्र-मार्ग के निचले भाग में कहीं कोई रुकावट तो नहीं है। मसलन, मूत्रनली में ऐसा वाल्व हो सकता है जो मूत्र की निकासी में बाधा डाले। पहले दो-तीन दिनों के बाद शिशु दिन में 10-15 बार मूत्र-त्याग करना शुरू कर देता है।

मल-त्याग

गर्भकाल में बच्चे की आंतों में एक हरा-काला राल जैसा पदार्थ पाया जाता है। इसे मेकोनियम कहते हैं। यह नष्ट कोशिकाओं तथा गर्भलोमों से बनता है जिसे बच्चा गर्भद्रव के साथ निगलता रहता है। मेकोनियम का गहरा हरा रंग उसमें मिले हुए पित्त-रंजकों से बनता है। पूरे गर्भकाल में और जन्म के प्रथम कुछ घंटों बाद तक मेकोनियम बिलकुल जीवाणुहीन बना रहता है। मां के पेट में रहने तक बच्चे की आंतों में कोई क्रमाकुंचक गति नहीं होती, और इसीलिए आमतौर पर गर्भजल में मकोनियम नहीं दिखता। नवजात शिशु जन्म के बाद ही पहली बार मेकोनियम का त्याग करता है। उसके मल का रंग धीरे-धीरे बदलता जाता है पहले वह हरा-भूरा और फिर पीला-भूरा दिखता है। यह मल मेकोनियम से कम चिपचिपा होता है और उसमें दही के थक्के से भी दिखाई देते हैं। कुछ दिनों में मल की प्रकृति में और भी परिवर्तन आते हैं। उसकी बनावट और गंध बच्चे के आहार पर निर्भर करती है। स्तनपान करने वाले बच्चे का मल रंग में सुनहला पीला और कुछ मीठी गंध लिए होता है। रचना की दृष्टि से यह कुछ पतला और

लुगदीनुमा होता है। इसके विपरीत पाउडर का वाला दूध पीने वाले बच्चे के मल का रंग पीला या हल्का भूरा होता है और उससे हल्की दुर्गंध भी आ सकती है।

नवजात शिशु जन्म लेने के 12 घंटों के अंदर पहली बार मल-त्याग कर लेता है। उसे 24 घंटों के भीतर भी मल-त्याग न हो तो इसकी जांच की जानी चाहिए। संभव है कि मलद्वार की रचना ठीक से न हुई हो या बच्चे की आंतों में कहीं कोई रुकावट हो।

जन्म के पांचवें दिन से बच्चा दिन में चार से छः बार मल-त्याग करने लगता है। फिर वह जैसे-जैसे बढ़ा होता है, यह संख्या धीरे-धीरे घटकर दिन में एक या दो बार रह जाती है। स्तनपान कर रहे बच्चे के मल की प्रकृति मां के खानपान से भी प्रभावित होती है। उसमें बिना किसी ठोस कारण के भी परिवर्तन आ सकते हैं। इसलिए बच्चा यदि आराम से है, अच्छी नींद ले रहा है और ठीक से दूध पी रहा है, तो इस बारे में बिलकुल चिंता नहीं करनी चाहिए। किंतु मल बिलकुल पानी-पानी जाए, हरा हो जाए, उसके साथ काफी श्लेष्मा (म्यूकस) आए और अधिक वायु जाने लगे तो बाल विशेषज्ञ को दिखा लेना अच्छा है। यह लक्षण आंतों में संक्रमण के हो सकते हैं।

नवजात शिशु की गतिविधियां

नवजात शिशु की अधिकांश क्रियाएं स्वतःस्फूर्त क्रियाएं होती हैं और वह उन्हें बिना किसी सोच-समझ के करता है। इन स्वाभाविक क्रियाओं में उसका चूसना, निगलना, हाथ-पांव मारना और रोना सम्मिलित है। बिस्तर पर लेटा हुआ बच्चा अक्सर ही उस गुड़-मुड़ मुद्रा में आ जाता है जैसी मुद्रा में वह गर्भ में होता है। अचानक ऊंची आवाज़ सुनाई देने या झटका लगने पर वह तुरंत चौंक उठता है और उसके हाथ-पांव एक रिफलेक्स क्रिया के रूप में स्वतः झटक उठते हैं। वह कुछ ही दिनों में चूसने, निगलने और सांस लेने की क्रियाओं में समन्वय बैठाना सीख जाता है। उसके गाल से मां अगर अपना स्तनाग्र स्पर्श कराए तो वह स्वभावतः उस ओर मुड़ जाता है। इसी प्रकार उसके ऊपरी होंठ को छुएं तो वह अपना मुंह खोल देता है। नवजात शिशु अपने हाथ और पांव की उंगलियों से जकड़ पाने की क्षमता भी रखता है। समतल फर्श पर उसे खड़ी स्थिति में पकड़े रखें तो वह पांवों को क्रमवार चलाने जैसी गति भी करता है । किंतु कुछ ही महीनों के अंदर चूसने की क्रिया को छोड़कर यह बाकी सभी स्वतः स्फुर्त रिफलेक्स क्रियाएं गायब हो जाती हैं और बच्चा अपनी गतिविधियों पर नियंत्रण पा लेता है।

ज्ञानेन्द्रियों का विकास

बच्चे की सभी ज्ञानेन्द्रियां गर्भकाल के 25वें हफ़्ते तक काम करना शुरू कर देती हैं। सच तो यह है कि 17वें हफ़्ते से ही गर्भस्थ शिशु गर्भाशय के भीतर होने वाले परिवर्तनों के प्रति संवेदनशील हो जाता है। कई माताएं अनुभव करती हैं कि संगीत की मधुर धुनें बजने पर उनके भीतर पनप रहा शिशु हाथ-पांव मटकाने लगता है। इसी प्रकार कुछ माताओं का यह अनुभव भी रहा है कि उनके रॉकिंग चेयर या झूले पर झूलने से बच्चा स्वतः शांत हो गया है। मां के आसपास तेज़ रौशनी और शोर होने पर भी बच्चे की हृदय गति बढ़ती देखी गई है। इस बात के भी सबूत हैं कि बच्चे में अपने जन्म के समय की घटनाओं को महसूस करने की भी क्षमता होती है। उसकी कुछ संज्ञाएं काफ़ी तेज होती हैं जैसे कि घ्राण शक्ति। लेकिन कुछ संज्ञाएं अभी अल्पविकसित होती हैं, जैसे कि दृष्टि और श्रवण क्षमताएं। ये क्षमताएं अपरिपक्व होने के बावजूद अपनी सीमाओं में यथायोग्य कार्य करती हैं। गर्भकाल के 40 हफ़्ते पूरे कर जन्म लेने वाला बच्चा प्रसूति के समय अपने आसपास दिखने वाले चेहरों को देख सकता है, चाहे वह अपनी आंखों की पेशियों को नियंत्रित नहीं कर सकता। वह सुन सकता है तथा तेज़ रौशनी और शोर उसे नहीं सुहाते। वह मां की आवाज़ भली-भांति सुन सकता है। वह जल्दी ही अपनी मां की विशेष देह-गंध पहचानने लगता है और हल्के से हल्के स्पर्श और हरकत के प्रति भी चेतन हो जाता है।

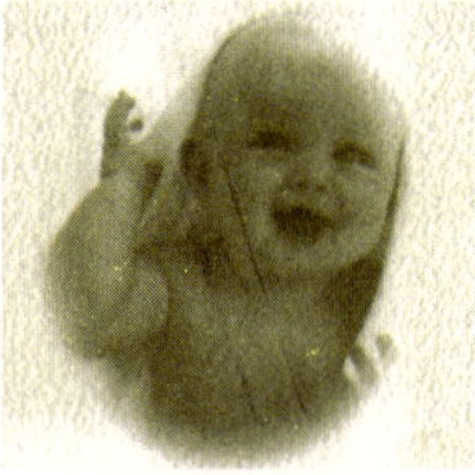

जन्म के समय के टीके

जन्म के समय भी बच्चे को कुछ टीके दिए जाते हैं। ये टीके बिलकुल सुरक्षित होते हैं और इनसे बच्चे को कोई डर नहीं होता। लेकिन कुछ अस्पतालों में ये टीके कुछ हफ्ते बाद भी दिए जाते हैं। इसमें भी कोई हर्ज नहीं।

जन्म के समय दिए जाने वाले टीके हैं :

☺ बी.सी.जी. ☺ पोलियो ड्रॉप (मुख द्वारा) ☺ हेपेटाइटिस-बी

जन्म का पंजीकरण

भारत सरकार द्वारा 1969 में लागू किए गए केंद्रीय जन्म अधिनियम के अंतर्गत यह अनिवार्य है कि शिशुजन्म के 14 दिनों के भीतर जन्म का पंजीकरण करा दिया जाए। यदि जन्म किसी अस्पताल या नर्सिंग होम में हुआ है तो यह सूचना देने का दायित्व उस अस्पताल पर होता है। अस्पताल से छुट्टी मिलते समय मां को मिली 'जीवित जन्म रिपोर्ट' (जन्म की तफ़सील के साथ) को स्थानीय नगर निगम के जन्म पंजीकरण कार्यालय में दिखाने की आवश्यकता होती है। इसके आधार पर ही पंजीयक द्वारा जन्म-प्रमाणपत्र जारी किया जाता है। यह प्रमाणपत्र लेना बहुत ज़रूरी है। इसकी जीवन में बार-बार ज़रूरत पड़ती है। विद्यालय में दाखिले, राशनकार्ड में नाम चढ़ाने, पासपोर्ट के लिए आवेदन करने जैसे अनेक अवसरों पर यह एक महत्त्वपूर्ण दस्तावेज़ के रूप में काम आता है।

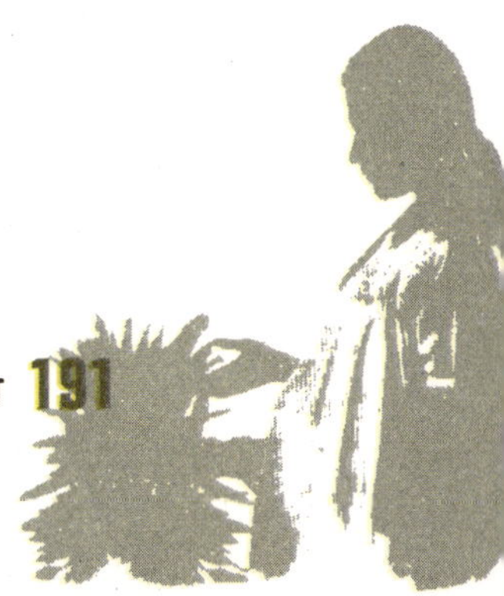

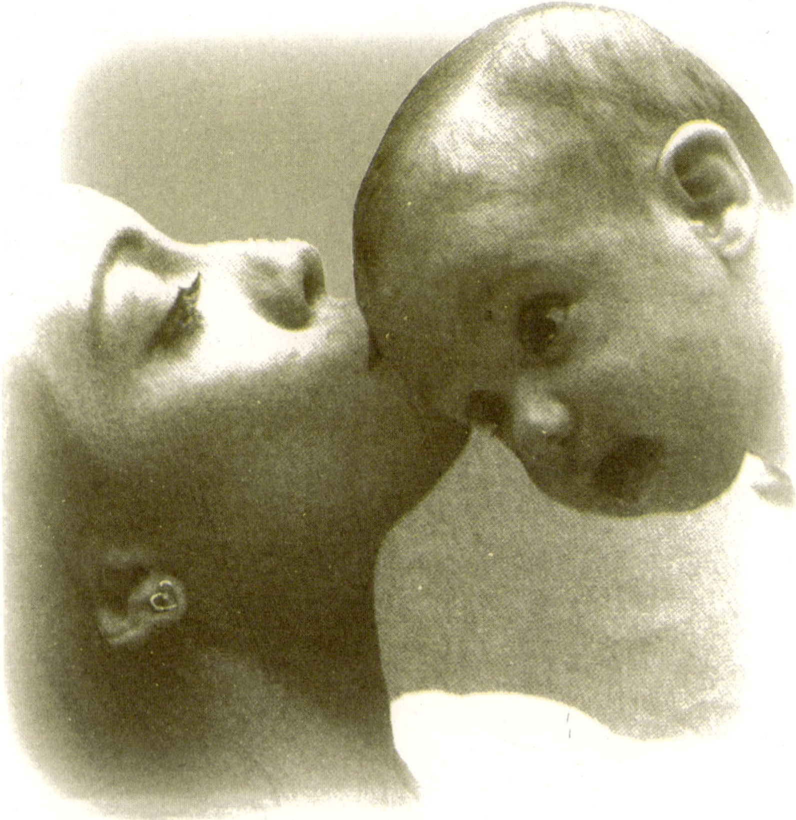

औरतों को पता है बच्चे पालने-पोसने का तौर-तरीक़ा,
उन्हें आता है पेटियां और जूते कसने का
सहज-सरल स्नेह भरा ढंग,
गोलमटोल निरर्थक शब्दों की लड़ियां पिरोना
थोथे शब्दों को चूमकर
उनमें अर्थों की जान फूंकने की कला।

एलिज़ाबेथ बैरेट ब्राउनिंग (1806-61), अंग्रेज कवि
ऑरोरा ले

पहला साल आप और आपका शिशु

वह मीठा, सौंधा, चंदन-सा महकता सपना अब सच हो गया है। मां और पिता अपने नन्हे प्रतिरूप को गोद में पा कर फूले नहीं समाते। घर में नए सदस्य के आने से रौनक और धूमधाम है। साथ ही नए दायित्व हैं जिन्हें पूरा करना है। उस परियों की रानी या फूलों के राजा की देखभाल तो करनी ही है, अपने को भी गर्भावस्था और प्रसव की क्लांति से उबारना है।

नए दायित्व, नया संसार

यह दिन उल्लास से भरे होते हैं। एक लंबी यात्रा पूरी होने का खूबसूरत सुकून आंचल को खुशियों से भर देता है। बांहों में बच्चे के होने से मां की नई पदवी मिल जाती है, पर साथ ही नए दायित्व भी जुड़ जाते हैं।

बच्चे को पूरा समय चाहिए होता है। अपनी भी देखभाल करनी होती है। घर में दूसरे बच्चे हों, तो उन्हें भी समय चाहिए होता है। फिर पति का भी ध्यान रखना होता है। मेहमानों, दोस्तों, रिश्तेदारों के आने-जाने का सिलसिला भी लगा रहता है।

सभी प्रबंध गृहलक्ष्मी को ही देखने होते हैं। हो सके तो इन दिनों घर में मां, बहन, भाभी, सास या ननद में से किसी को बुला लेना चाहिए जो काम में हाथ बंटा सके और संबल भी दे सके। उससे पटती हो तभी लाभ है। कोई आए लेकिन लड़ाई-झगड़ा ही चलता रहे, तो उससे तो अच्छा है कि खुद ही सब कुछ किया जाए।

संयुक्त परिवारों में ख़ुद-ब-खुद इस चीज की व्यवस्था थी। सास, जेठानी, ननद स्वयं ही कुछ दायित्व अपने ऊपर ले लेते थे । पर एकल परिवारों में यह इंतज़ाम कर पाना सचमुच आसान नहीं रहा है। जचगी के लिए मायके या ससुराल जाने की प्रथा भी इस दृष्टि से अति उत्तम है। पर शहरी जीवन में अब यह परंपरा भी धीरे-धीरे खत्म होती जा रही है।

जैसे भी हो, अपने आराम के बारे में लापरवाही नहीं बरतनी चाहिए। शरीर और मन दोनों ही बच्चे को जनने की क्लांति से अभी उबरने होते हैं। बच्चे को समय-असमय दिन-रात दूध पिलाने के लिए भी उठना पड़ता है। इसलिए नींद पूरी करने के लिए थोड़ी देर दिन में भी सो लेना अच्छा रहता है।

घर के कामकाज और बच्चे की देखभाल में हाथ बंटाने के लिए मिसरानी, आया या कोई सहायक नियुक्त कर सकती हैं। यह भी ज़रूरी नहीं कि अकेले ही जी-जान से हर पल घर के कामकाज में लगी रहें। कोई काम कितना फैलाया जाए यह बहुत-कुछ अपने ऊपर निर्भर करता है। जैसे, खाना ही पकाना है तो यह ज़रूरी तो नहीं कि 56 व्यंजन ही पकाए जाएं, साधारण दाल-रोटी, फल और सलाद से भी काम चल सकता है।

परिवार में कोई बड़ा बच्चा हो, तो उसके लिए भी थोड़ा समय निकालना ज़रूरी है। वरना उसमें नवजात बच्चे के लिए ईर्ष्या-भाव जागृत हो सकता है। कोई एक खास समय उसके लिए नियुक्त कर लें। उसे कहानी सुनाएं, उस पर ध्यान दें ताकि वह अपने को उपेक्षित न महसूस करे।

कई कार्यालयों में अब नियमानुसार बच्चे के जन्म पर पितृत्व अवकाश की भी अनुमति हो गई है। ऐसे में नए बने पिता को जहां बच्चे की देखभाल में हाथ बंटाने के लिए समुचित अवसर मिलता है, वहीं पत्नी के साथ जीवन के इस खुशनुमा अवसर को हंसी-खुशी बांटने का भी समय मिलता है। इस अवसर को यों ही न बीत जाने दें, कामकाज तो पूरी उम्र ही लगा रहेगा, ये दिन फिर नहीं लौट सकेंगे।

क्या खाएं

संतुलित पोषक आहार इन दिनों में विशेष रूप से ज़रूरी है। दूध, पनीर, फल-सब्ज़ी, दालें, रोटी, चावल और मांसाहार से परहेज़ न हो तो ग्रिल किया हुआ मांस या मछली व अंडे कैलोरी की कुल आवश्यकता पूरी करने के साथ-साथ भोजन में सभी आवश्यक तत्त्वों जैसे, कार्बोहाइड्रेट,

प्रोटीन, वसा, विटामिन और खनिज की पूर्ति करते हैं। काम-धाम में चाहे समय निकाल पाना कितना ही मुश्किल हो, भोजन की ओर से लापरवाही ठीक नहीं। फास्ट फूड के चक्कर में भी बिलकुल नहीं पड़ना चाहिए, न ही मेवे-गोंद के लड्डुओं की ज़रूरत है। हां, प्राकृतिक रेशे वाली चीज़ें जैसे, साबूत अनाज का आटा, ब्राउन ब्रेड, छिलके न उतारे हुए आलू, ताज़े फल और सब्जियां लेना सदैव अच्छा रहता है। इन्हें लेने से एक तो पौष्टिक तत्त्व मिलते हैं, दूसरा कब्ज़ से भी बचाव होता है। ताज़े फल और सब्ज़ियां विटामिनों और खनिज लवणों की भी पूर्ति करते हैं।

स्तनपान के दिनों में हर रोज़ 550 अतिरिक्त कैलोरी लेने की ज़रूरत होती है। छः महीने का हो जाने के बाद बच्चा दूसरी चीजें भी खाने-पीने लगता है, इसलिए उसकी दूध की ज़रूरत कम हो जाती है। अतएव मां को अगले छः महीनों तक प्रतिदिन 400 अतिरिक्त कैलोरी लेने की ही ज़रूरत रह जाती है। अतिरिक्त कैलोरी पूरी करने के लिए पनीर, दाल और फल लेना सबसे अच्छा है।

स्तनपान कराने से प्यास अधिक लगती है। अतः खूब मात्रा में पानी पीएं। जब तक बच्चे को अपना दूध दें, दवाओं से जहां तक हो परहेज़ बरतें। अगर कोई दवा लेनी ही पड़े तो डॉक्टर से पहले यह ज़रूर पूछ लें कि दवा बच्चे की दृष्टि से सुरक्षित है या नहीं।

अपना दूध ही क्यों

शिशु के लिए मां का दूध सबसे अच्छा है। उसमें कई नायाब गुण हैं। एक तो, यह हानिकर बैक्टीरिया से कभी संक्रमित नहीं हो सकता, दूसरा, यह सर्दी-खांसी, दस्त जैसी आम बीमारियों से भी बच्चे को बचाकर रखता है। इसमें विशेष प्रतिरक्षक तत्त्व होते हैं जो बच्चे को रोगमुक्त बने रहने में मदद करते हैं। मां के दूध में सभी आवश्यक पोषक तत्त्वों की पूर्ति भी हो जाती है। यह बच्चे के लिए अत्यंत सुपाच्य भी होता है।

कुछ अध्ययनों से यह बात भी सामने आई है कि डिब्बाबंद दूध पर पले-बड़े बच्चों की तुलना में स्तनपान द्वारा पोषित बच्चों में मोटापे की दर कम होती हे। यही नहीं, मां के दूध पर पले बच्चों में दमा और एग्ज़ीमा जैसी एलर्जी की बीमारियां कम होती हैं। साथ ही उससे मां और बच्चे के बीच प्यार का रिश्ता पुख़्ता होता है और बच्चा असीम भावनात्मक सुरक्षा

अनुभव करता है।

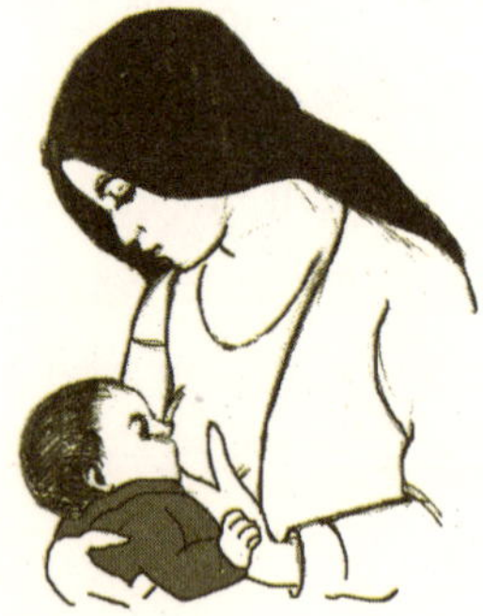

स्तनपान में आनेवाली समस्याएं

स्तनपान से संबंधित अधिकांश समस्याएं शुरू के दिनों में ही पेश आती हैं। जब तक अस्पताल में हों उनके बारे में डॉक्टर या नर्स से परामर्श कर लें। घर लौटने पर कोई दिक्कत आए तो घर पर मां, सास, बड़ी बहन, भाभी से बात कर सकती हैं। यह समस्याएं कई प्रकार की हो सकती हैं, उनके प्रति लज्जा या संकोच का भाव ठीक नहीं। उनका निवारण समय से ही होना चाहिए।

स्तनों में भारीपन

बच्चे के जन्म के पहले हफ्ते में कभी-कभी स्तनों में अधिक दूध उतरने से स्तनों में भारीपन और दर्द महसूस होने लगता है। ऐसे में कभी-कभी स्तनाग्र भी सपाट मालूम देते हैं। इसका सरल समाधान बच्चे को दूध पिलाते रहना है। इससे कुछ ही दिनों में स्थिति स्वयं संभल जाती है। अगर स्तनाग्र के सपाट होने से दूध पिलाने में मुश्किल आए तो इसका तुरंत समाधान ढूंढ़ें। कभी-कभी स्तन इतने सूज जाते हैं कि बच्चा दूध नहीं पी पाता। ऐसी स्थिति में स्तनों पर बर्फ़ या गुनगुने पानी का सेंक उपयोगी साबित होता है। साथ ही, दिन-रात उपयुक्त साइज़ की ब्रेसरी पहने रहना भी आराम पहुंचाता है।

सपाट स्तनाग्र

स्तनाग्र सपाट या अंदर को धंसे हुए हों, तो बच्चे को दूध पिलाने में काफी मुश्किल आती है। इस स्थिति से उबरने के लिए स्तनों पर निपल-शील्ड पहनी जा सकती है। इससे बच्चे को दूध पीने में मदद मिलती है।

स्तनाग्रों का दुखना

शुरू के हफ़्तों में स्तनाग्रों का छिल जाना भी एक काफी आम समस्या है। यह कष्ट अक्सर स्तनपान की मुद्रा गलत होने से शुरू होता है। दरअसल स्तनपान कराने की अपनी एक विधि है—

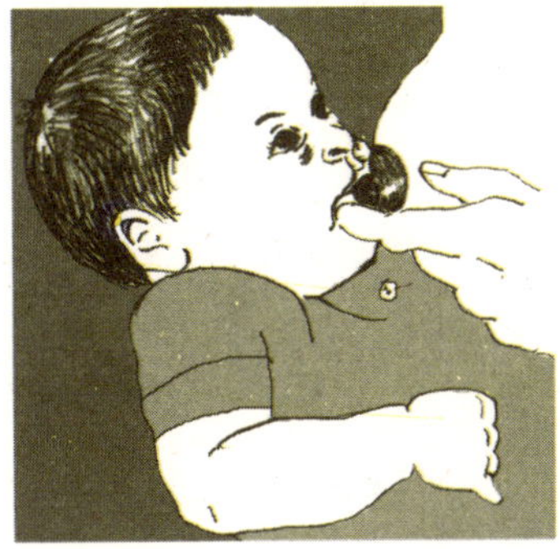

बच्चे को अपने से सटाकर स्तनाग्र उसके मुंह से छुआएं। अब वह अपना पूरा मुंह खोल दे तो उसका निचला होंठ अपने स्तनमंडल के स्तर पर ले आएं। अब उसके दूध पीने से स्तनाग्रों के छिले होने पर भी कष्ट नहीं होगा। निपल-शील्ड पहनकर भी दूध पिलाया जा सकता है। निपल-शील्ड टोंटी की तरह होते हैं। उन्हें स्तनाग्रों पर पहना जा सकता है। इससे बच्चा जब स्तनपान करता है तो सीधे स्तनाग्रों को नहीं चुभलाता।

स्तनाग्रों का फटना

स्तनाग्र कभी-कभी फट भी जाते हैं। इससे उनमें दर्द होने लगता है। यह समस्या भी गलत मुद्रा में स्तनपान कराने से उपजती है। दूध पिलाते समय बच्चे को अपने से सटा कर सही मुद्रा में रखा जाए तो स्तनाग्र जल्दी भर जाता है। ऐसी स्थिति में निपल-शील्ड भी उपयोगी सिद्ध होता है।

स्तन में गांठ

कभी-कभी स्तन की किसी दुग्धवाहिनी में रुकावट आ जाती है। इससे वहां गांठ बन जाती है और छूने से दर्द होता है। ऐसे में जब तक दुग्धवाहिनी खुले नहीं, बच्चे को पहले इसी स्तन से दूध पिलाएं। साथ ही, दूध पिलाते समय उंगली से स्तन में उठी गांठ को हल्के-हल्के ठोकते हुए दूध स्तनाग्र की ओर ले आएं। पर सूजा हुआ हिस्सा अगर लाल हो जाए और तपने लगे तो तुरंत डॉक्टर को दिखाएं। यह स्तनशोथ (मैस्टाइटिस) के लक्षण हैं जिसका तुरंत इलाज करना ज़रूरी होता है।

कैसे लौटे शरीर की सुघड़ता

प्रसव के बाद यह चाह उठना स्वाभाविक है कि जितनी जल्दी हो सके शरीर पहले की तरह सुघड़ हो जाए। यह इच्छा तभी पूरी हो सकती है जब लगकर प्रसवोपरांत व्यायाम किए जाएं।

इनसे न केवल शरीर सुघड़ बनता है, बल्कि चुस्ती-फुरती भी लौट आती है। प्रसव बाद मूत्राशय पर नियंत्रण कम होने से हंसते या खांसते समय हल्का सा मूत्र-त्याग होने की आमफ़हम समस्या का समाधान भी व्यायाम से हो सकता है।

नियमपूर्वक व्यायाम करने के कई लाभ हैं। इससे शरीर की चुस्ती लौट आती है, पेशियां कस जाती हैं, पेट और श्रोणि पर से अतिरिक्त वसा छंट जाती है और शारीरिक सौष्ठव निखर आता है।

इस समय व्यायाम पर ध्यान न देने से पूरा श्रोणितंत्र ढीला पड़ सकता है। इससे इस नाजुक क्षेत्र की शारीरिक क्रिया-प्रणालियों में बाधा आने लगती है। मूत्राशय पर नियंत्रण कम होने से हंसने, छींकने या खांसने पर वस्त्र भीग जाते हैं। गर्भाशय लटक कर योनिद्वार पर पहुंच सकता है या फिर बाहर झांकने लगता है। इससे गर्भाशय पर जख्म भी बन सकते हैं। स्त्री ऐसी स्थिति में प्रेम के शारीरिक सुख से वंचित हो जाती है और उसका वैवाहिक जीवन छिन्न-भिन्न होने लगता है। उस सूरत में आपरेशन से ही श्रोणि क्षेत्र के अंगों की स्थिति पुनः ठीक की जा सकती है। शुरू में पूर्वोपाय करने से स्थिति इस हद तक कभी नहीं बिगड़ती।

व्यायाम कब शुरू करें

सामान्य प्रसव के बाद यदि कोई जटिलता पैदा न हो तो आमतौर पर पहले हफ़्ते के अंत तक व्यायाम आसानी से शुरू किए जा सकते हैं। लेकिन नीचे टांके आए हों या सीज़ेरियन हुआ हो, तो स्थिति सामान्य हो जाने के बाद ही व्यायाम शुरू करें।

कार्यक्रम बनाएं

व्यायाम का कार्यक्रम चरणबद्ध रूप में चलना बेहतर है। प्रारंभ में सरल व्यायामों से शुरू करते हुए धीरे-धीरे अधिक कठिन व्यायामों की ओर बढ़ना चाहिए। जब एक चरण के व्यायामों को आसानी से दोहराने की क्षमता पर्याप्त रूप से आ जाए तभी अगले चरण के व्यायाम शुरू करने चाहिए। इसमें किसी प्रकार की जल्दबाज़ी करना ठीक नहीं। इतना ही व्यायाम करें जिससे थकान न हो। कोई भी व्यायाम ऐसा न हो कि उसे करने से शरीर में कहीं खिंचाव या दर्द महसूस हो। व्यायाम लय में किए जाने चाहिए और किसी भी स्थिति या मुद्रा में आने के लिए

हड़बड़ी नहीं दिखानी चाहिए। किसी भी व्यायाम को शुरू करते समय पहले उसे कम बार और फिर धीरे-धीरे बढ़ाते हुए अधिक बार करने लगें।

शरीर का सुडौलपन और सौंदर्य वापस लाने के लिए कुछ व्यायाम विशेष रूप से ज़रूरी हैं। पेट और श्रोणितल की फैली हुई पेशियों को फिर से कसने की ज़रूरत होती है। इसी से शरीर की मुद्रा और उसका सामान्य संतुलन वापस आ पाता है। गर्भावस्था के हार्मोनों के प्रभाव से जोड़ों में अभी भी कुछ ढीलापन बना रहता है। उनकी और स्नायुओं की सुरक्षा के लिए शरीर की यांत्रिक क्रियाविधि पर ध्यान देना आवश्यक है। गर्भकाल से गुज़रने के बाद पेट की पेशियां काफी ढीली हो जाती हैं और उन्हें व्यायाम की सख़्त ज़रूरत होती है। कुछ ऐसे व्यायाम अवश्य करने चाहिए जिनसे पेट सपाट हो सके। शरीर-स्थिति सही हो सके तथा श्रोणिसंधियां और रीढ़ स्वस्थ संतुलन में लौट सकें। बच्चे को जनने में पेट की पेशियों (रेक्टाई) के तंतुओं में कभी-कभी छितरापन आ जाता है। यदि इन पेशियों को फिर से दुरुस्त न बनाया जाए तो पेट की भित्ति हमेशा के लिए कमज़ोर हो जाती है।

रेक्टाई पेशियां श्रोणि के झुकाव को नियंत्रित करने में भी महत्त्वपूर्ण भूमिका अदा करती हैं। उनके कमज़ोर हो जाने से पेट और कमर की सुघड़ता नष्ट हो जाती है और कमर-दर्द भी उठ सकता है।

पेट की पेशियों का आकलन

इस सरल व्यायाम से यह पता लग जाता है कि रेक्टाई पेशियां किस स्थिति में हैं। इसे करने की विधि इस प्रकार है—पीठ के बल लेट जाएं। घुटने मोड़ लें। अब एक हाथ की उंगलियां नाभि के आसपास की पेशियों में मज़बूती से दबाएं। अपने सिर और कंधों को धीरे-धीरे एक-साथ इतना ऊपर उठाएं कि गर्दन बिस्तर से आठ इंच ऊपर उठ जाए। इससे मध्यरेखा के दोनों ओर की पेशियां तन कर आपस में मिल जाएंगी और उंगलियों को बाहर की ओर ठेलेंगी। हां, उनमें हल्का सा, एक या दो अंगुल का अंतर ऊतकों के ढीलेपन के कारण छूट

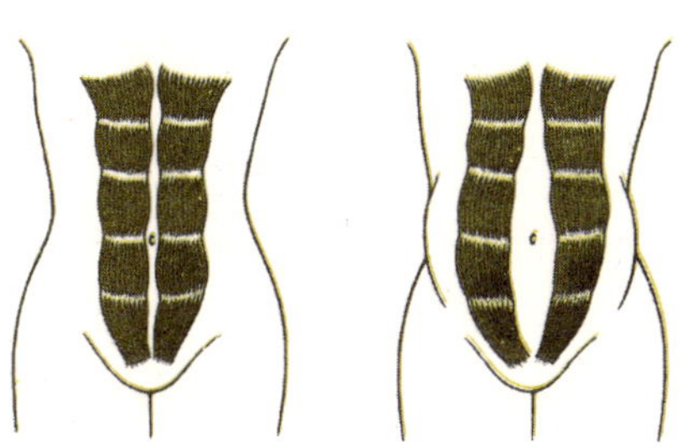

सकता है। यह स्वयं ही धीरे-धीरे कस जाता है और इसके बारे में चिंता करने की कोई बात नहीं। लेकिन पेशियों में तीन, चार या ज़्यादा अंगुल का अंतर हो, तो इन्हें विशेष व्यायामों द्वारा पुनः सख़्त बनाने की सख़्त ज़रूरत होती है।

पहले पेट की पेशियां मज़बूत बनाएं

यदि रेक्टाई पेशियों के तंतुओं में छितरापन आ चुका है तो इसे दूर करने के लिए एक सरल व्यायाम किया जा सकता है। इसे करने की विधि इस प्रकार है—पीठ के बल लेटें और घुटने मोड़ लें। पेट पर दोनों हाथ एक दूसरे को काटते हुए क्रॉस की मुद्रा में रखें। इससे सिर उठाने पर पेट की पेशियां सख़्त हो जाएंगी। एक गहरी सांस लें। फिर सांस छोड़ते हुए सिर और कंधों को 45^0 के कोण तक ऊपर उठाएं और पेट की पेशियों को सख़्त कर लें। धीरे-धीरे वापस पूर्व स्थिति में लौट आएं। यह व्यायाम कई बार करें। धीरे-धीरे बढ़ाते हुए इसे रोज़ 50 बार करें। जब तक रेक्टाई पेशियों के तंतु आपस में बिलकुल सट न जाएं, धड़ को चक्राकार घुमाने, कूल्हों को मोड़ने और धड़ को एक तरफ झुकाने के व्यायाम शुरू न करें।

श्रोणितल का व्यायाम

प्रसूति के बाद श्रोणितल की ढीली हुई पेशियों को कसने और चुस्त बनाने की सख़्त ज़रूरत होती है। इसी से श्रोणिगुहा के अंगों को समुचित सहारा मिल पाता है और गुदाद्वार की अवरोधिनी (स्फिंक्टर) ठीक से काम कर पाती है। श्रोणितल के चुस्त-दुरुस्त बने रहने से योनि भी सुघड़ बनी रहती है और यौन-सुख में भी कमी नहीं आती। यह एक उत्कृष्ट व्यायाम है जिससे योनि में आया ढीलापन दूर किया जा सकता है और दांपत्य जीवन में यौनसुख के उत्कर्ष की अनुभूति पुनः जागृत की जा सकती है। यह व्यायाम मूत्राशय को नीचे खिसक जाने की स्थिति में भी उपयोगी साबित होता है।

यह व्यायाम बिलकुल आसान है। सिर्फ इतना करना है कि मूत्र-प्रवाह रोकने वाली पेशी को अंदर की ओर ठीक वैसे भींचना है जैसे कि मूत्र के वेग को रोक रहे हों। इससे प्यूबोकॉक्सीज़ियस पेशी सक्रिय हो उठती है। इसे तीन सेकेंडों के लिए अंदर खींचें, फिर तीन सेकेंड के लिए ढीला छोड़ दें और फिर अंदर खींचें। इस प्रकार तीन-तीन सेकेंडों के 10 अभ्यासों से शुरू कर उन्हें बढ़ाते हुए प्रतिदिन सुबह और शाम 25-25 बार करें। जब कुछ अभ्यास हो

जाए, तब इन्हें द्रुत गति से किया जा सकता है। बस सिकोड़ें-छोड़ें, सिकोड़ें-छोड़ें। जितनी तेज़ी से यह कर पाना संभव हो उतनी ही तेज़ी से इसे करें।

यह सरल व्यायाम डॉ. केगेल द्वारा शुरू किया गया था। इसीलिए यह 'केगेल पेल्विक फ्लोर एक्सरसाइज़' के नाम से बहुप्रचलित है। व्यायाम कभी भी और कहीं भी किया जा सकता है। इसे नियमित रूप से करने से पूरी उम्र लाभ मिलता रहता है।

पेट को सुदृढ़ करने वाले व्यायाम

पहला चरण : उदरीय श्वसन

1. पीठ के बल लेटें, घुटने मोड़ कर रखें।
2. नाक से गहरी सांस लें। सांस लेते समय पसलियां यथासंभव स्थिर रखें और पेट को फुला लें।
3. अब पेट की पेशियों को सिकोड़ते हुए नाक से धीरे, लेकिन बलपूर्वक सांस बाहर छोड़ें।

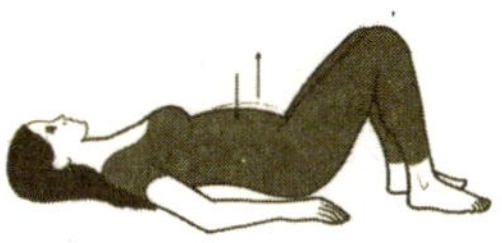

4. सांस छोड़ते हुए तीन से पांच सेकेंडों के लिए उसी मुद्रा में रहें।
5. इस व्यायाम को पहले दो बार करें फिर धीरे-धीरे इसे 10 बार करने लगें।

दूसरा चरण : उदरीय श्वसन और सीधा लेटकर श्रोणि को झुकाना

1. पीठ के बल लेटें, घुटने मोड़ कर रखें।
2. गहरी सांस लेते हुए, कमर के निचले हिस्से को फर्श या बिस्तर से लगाकर श्रोणि को पीछे घुमाएं।

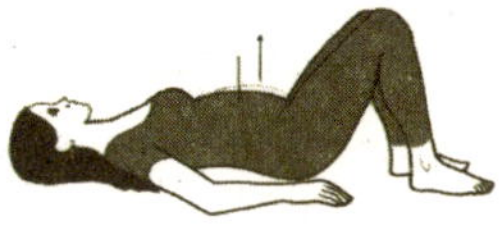

3. धीरे-धीरे किंतु बलपूर्वक सांस छोड़ते हुए, पेट की पेशियों को सिकोड़ें और नितंबों को कसें।
4. सांस छोड़ते हुए तीन से पांच सेकेंडों तक इसी मुद्रा में रहें। अब क्षण-भर सुस्ता लें।

5. इस व्यायाम को भी शुरू में दो बार करें फिर धीरे-धीरे इसे 10 बार करने लगें।

तीसरा चरण : घुटनों को छूना

1. पीठ के बल लेटें, घुटने मोड़ कर रखें।
2. गहरी सांस लेते हुए, ठुड्डी को छाती पर टिकाएं।
3. सांस छोड़ते हुए, धीरे-धीरे आराम से सिर और कंधों को उठाते हुए हाथों से घुटनों को छूने का प्रयास करें। शरीर केवल पीठ तक ऊपर उठे, कमर फर्श पर ही होनी चाहिए।
4. सिर और कंधों को धीरे-धीरे आराम से पूर्व अवस्था में वापस ले आएं। अब मिनट भर आराम करें।
5. यह व्यायाम भी शुरू में दो बार करें फिर धीरे-धीरे बढ़ाते हुए इसे 10 बार करने लगें।

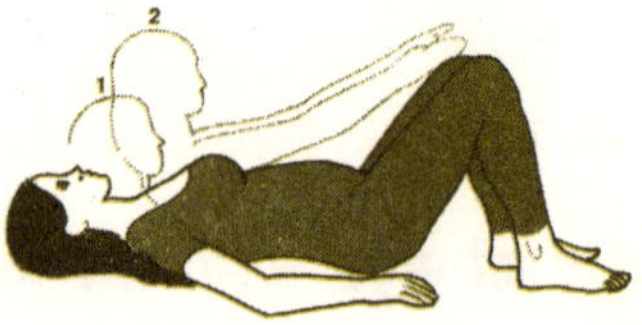

कमर को सुदृढ़ करने वाले व्यायाम

पहला चरण : घुटने दोनों ओर झुकाना

1. पीठ के बल लेटें, घुटने मोड़ कर रखें।
2. कंधों को ज़मीन से लगाकर और पांव स्थिर रखते हुए, दोनों घुटने धीरे-धीरे आराम से दायीं ओर झुकाते हुए ज़मीन से छुआएं।
3. फिर यही व्यायाम उल्ट दिशा में दोहराएं और घुटनों को बायीं ओर ज़मीन से छुआएं।
4. वापस आरंभ की स्थिति में आएं। क्षण-भर सुस्ता लें।
5. शुरू में यह व्यायाम दो बार करें, फिर धीरे-धीरे बढ़ाते हुए 10 बार।

दूसरा चरण : घुटना एक तरफ झुकाना

1. पीठ के बल लेटें, दाहिना घुटना सीधा रखें और बायां मोड़ लें।
2. कंधे ज़मीन से सटाकर रखें और बाएं घुटने को धीरे-धीरे आराम से दायीं ओर झुकाते हुए ज़मीन से छुएं, फिर वापस आरंभ की स्थिति में आएं।
3. पांवों की स्थिति उलट दें। अब दाहिने घुटने को इसी प्रकार बायीं ओर झुकाते हुए ज़मीन से छुएं। फिर वापस पूर्व स्थिति में लौट आएं।
4. शुरू में यह व्यायाम दो बार करें, फिर धीरे-धीरे बढ़ाते हुए 10 बार।

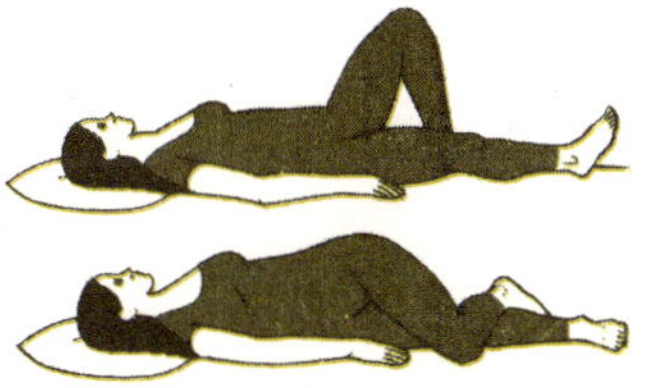

तीसरा चरण : पांव घुमाना

1. पीठ के बल लेटें, पांव सीधे रखें।
2. कंधे सपाट रखते हुए, बायां पांव धीरे-धीरे आराम से उठाएं और इसे बिना मोड़े दाहिने पांव पर से घुमाते हुए शरीर के दाहिने तरफ ज़मीन से छुआएं। वापस पूर्वावस्था में औट आएं।
3. अब इसी प्रकार दाहिने पांव को घुमाकर अपने बायीं ओर ज़मीन छुएं।
4. शुरू में यह व्यायाम दो बार करें, फिर धीरे-धीरे बढ़ाते हुए 10 बार।

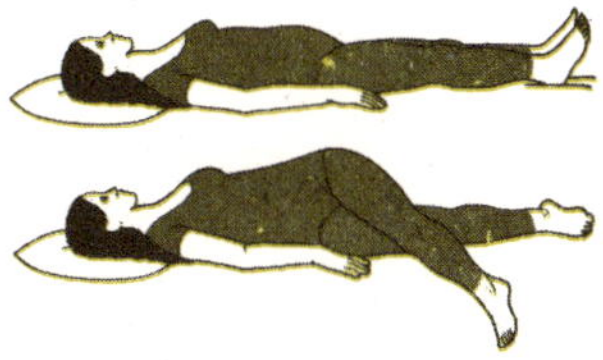

टहलना एक उत्कृष्ट व्यायाम

इन व्यायामों के अलावा, नित्य की दिनचर्या में टहलने को भी शामिल कर लिया जाए तो बहुत ही अच्छा। प्रैम में बच्चे को लेकर सुबह-सुबह थोड़ी देर सैर के लिए निकल जाएं। बाहर की खुली हवा और रौशनी में घूमने से तन-मन ताज़गी से भर उठेगा और शरीर भी स्फूर्ति और सुकून अनुभव करेगा।

डॉक्टरी जांच

प्रसव के चार से छः हफ़्तों बाद जांच के लिए प्रसूति-विशेषज्ञ के पास ज़रूर जाना चाहिए। इस जांच में निम्नलिखित बातों की ओर विशेष रूप से ध्यान दिया जाता है :

- यदि टांके आए थे तो क्या वे ठीक से भर गए हैं या नहीं। गर्भाशय सामान्य आकार में लौट आया है या नहीं, और श्रोणि क्षेत्र की पेशियां अब किस हाल में हैं।
- यदि गर्भकाल में उच्च रक्तचाप, डायबिटीज़ या मूत्रीय संक्रमण जैसी कोई तकलीफ़ उत्पन्न हुई थी तो अब उसकी क्या स्थिति है। इसके लिए ज़रूरी होने पर आवश्यक जांच-परीक्षण भी किए जाते हैं और आगे के लिए समुचित डॉक्टरी सलाह भी दी जाती है।
- यदि कोई तकलीफ़ या शंका हो तो डॉक्टर से खुलकर बात कर लें। स्वास्थ्यलाभ करने के लिए यह ज़रूरी है।

यौन-संबंध

यह निर्णय पति-पत्नी पर ही निर्भर है कि वे कब से दोबारा शारीरिक सुख का आनंद लेना चाहेंगे। चिकित्सीय दृष्टि से इस पर कोई पाबंदी नहीं होती। यद्यपि यह स्वाभाविक ही है कि पहले कुछ हफ़्तों में पति-पत्नी की यौन-रुचि स्वयं ही जागृत नहीं होती। नवप्रसूता स्त्री पर बच्चे की संभाल की अतिरिक्त ज़िम्मेदारी भी उसे यौन-सुख की ओर उन्मुख नहीं होने देती। जब तक मन और शरीर इसके लिए तैयार न हों तब तक प्रतीक्षा करना ही अच्छा होता है। समागम न सिर्फ शारीरिक मिलन है, बल्कि इससे कहीं अधिक मन की भावना है। यदि मन कहीं और हो, तो सुख कदापि प्राप्त नहीं हो सकता। यों भी शुरू-शुरू में पहले जैसी ऊष्मा अनुभव नहीं होती। उसे वापस आने में थोड़ा वक्त लगता है।

गर्भ-निरोध

पहले और दूसरे बच्चे के बीच दो से तीन साल का अंतर अवश्य रखना चाहिए। यदि आगे दूसरी संतान की इच्छा न हो, तब भी किसी भरोसेमंद गर्भ-निरोधक विधि का प्रयोग करना ज़रूरी हो जाता है। पुनः मासिक प्रारंभ हुए बगैर भी गर्भ रुक सकता है। स्तनपान गर्भ-निरोध का विश्वसनीय साधन नहीं है। बेहतर यही होता है कि जब डॉक्टर के पास नियमित

जांच के लिए जाएं, उनसे उपयुक्त गर्भनिरोधक के बारे में भी ज़रूर पूछ लें। गर्भ-निरोध के संभव तरीके निम्नलिखित हैं :

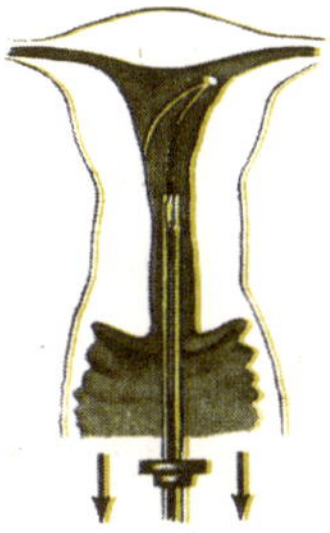

कॉपर-टी

- *कॉपर-टी :* प्रसव-बाद जांच के समय कॉपर-टी लगवा लेना सबसे अच्छा होता है। पर कुछ स्त्रियों का शरीर इसे स्वीकार नहीं कर पाता, ऐसी स्थिति में डॉक्टर अन्य विकल्पों की सलाह देते हैं।
- *कंडोम :* इसे पति इस्तेमाल कर सकते हैं। शुरू-शुरू के कुछ हफ़्ते लुब्रिकेडेट शीथ या कंडोम का उपयोग सबसे अच्छा और आसान है। यदि साथ ही कोई शुक्राणुनाशक जैली या क्रीम का भी इस्तेमाल किया जाए तो समागम में आसानी होती है।
- *कैप या डायाफ्राम :* पहले वाला डायाफ्राम या कैप प्रसूति के बाद उपयुक्त नहीं बैठता, इसलिए विश्वसनीय नहीं रह जाता। अब नए नाप की नई कैप इस्तेमाल करना ही उपयुक्त है।
- *गर्भ-निरोधक गोलियां :* यह विधि उन्हीं स्त्रियों के लिए उपयुक्त है, जो किसी कारण बच्चे को अपना दूध न दे पा रही हों। ऐसे में गर्भ-निरोधक गोलियां जल्द शुरू की जा सकती हैं। तब भी शुरू के 14 दिनों तक यह प्रभावी नहीं होतीं और उस अवधि में सुरक्षा का कोई दूसरा उपाय, जैसे, शीथ या कंडोम भी ज़रूर इस्तेमाल करना चाहिए।

सफ़ेद धारियां

प्रसव के बाद पेट और नितंबों पर उपजी सफ़ेद धारियां धीरे-धीरे स्वयं ही हल्की पड़ती जाती हैं। वे कभी भी पूरी तरह नहीं जातीं, पर समय बीतने के साथ उतनी अधिक मालूम नहीं देतीं। उन पर तेल या क्रीम लगाने से भी बहुत लाभ नहीं होता। हां, विटामिन 'ई' युक्त क्रीम लगाने से कभी-कभी कुछ लाभ हो जाता है।

फिर से काम पर

किसी भी कामकाजी स्त्री को प्रसूति के बाद काम पर लौटने से पहले कई प्रबंध करने होते हैं। सबसे पहले तो बच्चे की देखरेख का ही सवाल होता है। इसकी संतोषजनक व्यवस्था कर पाना सबसे कठिन होता है। शहरी जीवन और खासकर एकल परिवारों में विकल्प भी सीमित

होते हैं। सबसे अच्छा तो यही होता है कि बच्चे को किसी निकट-परिजन, जैसे सास या मां के पास हर रोज़ सुबह काम पर जाते समय छोड़ दिया जाए। दूसरा उपाय घर पर आया की व्यवस्था कर लेना है। तीसरा यह कि बच्चे को क्रेश में छोड़ा जाए। क्रेश का साफ़-सुथरा होना बहुत ज़रूरी है, पर वह कार्यालय के पास हो, तो सोने पर सुहागा। इससे यह सुविधा रहती है कि बीच-बीच में बच्चे को देख आ सकती हैं, और लंच-ब्रेक में उसे दूध पिलाने के लिए भी जा सकती हैं।

बड़े शहरों में एक विकल्प डे-नर्सरीज़ भी हैं। ये अधिकांशतः निजी रूप से चलाई जाती हैं। उनमें विभिन्न आयु वर्ग के बच्चों की देखरेख का इंतज़ाम रहता है। पर जब तक बिल्कुल उपयुक्त और संतोषप्रद व्यवस्था न हो जाए प्रसूति छुट्टी आगे बढ़ा लेना ही सबसे अच्छा है।

स्तनपान से बोतल के दूध पर

अगर काम पर लौटना है तो बच्चे को अब अपने दूध के स्थान पर डिब्बाबंद या बोतल का दूध शुरू करना होगा। यह परिवर्तन धीरे-धीरे करना ही ठीक होता है। शुरू में बच्चे को दिन में एक ही बार बोतल का दूध पिलाएं और जब यह दूध बच्चे को भा जाए तब इसकी मात्रा धीरे-धीरे बढ़ाती जाएं और अपना दूध देना कम करती जाएं। घर पर रहती हों और नौकरी पर लौटने का चक्कर न हो, तो अपना ही दूध देते रहना सबसे उत्तम है।

बोतल का दूध

बोतल से दूध पिलाना काफी मेहनत-भरा काम है। पर धीरे-धीरे इसकी आदत पड़ जाती है। पहले बोतल को जीवाणुमुक्त करना पड़ता है, फिर दूध तैयार करना होता है। सारा इंतज़ाम पहले से ही तैयार करके रखना होता है, ताकि बच्चे को जब भूख लगे तो दूध बनाने में देर न लगे। बोतल से दूध पिलाने का सबसे बड़ा लाभ यह है कि इस सुख में पिता भी सहभागी बन सकता है।

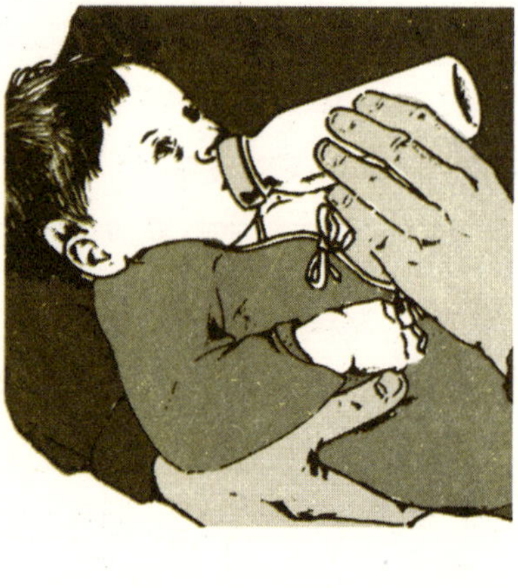

बोतल की साफ़-सफ़ाई

बोतल और दूध पिलाने में काम आनेवाली हर चीज़ ठीक से साफ़ तथा जीवाणुमुक्त कर लेनी ज़रूरी है, ताकि बच्चे को कोई संक्रमण न होने पाए। इसके लिए ठीक से धोने-मांजने के बाद हर पात्र अच्छी तरह उबाल लें। पानी के उबलने के बाद इसमें बोतल, निपल आदि को कम-से-कम 10 मिनट के लिए उबलने दें।

दूध तैयार करना

दूध तैयार करते समय दूध के पावडर और पानी को बिलकुल ठीक-ठीक अनुपात में मिलाएं। इसके लिए पावडर के डिब्बे पर दिए गए निर्देश ध्यान से पढ़ें और उनका सही-सही पालन करें। दूध के पावडर में बच्चे की ज़रूरत को ध्यान में रखकर ही आवश्यक पोषक तत्त्व सम्मिलित किए जाते हैं। इसलिए दूध बनाते समय न तो पावडर अधिक और न कम ही डालना चाहिए। उसमें चीनी मिलाने की भी ज़रूरत नहीं होती। जितना दूध बच्चा एक बार में पी ले, उससे थोड़ा ज़्यादा बनाना ही बेहतर होता है ताकि बच्चा भूखा न रहे। यदि कुछ दूध बचा रह जाए तो उसे फेंक देने में संकोच नहीं करना चाहिए। यह दूध बच्चे को बाद में देने से उसे गंभीर संक्रमण हो सकता है।

दूध बनाने का सही क्रम यह है :

- हाथ अच्छी तरह साबुन से धो लें।
- थोड़ा पानी उबालें और ठंडा होने दें।
- पतीले से उबली हुई एक बोतलें और निपल निकालें। इन्हें उबले हुए पानी से धो लें, मगर नल के नीचे कभी नहीं। यदि नल का पानी बोतल या निपल में चला जाए तो इन्हें फिर से उबालना पड़ेगा।
- बोतल में सही नपी हुई मात्रा में उबला हुआ पानी लें।
- नपने से ठीक मात्रा में दूध-पावडर लेकर उसे बोतल में पानी में मिला दें। नपने में पावडर ठसाठस न भरें।
- ढक्कन से बोतल को बंद कर उसे अच्छी तरह हिलाएं। इससे पावडर पानी में ठीक से घुल-मिल जाएगा और एकसार सघनता का दूध तैयार हो सकेगा।

दूध पिलाना

जल्दी ही बच्चे का दूध पीने का एक नित्यक्रम बन जाता है। ज़्यादातर बच्चे हर तीन-चार घंटों पर दूध पीने की ज़रूरत महसूस करते हैं।

बच्चे को बोतल देने से पहले हमेशा ही दूध की कुछ बूंदें हाथ की कलाई के अंदर की तरफ टपका कर देख लें कि दूध अधिक गर्म न हो। ज़्यादातर बच्चे गुनगुना दूध पीना पसंद करते हैं। बोतल के दूध को थोड़ा और गर्म करना पड़े तो बोतल का मुंह ऊपर निकालकर उसे थोड़ी देर के लिए गर्म पानी से भरे पात्र में खड़ा कर रखें। गर्म करने के बाद दूध अधिक से अधिक एक घंटे के अंदर पिला दें। इससे अधिक देर तक दूध बनाकर रखने से उसमें हानिकर बैक्टीरिया पनप सकते हैं।

दूध पिलाने के लिए कोई भी एक सुविधाजनक स्थान सुनिश्चित कर लें। यहां पर वह सभी चीजें इकट्ठी कर लें जिनकी ज़रूरत हो सकती है। एक साफ कपड़ा भी पास में होना चाहिए कि अगर दूध गिरे तो उसे तुरंत पोंछा जा सके। यदि बच्चा दूध पीने के दौरान कुछ देर के लिए बीच में रुकना चाहे तो उतनी देर बोतल को ढक्कन से जरूर ढक दें।

कभी भी बच्चे के मुंह मे बोतल लगा कर और बोतल तकिए या दूसरी किसी चीज़ के सहारे टिकाकर बच्चे को अकेला न छोड़ें। इससे दूध बच्चे की सांस-नली में जा सकता है। दूध पिलाने के बाद हमेशा ही बच्चे की पीठ हल्के-हल्के थपथपानी चाहिए। इससे उसकी आहार-नलिका में गई हवा बाहर आ जाएगी और उसे आराम मिलेगा। यों भी मां का यह प्यार-दुलार बच्चे को हमेशा प्रिय लगता है।

कितनी बार दूध पिलाएं

तीन महीने की उम्र तक अधिकांश बच्चे दिन में पांच या छः बार दूध पीना पसंद करते हैं। तीन से पांच महीनों के बीच उन्हें दिन में चार या पांच बार दूध पीने की ज़रूरत रह जाती है। फिर छः महीने के हो जाने के बाद उन्हें दिन में तीन बार दूध और बीच-बीच में कुछ हल्के-फुल्के खाद्य पदार्थ लेने अच्छे लगते हैं।

दुग्धपान संबंधी कुछ सामान्य जानकारियां

नई बेतजुर्बेकार मां को बच्चे के दुग्धपान के बारे में अनेक चिंताएं होती हैं। उनमें से कुछ आमफ़हम चिंताओं के समाधान यहां प्रस्तुत हैं :

भूख

मां पर अक्सर ही यह चिंता सवार रहती है कि क्या बच्चे को ठीक से दूध मिल पा रहा है। यह चिंता अनावश्यक है—भूख लगते ही बच्चा विह्वल होकर नींद से जाग उठाता है, रोने लगता है और मुंह चलाने लगता है। पर दूध पीने के कुछ देर बाद ही वह नींद से जग जाए तो देखना चाहिए कि उसे कोई और असुविधा तो नहीं है। शायद, उसे ज़रा देर गोद में लेने या उसकी लंगोटी बदलने की ही ज़रूरत हो। पर यह भी हो सकता है कि वह वास्तव में भूखा है और उतनी खुराक नहीं मिल रही है जितनी कि उसे जरूरत है। ऐसे में दूध की बोतल मुंह में लगाते ही वह उसे गटागट पीना शुरू कर देता है। इस स्थिति से उबरने के लिए उसे थोड़े-थोड़े अंतराल पर दूध दें और प्रत्येक बार दूध की मात्रा भी थोड़ी बढ़ा दें।

मुंह से दूध आना

बच्चे को दूध पिलाते समय थोड़ी-थोड़ी देर बाद या पूरा दूध पिलाने के बाद उसे गोद में सीधा बिठाकर पीठ पर हल्के से जरूर थपथपाना चाहिए। इससे आहार-नली में दूध के साथ अंदर गई हवा बुलबुलों के रूप में बाहर आ जाएगी। इसके लिए एक साफ नैपकिन अपने पास तैयार रखें। यदि लगे कि कुछ हवा भीतर अटकी हुई है तो बच्चे को दाहिनी करवट से लिटा दें। इससे बची-खुची हवा मुंह से बाहर आ जाएगी और यह आशंका नहीं रहेगी कि दूध उगलने से बच्चा कहीं अपनी सांस-नली ही बंद न कर बैठे।

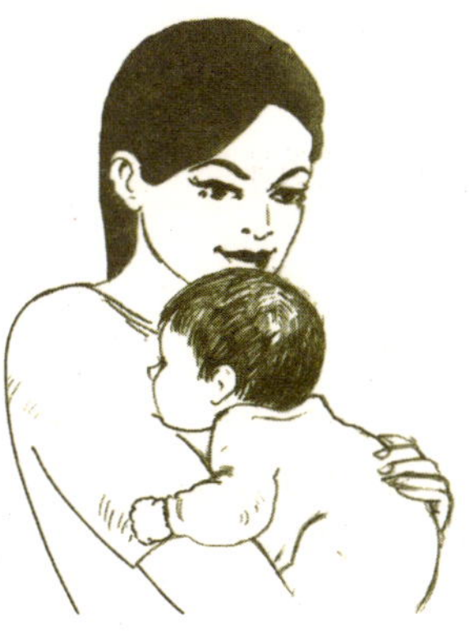

दूध की उगाल

बच्चा दूध पीने के बाद मुंह से थोड़ा-बहुत दूध अक्सर ही उगल देता है। एक अनुभवहीन मां अक्सर इसे उल्टी समझ कर आशंकित हो जाती है। पर उगाल और उल्टी में सबसे बड़ा फर्क मात्रा का होता है। उगाल में हमेशा थोड़ा-सा ही दूध आता है, जबकि उल्टी में तो अक्सर बच्चे का पूरा पेट ही खाली हो जाता है। उल्टी करने वाला बच्चा बीमार दिखाई देता है, लेकिन

उगाल में बच्चा हंसता-खेलता दिखता है। हां, मां को जरूर थोड़ी झुंझलाहट होती है। उगाल में बच्चा वही दूध बाहर फैंकता है जो उसके नन्हें पेट में समा नहीं पाता। यह स्थिति या तो उसके जल्दी-जल्दी दूध पीने से पैदा होती है या अधिक मात्रा में दूध पी लेने से।

हिचकियां

बच्चे को दूध पीने के बाद हिचकियां भी आ सकती हैं। यह कोई असामान्य बात नहीं है। फिर भी यदि परेशानी लगे तो बच्चे को एक-दो घूंट पानी पिला दें। इसी से हिचकियां रुक जाएंगी।

कब्ज़

मां का दूध ले रहे बच्चों को कब्ज़ लगभग न के बराबर होती है, जबकि पावडर का दूध पीने वाले बच्चों को भी कब्ज़ कभी-कभार ही होती है। फिर भी मां को अक्सर यह चिंता रहती है कि बच्चे को कब्ज हो गया है। किसी दिन बच्चा मल-त्याग न करे, तो इसी से यह अंदाज़ लगा लिया जाता है कि उसे कब्ज हो गया है। यह सोच बिलकुल गलत है। कब्ज़ के बावत तभी सोचना चाहिए जब मल कड़ा हो, बंधा हो और बच्चे को जोर लगाने की ज़रूरत पड़े।

विटामिन ड्रॉप्स

आरंभ में बच्चे को मां के दूध के अलावा किसी दूसरी चीज की जरूरत नहीं होती। जब वह एक महीने का हो जाए तो उसे विटामिन ड्रॉप्स शुरू किए जा सकते हैं। ये ड्राप्स 'वेल-बेबी क्लिनिक' से प्राप्त किए जा सकते हैं।

ठोस आहार कब से

पहले चार-पांच महीनों में मां का दूध ही बच्चे के पोषण के लिए पर्याप्त है। पर जैसे-जैसे बच्चा बड़ा होता है उसे अतिरिक्त पोषण की ज़रूरत पड़ती है। यह आवश्यकता दूध के साथ-साथ ठोस आहार देकर पूरी की जा सकती है। बच्चे का पेट जब बार-बार दूध पीने के बाद भी ठीक से न भरे, तब ठोस आहार देना शुरू कर दें। शुरू में बच्चा ठोस आहार देख रोने लगे और उसके प्रति अरुचि दिखाए तो ज़रा भी जबरदस्ती न करें। उसे समय दें। अगले एक-दो हफ़्ते दूध ही देती रहें, और फिर कुछ ठोस आहार दें लेकिन कभी भी ज़ोर-जबरदस्ती या बहलाने-फुसलाने की नीति न अपनाएं।

आहार हमेशा हंसी-खुशी और तनावमुक्त माहौल में ही दिया जाना चाहिए। बच्चे को

जितनी भूख हो, जैसी रुचि हो, उसी के अनुरूप उसे खिलाएं-पिलाएं। खानपान में विविधता रखें पर चीजों की मात्रा और संख्या धीरे-धीरे ही बढ़ाएं। कोई चीज़ शुरू करें तो चार-छः दिन बाद ही कोई दूसरी आज़माएं। किसी चीज़ से कोई एलर्जी-जनित प्रतिक्रिया, जैसे, डायरिया, उल्टी, या रैश, हो तो वह चीज़ तुरंत बंद कर दें और डॉक्टर से परामर्श लें।

डिब्बा-बंद शिशु आहार देने की बजाय घर में पका ताजा भोजन हमेशा बेहतर होता है। डिब्बा-बंद आहार न सिर्फ अधिक महंगे होते हैं, बल्कि उनमें कोई ऐसा गुण भी नहीं होता जो घर में बने भोजन में नहीं होता। बच्चे को पहले आठ-नौ महीनों में चीनी, मसालों और नमक की आदत नहीं डालनी चाहिए। उसे भोजन हमेशा ठीक से बैठा कर कराना चाहिए। पूरा ध्यान रखें कि कोई टुकड़ा उसकी सांस की नली में न जाए। इसीलिए चम्मच से थोड़ा-थोड़ा खिलाना सबसे अच्छा होता है।

ठोस आहार कितनी बार, कब-कब दें

चार से छह महीने की उम्र में

दिन में चार से पांच बार अपना या बोतल का दूध देने के साथ-साथ दिन में दो बार, जैसे, सुबह 10 बजे और शाम 6 बजे, कुछ ठोस आहार देना शुरू कर दें।

छह से नौ माह के बीच

दिन में तीन से चार बार अपना या बोतल का दूध देने के साथ-साथ दिन में तीन बार, जैसे, सुबह 9 बजे, दोपहर 2 बजे और शाम 7 बजे, ठोस आहार दें। डिब्बाबंद दूध दे रही हों, तो बोतल के बजाय कप में देना शुरू कर सकती हैं।

नौ माह के बाद

बच्चे को दिन में चार बार, जैसे, सुबह 9 बजे, दोपहर 1 बजे, शाम 4 बजे और रात 8 बजे ठोस भोजन दें। साथ में दो या तीन बार ताज़ा दूध या अपना दूध दें।

ठोस आहार में क्या दें

पाँच से छह माह की उम्र में

मसले हुए फल : एक चौथाई केला लें और उसे मसलकर बच्चे को खिलाएं। इतने से शुरू करें और हर हफ़्ते यह मात्रा थोड़ी-थोड़ी

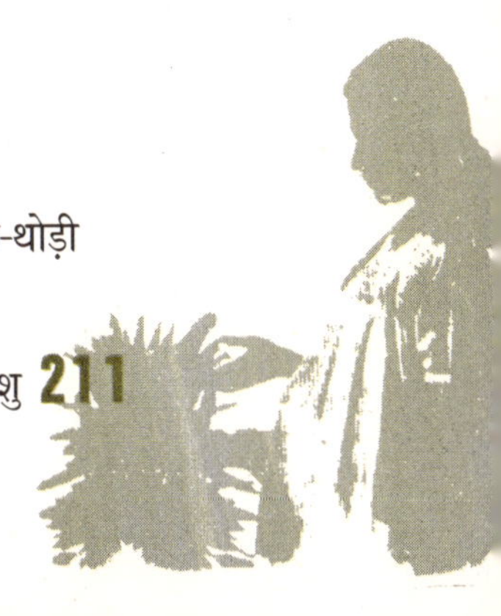

बढ़ाती जाएं। इसी प्रकार पपीता, चीकू, आम और नाशपाती भी मसलकर देना शुरू कर सकती हैं।

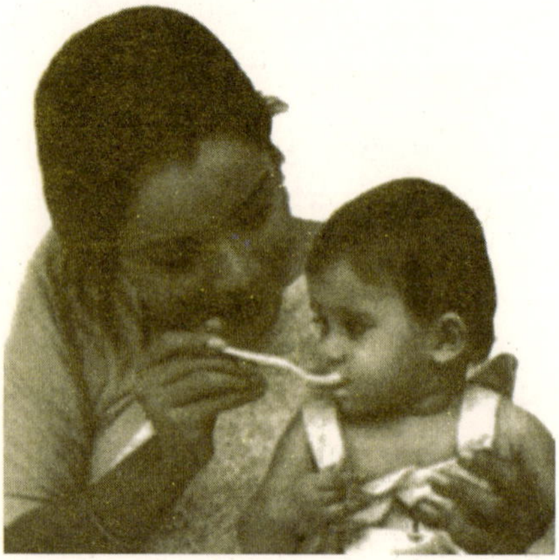

सब्ज़ियां : शुरू में गाजर, कद्दू, दूधी या लौकी, चुकन्दर और टमाटर का पतला सूप देकर देखें। आगे चलकर मटर, सेम, फलियां और पत्तेदार सब्ज़ियां भी दी जा सकती हैं। सूप धीरे-धीरे कुछ गाढ़ा भी किया जा सकता है।

अनाज : शुरुआत में चावल दे सकते हैं। चावल और मूंग दाल की खिचड़ी सबसे बढ़िया रहती है। कुछ दिन बाद रवा खीर, सूजी, शीरा, दलिया, रागी, दूध में भीगे हुए बिस्किट भी देना शुरू कर दें।

चावल, गेहूं, रागी और मूंग दाल की बराबर-बराबर मात्रा भूनने और पीसने के बाद एक साथ मिला लें। इसे किसी ऐसे बंद बर्तन में रखें जिसमें हवा न जा सके। इसमें गर्म दूध और थोड़ी-सी चीनी मिलाकर खीर बनाएं और बच्चे को खिलाएं। यह स्वादिष्ट होने के साथ-साथ काफी पौष्टिक भी होती है।

फलों का रस : बीच-बीच में मुसम्बी, संतरे और सेब का रस भी दे सकती हैं।

सात से नौ माह

अंडे : अंडा तीन मिनट तक ज़रूर उबालें। शुरू में उसके पीले भाग का एक-चौथाई हिस्सा दें। फिर धीरे-धीरे सफेद अंश भी देना शुरू कर दें। यह ध्यान रखें कि अंडों में काफी कोलेस्टेरॉल होता है। इसलिए बच्चे को हफ़्ते में तीन से अधिक अंडे न खिलाएं। कुछ बच्चों को अंडे से एलर्जी भी हो सकती है, उन्हें अंडा नहीं दिया जाना चाहिए।

आलू : उबले हुए आलू मसलकर थोड़े मक्खन के साथ दिए जा सकते हैं। कुछ बच्चे मसली हुई सब्ज़ियां भी रुचि से खाते हैं।

दही, मांस और अन्य मांसाहारी आहार : यह आहार शिशु को आरंभ से ही दे सकते हैं।

10-12 माह

अब बच्चा परिवार के दूसरे सदस्यों के समान सभी सामान्य चीज़ें खा-पी सकता है। उसे रोटी, चावल, दाल, सब्ज़ी, उपमा, इडली, मांस, फल आदि सभी कुछ दिया जा सकता है।

बच्चे का विकास

बच्चे को पास के शिशु स्वास्थ्य केन्द्र (वेल बेबी क्लिनिक) में नियमित रूप से ले जाएं और उसकी देखभाल के लिए उचित सलाह लेते रहें। ऐसे बाल-क्लिनिक सरकारी स्तर पर तो चलाए जाते ही हैं, प्राइवेट प्रैक्टिस कर रहे बाल-विशेषज्ञों द्वारा भी चलाए जाते हैं। बाल-क्लिनिक में हर बार बच्चे का वज़न लिया जाता है और इसे बच्चे के कार्ड पर तिथि के साथ दर्ज किया जाता है। इस कार्ड को देखने से एक ही नज़र में मालूम हो जाता है कि बच्चे का स्वास्थ्य कैसा है, उसका विकास कैसा है और वह उम्र के साथ ठीक से बढ़ रहा है या इसमें किसी सुधार की आवश्यकता है।

शिशु स्वास्थ्य केन्द्र पर बच्चे के टीकों और बाल-विकास के आकलन के लिए आवश्यक जांच-परीक्षणों की समुचित व्यवस्था होती है। क्लिनिक में डॉक्टर समय-समय पर बच्चे की जांच करते हैं और माता-पिता डॉक्टर से बच्चे के बारे में यदि उनकी कोई चिंता है तो राय ले सकते हैं।

वज़न बढ़ना

पहले तीन महीनों में बच्चे का वज़न हर हफ्ते 150 से 200 ग्राम बढ़ना चाहिए। फिर चौथे महीने से एक साल तक यह वजन हर माह औसतन 100 ग्राम बढ़ना चाहिए। इस प्रकार पांच माह की अवस्था में बच्चे का वज़न जन्म के समय के वज़न से दो गुना और पहली वर्षगांठ पर तीन गुना हो जाना चाहिए। बच्चे के लिए वज़न का ठीक-ठीक बढ़ना स्वस्थ विकास की निशानी है। उसका वज़न उम्र के साथ न बढ़े तो इस बारे में बाल-विशेषज्ञ से अवश्य परामर्श लेना चाहिए।

लंबाई बढ़ना

एक औसत बच्चे की जन्म के समय लंबाई 50 सेंटीमीटर, तीन महीने का होने पर 60 सेंटीमीटर, नौ महीने का होने पर 70 सेंटीमीटर और एक वर्ष की उम्र में 73 से 75 सेंटीमीटर होनी चाहिए।

सिर का घेरा

जन्म के समय बच्चे के सिर का घेरा 35 सेंटीमीटर के आसपास होता है। यह उसकी छाती के घेरे से बड़ा होता है। तीन माह के होने पर यह 40 सेंटीमीटर और पहली वर्षगांठ पर यह 45 सेंटीमीटर हो जाता है।

छाती का घेरा

जन्म के समय छाती का घेरा सिर के घेरे से लगभग 3 सेंटीमीटर छोटा होता है। पहले साल के पूरा होने पर ये दोनों घेरे बराबर हो जाते हैं। इसके बाद छाती के घेरे में सिर के घेरे की अपेक्षा अधिक तेज़ दर से वृद्धि होती है।

दांत निकलना

अक्सर सबसे पहले निचले बीच के काटने वाले (सेंट्रल इन्साइजर) दांत निकलते हैं। ये प्रायः पांच से आठ माह की उम्र में निकल आते हैं। इनके निकलने के लगभग एक माह बाद इनके साथ के ऊपर के दांत निकलते हैं। फिर अगले तीन महीनों में अगल-बगल के काटने वाले दांत भी निकल आते हैं। 12 से 15 महीनों की अवस्था में पहली-पहली दाढ़ भी निकल आती हैं।

विकास के मानदंड

बच्चा जैसे-जैसे बढ़ता है, वह अपने शरीर का बेहतर नियंत्रण करने लगता है। उसके व्यक्तित्व में समाज-सापेक्ष परिवर्तन भी आते हैं, और वह आसपास के माहौल से तालमेल बैठाना सीख जाता है। उसे किस उम्र में किन कार्यों में परिपक्वता प्राप्त कर लेनी चाहिए यह काफी हद तक बताया जा सकता है। इसमें कुछ महीने इधर-उधर हो सकते हैं। इसके आधार पर बच्चे के विकास को काफी हद तक समय के अनुरूप उचित रूप में मापा जा सकता है। विकास के ये क्रमिक चरण अगले पृष्ठ पर प्रस्तुत हैं :

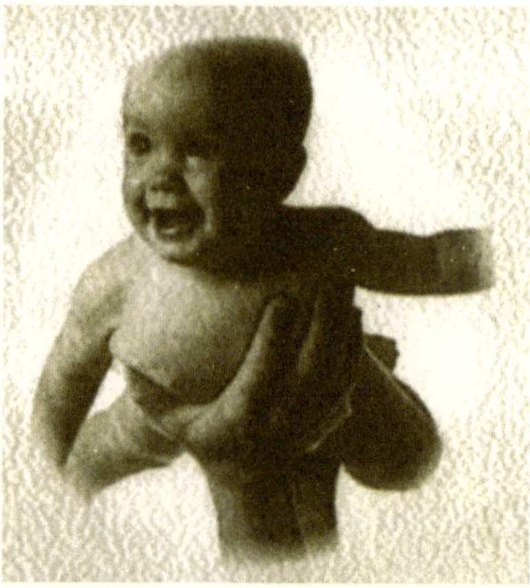

छः से आठ हफ़्ते	मां की ओर देख कर मुस्कुराता है।
तीन माह	सिर सीधा रख सकता है। मां को पहचानता है।
चार से पांच माह	चीजों-वस्तुओं को पकड़ने के लिए बढ़ता है।
छः से आठ माह	बिना सहारे या टेक के बैठ सकता है। तरह-तरह की आवाज़ें निकालने लगता है। किसी वस्तु को एक हाथ से दूसरे हाथ में ले सकता है। आंख-मिचौनी खेलने में उसे मज़ा आता है। आईने में अपनी शक्ल देखना उसे अच्छा लगता है।
नौ से 10 माह	पेट के बल सरकने लगता है। ज़ोर से आवाज़ें निकालने लगता है। चीज़ों को छोड़ और रख सकता है। अजनबियों से आशंकित होने की प्रवृत्ति आ जाती है।
10-11 माह	सहारा लेकर खड़ा हो सकता है। पीठ के बल लेटी स्थिति से अपने आप उठ कर बैठ सकता है। घुटनों के बल बकैयां चलने लगता है। शुरू-शुरू के शब्द बोलने लगता है।
12-14 माह	पांव छितरा कर चलना शुरू कर देता है। स्वयं चम्मच से खाने की कोशिश करता है। दो ब्लॉकों को एक के ऊपर एक खड़ा कर सकता है।

टीके

शिशु स्वास्थ्य केन्द्र में बच्चे को रोग-बचाव टीके भी लगाए जाते हैं। पहले साल में हूपिंग कफ (कूकर खांसी), डिफ्थीरिया, टेटनस और पोलियो के टीके लगते हैं। टीके लगने से बच्चा इन

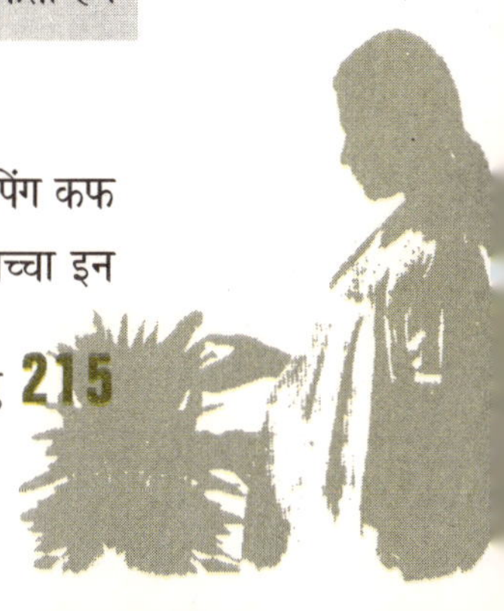

खतरनाक बीमारियों से सुरक्षित हो जाता है। इसके अलावा उसे मीज़ल्स, मम्प्स, रूबेला, हेपेटाइटिस और मेनिन्जाइटिस के टीके भी लगवाए जाने चाहिए।

टीके कौन-कौन से, कब-कब

टीका	लगाने की उम्र	किस तारीख को लगना है	किस तारीख को लगाया गया
बी.सी.जी.	जन्म के समय		
ओ.पी.वी. (1) + हेपेटाइटिस बी (1)	जन्म के साथ		
हेपेटाइटिस बी (2)	चार हफ़्ते		
डी.पी.टी.(1) + ओ.पी.वी.(2) + एच.आई.बी.(1)	आठ हफ़्ते		
डी.पी.टी.(2) + ओ.पी.वी.(3) + एच.आई.बी.(2)	12-14 हफ़्ते		
डी.पी.टी.(3) + ओ.पी.वी.(4) + एच.आई.बी.(3)	18-20 हफ़्ते		
मीज़ल्स + ओ.पी.वी. + हेपेटाइटिस बी(3)	8-9 माह		
चिकनपॉक्स (यदि चाहें तो)	12-18 माह		
एम.एम.आर.	15-18 माह		
एच.आई.बी. (बूस्टर)	15-18 माह		
डी.पी.टी. + ओ.पी.वी. (पहला बूस्टर)	18-24 माह		
हेपेटाइटिस-ए वैक्सीन (यदि चाहें तो)	2 वर्ष		
टायफॉयड इंजेक्शन	3 वर्ष		
डी.पी.टी. + ओ.पी.वी. (दूसरा बूस्टर)	5 वर्ष		
हेपेटाइटिस-ए (यदि चाहें तो)	5 वर्ष		
एम.एम.आर. (यदि मीज़ल्स और एम.एम.आर. दोनों न दिए हों)	5 वर्ष		
टायफॉयड (मुंह से)	6 वर्ष		

टायफॉयड (मुंह से)	9 वर्ष
टेटनस	10 वर्ष
चिकनपॉक्स वैक्सीन (यदि पहले यह वैक्सीन न लगी हो, और पहले कभी चिकनपॉक्स न हुआ हो)	10 वर्ष
टायफॉयड (मुंह से)	12 वर्ष
टेटनस टॉक्सॉइड (टी.टी.)	16 वर्ष

डी.पी.टी.	डिफ्थीरिया, पर्टुसिस (काली खांसी), टेटनस
ओ.पी.वी.	मुंह से पिलाने वाली पोलियो वैक्सीन
एम.एम.आर.	मीज़ल्स, मम्प्स, रूबेला (जर्मन मीज़ल्स)
बी.सी.जी.	ट्यूबर्कुलोसिस वैक्सीन
एच.आई.बी.	हीमोफिलस इंफ्लुएंजा बी वैक्सीन (मेनिन्जाइटिस वैक्सीन)
हेपेटाइटिस बी	हेपेटाइटिस बी वैक्सीन
वैरिसेला वैक्सीन	चिकनपॉक्स वैक्सीन

यदि कोई टीका छूट जाए, तो डॉक्टर की राय लेना ठीक है। देर हो जाने पर भी ज़्यादातर मामलों में बच्चे को टीका दिया जा सकता है।

सतर्कता बरतें : बच्चे को टीका लगवाने से पहले डॉक्टर को अवश्य ही जानकारी दी जानी चाहिए, यदि

- बच्चे की किसी भी रूप में तबीयत खराब है।
- उसे कभी दौरे या आक्षेप आए हों।
- पिछली खुराक से उसे कोई तकलीफ़ हुई हो।
- उसे किसी भी प्रकार की एलर्जी हुई हो।
- वह किसी लंबी या गंभीर बीमारी से पीड़ित हो।

रोना

आमतौर से बच्चे के रोने का यही मतलब होता है कि बच्चा या तो भूखा है, या उसकी लंगोटी

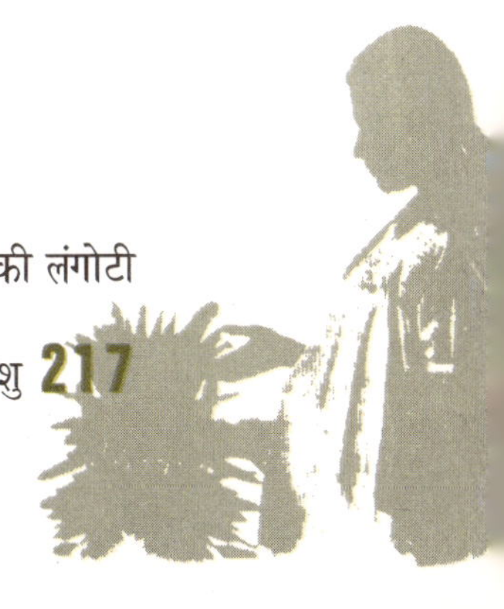

गंदी हो गई है और उसे बदलने की ज़रूरत है, या फिर उसे किसी किस्म की असुविधा हो रही है, या वह थक गया है या उपेक्षित महसूस कर रहा है। स्थिति ठीक होते ही ज़्यादातर बच्चे रोना बंद कर देते हैं। बच्चे को झूठ-मूठ की निपल या चूसनी, जिसके पीछे सुरक्षा कवच के रूप में एक छोटी गोल प्लेट बनी होती है, पकड़ा कर भी शांत कराया जा सकता है। धीरे-धीरे बच्चे के सभी संकेत समझ में आने लगते हैं और उसे कैसे चुप कराना है, यह भी पता लग जाता है।

जब कभी बच्चा रोए, इसे नज़रअंदाज न करें। वह ज़रूर कुछ कहना चाह रहा है। दरअसल उसके जीवन के पहले-पहले दिन मां के गर्भ में बहुत सुख-चैन के साथ बीते होते हैं। जन्म के बाद अचानक ही उसकी सारी दुनिया बदल जाती है। उसे तरह-तरह के दृश्यों, तरह-तरह की ध्वनियों, तरह-तरह की नई संवेदनाओं, नए तरह के आहार, नए लोगों, कपड़ों, लंगोटियों, स्नान आदि जैसे तमाम नए अनुभवों के साथ तालमेल बैठाना पड़ता है। ऐसे में उसका रोना लाज़िमी ही हे। उससे मीठी-मीठी बात करके गीत सुना कर हौले-हौले झुला कर और अपनी गोद में बैठाकर शांत कराया जा सकता है। कभी-कभी बग्घी (प्रैम) में घुमाने की भी तरकीब काम कर जाती है और कभी चूसनी से ही काम चल जाता है। पर बच्चे के मुंह में मीठी चूसनी पकड़ाना उसके साथ सरासर नाइंसाफ़ी है। इससे बच्चे को मीठे का स्वाद पड़ जाता है और वह सारी ज़िंदगी उसकी कीमत अदा करता रहता है।

रोते बच्चे को चुप कराना काफी धैर्य का काम होता है। जब मां खुद थकी हो और उसका धैर्य जवाब देने लगे, तो बच्चे को किसी और की गोद में दे देना चाहिए, लेकिन उस अबोध पर कभी भी बरसना नहीं चाहिए।

कभी बच्चा चुप होने का नाम ही न ले और रोता रहे तब यह भी हो सकता है कि वह अस्वस्थ हो, उसके शरीर का कोई अंग दुख रहा हो या उसे कोई चोट लगी हो। कारण समझ में न आए तो ऐसे में उसे डॉक्टर के पास ले जाना ही सबसे अच्छा रास्ता है। इससे और नहीं तो कम से कम तसल्ली तो हो ही जाती है कि सब ठीक-ठाक है।

नींद

बच्चा पहले महीने में खूब सोता है। नित्य ही उसके 20 घंटे सोने में बीतते हैं। फिर उसकी नींद धीरे-धीरे घटने लगती है। तीन माह की उम्र से वह कुछ देर के लिए दूसरे परिवारजनों

के साथ छोड़ा जा सकता है। थोड़े प्यार-दुलार और खेलकूद के बाद उसे दूध पिलाकर फिर बिस्तर में लिटा दें तो उसे अच्छी नींद आती है।

हर बच्चे का सोने-जगने का अपना क्रम होता है। कुछ बच्चे दूध पीने के लिए ही जगते हैं, फिर सो जाते हैं। दूसरे, काफी समय जगे रहते हैं। जैसे-जैसे बच्चा बड़ा होता है, उसके सोने-जागने का समय बंध जाता है। धीरे-धीरे यह पता लगने लगता है कि बच्चा कब सोना चाहता है और उसे कब सुलाया जा सकता है। बच्चे को जब नींद आए, वह सोना चाहे तभी उसे सुलाना चाहिए। इससे उसे अधिक अच्छी गहरी नींद आएगी और वह बार-बार नहीं उठेगा। कुछ बच्चों को गुनगुने स्नान के बाद बढ़िया नींद आती है, तो कुछ को भरपेट भोजन के बाद। बच्चे को नींद आ रही हो, तो घर के सामान्य शोर-शराबे से उसे कोई फर्क नहीं पड़ता। इसलिए ज़बरदस्ती इसका हउआ बनाना और पूरे घर पर क्फर्यू लगाने की कोई ज़रूरत नहीं होती। बच्चे को इतना नाज़ुक बनाने का भी कोई लाभ नहीं होता। इससे वह पूरी उम्र ही सोने के लिए अनुकूल परिस्थितियों की खोज में परेशान होता रहता है।

पहले दो महीनों में बच्चे को पेट के बल सिर एक तरफ मोड़कर लिटाएं या फिर करवट से सुलाएं। इससे वह सुरक्षित रहता है उसे उल्टी आए, तब भी उसकी सांस बंद नहीं होती।

खुशनुमा बनाएं. . . बच्चे का संसार

बच्चा कितना ही छोटा हो उसे अपने आसपास दिलचस्प, अलबेली और उत्कंठा पैदा करने वाली चीज़ें सदा अच्छी लगती हैं। शोख रंगों वाले मोतियों की माला अगर उसके पालने में एक सिरे से दूसरे सिरे तक झूल रही हो, पास में कोई नया मुलायम खिलौना हो, या ऊपर कोई खिलौना झूल रहा हो, तो उसे खूब मज़ा आता है। जैसे-जैसे उसकी नींद कम होती जाए, उसके लिए अधिक से अधिक ऐसी दिल लगाने वाली चीज़ों का इंतज़ाम करना चाहिए। पलंग के एक सिरे से दूसरे सिरे तक झूलनी बांध दें और उसमें तरह-तरह की चीजें लटका दें तो बच्चे का मन लगाने के लिए यह अच्छा साधन बन सकता है। इसमें कई तरह की चीज़ें बदल-बदल कर लटकाई जा सकती हैं। बच्चा इन्हें देख-देखकर मचलता-खेलता रह सकता है। लटकाने के लिए चीज़ें एक-दूसरे के विपरीत रंगों वाली हों तो अच्छा है। पुराने शुभकामना-कार्ड, अनेक रंगों वाली गेंद या कोई खिलौना, रंगीन पन्नियां या झालरें. . . इस झूलनी या डोरी में लटकाई जा

सकती हैं। कुछ ऐसी चीजें भी लटकाई जा सकती हैं जिनसे सुमधुर ध्वनि निकलती हो। जैसे, झुनझुने, पत्तरों की बनी घंटियां आदि।

बच्चे के पलंग या पालने के आसपास जितनी ज़्यादा चीज़ें रखी-लटकाई जाएं, बच्चे से बातचीत करने के लिए उतने ही नए क्षेत्र खुल जाते हैं। माता-पिता बच्चे से उन्हीं चीज़ों के बारे में घंटों एकतरफा 'संवाद' कर सकते हैं। बच्चे के लिए मां और पिता की प्यार-भरी आवाज़ दुनिया की सबसे सुमधुर, मीठी और आनंदप्रद ध्वनि होती है। चीजें तो बातचीत का बहाना होती हैं। आसपास कुछ तस्वीरें लगा देने से और अपनी कल्पनाएं उनमें जोड़ देने से काफी सारी कहानियां बनाकर बच्चे को सुनाई जा सकती हैं।

बच्चे के मन-बहलाव के लिए इस्तेमाल की गई सभी चीज़ें बिलकुल सुरक्षित होनी चाहिए। जैसे-जैसे बच्चा हाथ-पांव चलाने लगता है और चीज़ों की ओर लपकना या हाथ बढ़ाना शुरू कर देता है, इस चीज का ध्यान बिलकुल ज़रूरी हो जाता है। कोई चीज़ पलंग से बांधें तो यह सुनिश्चित करना सबसे ज़रूरी है कि बच्चा इसमें कहीं फंस तो नहीं जाएगा। जब वह घुटनों चलने लगे तो उस ओर भी ध्यान देना ज़रूरी है कि घर में बिजली का कोई सॉकेट खुला हुआ न हो जिससे वह अपनी उंगली उसमे न डाल सके।

बच्चे को पाल-पोस कर बड़ा करने में बहुत धैर्य, स्नेह और प्रेम की जरूरत होती है। जब भी वह क्षुब्ध हो या उपेक्षित महसूस करे तो उसे प्यार-दुलार से मनाना चाहिए। उसे समझने की पूरी कोशिश करनी चाहिए और उसके साथ पूरे सम्मान का व्यवहार किया जाना चाहिए। प्रसन्न और संतुष्ट रूप से बीता शैशव ही एक निर्भय, समझदार, आत्मविश्वास से भरे स्नेहपूर्ण और अच्छे इंसान की बुनियाद डालता है। हर माता-पिता की यह मुराद होती है कि उनके बच्चे में यह सभी गुण आएं, पर कम ही माता-पिता बच्चे के पालन-पोषण की ओर ठीक से ध्यान दे पाते हैं। भागमभाग वाले इस जीवन में सारा समय वक्त की सूइयों के पीछे दौड़ते-भागते ही निकल जाता है। पर ख्वाब सजाएं तो उन्हें सच करने का संकल्प भी भीतर होना चाहिए। स्वस्थ, सुंदर शुरुआत ही खूबसूरत भविष्य का सपना साकार कर सकती है।

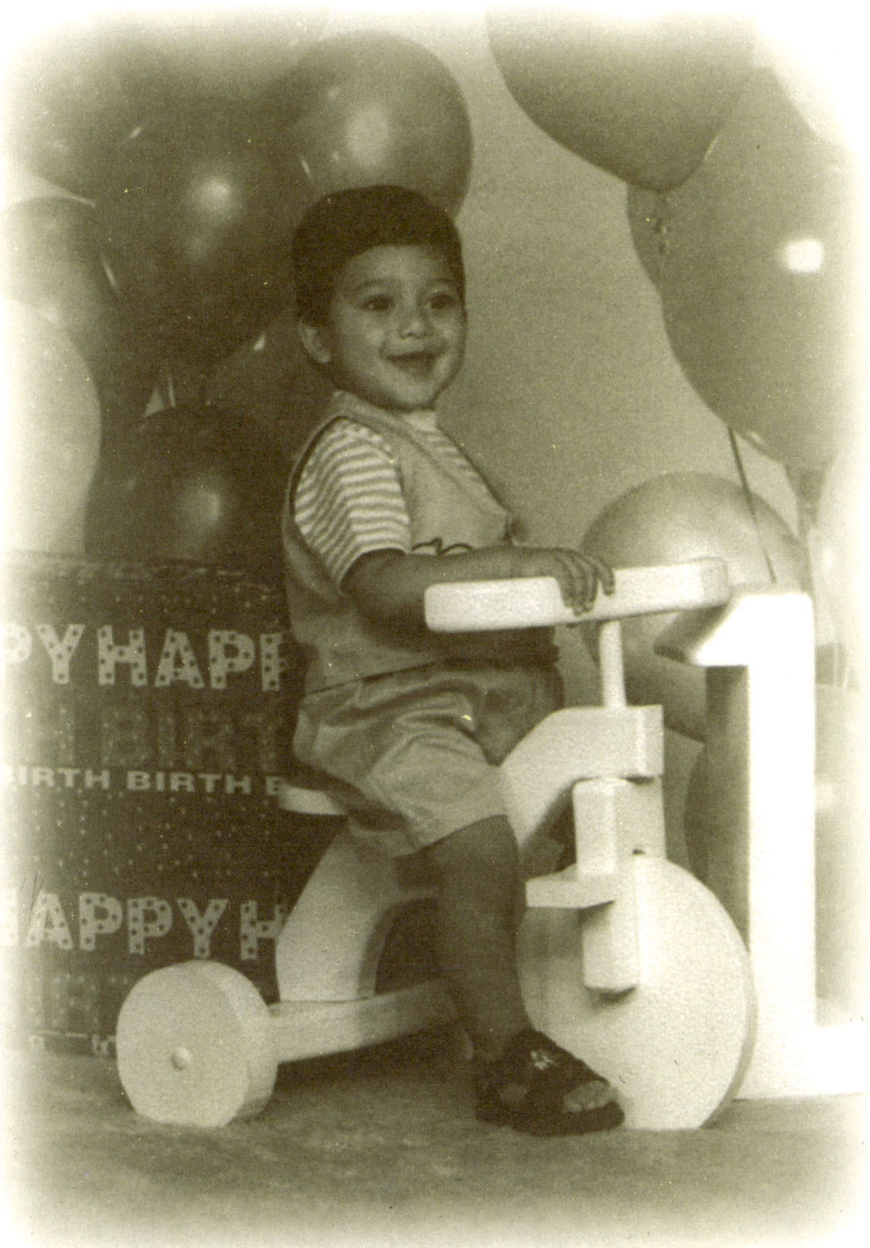

परिशिष्ट

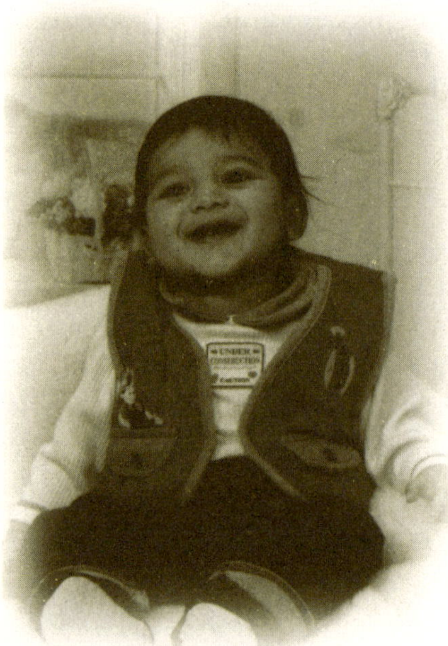

मातृत्वकालीन लाभ

मातृत्व अवकाश

1. यह अवकाश अविवाहित/विवाहित स्त्रियों पर लागू होता है।
   (अ) गर्भवती स्त्रियों के लिए 135 दिन का अवकाश। यह उन सभी कर्मियों पर लागू होता है जिनके दो से कम बच्चे जीवित हैं। नियम 43(1)।
   (ब) गर्भस्राव/गर्भपात : पूरे सेवाकाल में कुल 45 दिन का अवकाश। इस अवकाश का जीवित बच्चों की संख्या से कोई संबंध नहीं है। अवकाश की अर्ज़ी अधिकृत चिकित्सक के प्रमाण-पत्र के साथ दी जानी ज़रूरी है। नियम 43(3)।
2. यह छुट्टी अवकाश खाते में नहीं चढ़ाई जाएगी। नियम 43(5)।
3. इस छुट्टी के दौरान पूरा वेतन दिया जाएगा। नियम 43(2)।
4. यह छुट्टी किसी भी प्रकार की अन्य छुट्टी के साथ ली जा सकती है। नियम 43(4)।
5. किसी भी प्रकार की छुट्टी (जिसमें 60 दिन तक की कम्यूटिड लीव और लीव नॉट ड्यू शामिल हैं) प्रसूति छुट्टी के बाद बिना मेडिकल सर्टिफिकेट के एक साल तक ली जा सकती है। नियम 43(4)।
6. वेतन-वृद्धि के लिए इस अवधि को जोड़ा जाएगा। एफआर 26(बी)।
7. पेंशन के लिए इस अवधि को जोड़ा जाएगा। सीसीएस (पेंशन) नियम का नियम 21।
8. किसी कर्मचारी के बारे में जिन पर राज्य बीमा अधिनियम लागू होता है, इस अवधि के लिए नियमानुसार लाभ से लीव सैलरी काट ली जाएगी। नियम 43(2) के नीचे टिप्पणी।
9. 'संकटस्थ गर्भपात' में देय नहीं। जीआईडी (4), नियम 43।

पितृत्व अवकाश

पात्रता : जिस पुरुष सरकारी कर्मचारी के दो से कम जीवित बच्चे हैं। अप्रेंटिस भी इसके पात्र होंगे।

अवधि : 15 दिन, पत्नी की गर्भावस्था के दिनों में अथवा प्रसूति के छः माह के भीतर।

वेतन छुट्टी : लिए गए अंतिम वेतन के बराबर।

इन्हें छुट्टी के खाते में नहीं जोड़ा जाएगा। आकस्मिक अवकाश के अतिरिक्त इन्हें किसी भी छुट्टी के साथ जोड़ा जा सकता है।

आमतौर पर इन्हें अस्वीकृत नहीं किया जा सकता। कार्यालय ज्ञापन दिनांक 7.10.1997।

प्रसव से पहले अथवा छः माह की अवधि तक कभी भी 15 दिन की छुट्टी ली जा सकती हैं। कार्यालय ज्ञापन दिनांक 16.7.1999।

कैलोरी गणित

खाद्य एवं पेय पदार्थ	मात्रा	कुल कैलोरी
रोटी/डबलरोटी		
रोटी	एक	85
पराठा	एक	150
आलू का पराठा	एक	213
पूरी	एक	80
भटूरा	एक	154
डबलरोटी	1 पीस	60
हेमबर्गर	3-इंच पैट्टी	500
चावल *(पका हुआ)*		
चावल	2 कटोरी	222
पुलाव	2 कटोरी	358
खिचड़ी	2 कटोरी	430

दालें *(पकी हुई)*		
मूंग की दाल	1 कटोरी	116
अरहर की दाल	1 कटोरी	109
मसूर की दाल	1 कटोरी	148
उड़द की दाल	1 कटोरी	161
साम्बर	1 कटोरी	81
काबुली चना	1 कटोरी	119
साबुत मूंग की दाल	1 कटोरी	113
राजमा	1 कटोरी	153
शाकाहारी व्यंजन		
तरी वाली सब्जियां		
मटर पनीर	1 कटोरी	191
आलू मटर	1 कटोरी	132
आलू की सब्ज़ी	1 कटोरी	130
कोफ्ते की सब्ज़ी	1 कटोरी	217
कोरमा	1 कटोरी	132
सूखी सब्ज़ियां		
आलू बैंगन	1 कटोरी	134
शिमला मिर्च आलू	1 कटोरी	116
भिंडी	1 कटोरी	150
परमल	1 कटोरी	78
तोरई	1 कटोरी	97
सीताफल	1 कटोरी	110
बैंगन का भुर्ता	1 कटोरी	152
पत्ता गोभी	1 कटोरी	131
भरवां टमाटर	एक	84
वैजिटेबल कटलेट	दो	132
मिली-जुली सब्ज़ी	1 कटोरी	100

मांसाहारी व्यंजन		
तंदूरी मुर्गा	125 ग्रा.	257
फिश कटलेट	दो	190
मटन करी	6 पीस	237
लिवर दो प्याज़ा	140 ग्रा.	330
झींगा रसेदार	145 ग्रा.	219
फल		
सेब	एक 3-इंच	90
केला	एक 6-इंच	100
अंगूर	30 मध्यम	75
संतरा	एक 2¾-इंच	80
नाशपती	एक	100
आम	एक मध्यम	180
मिठाई		
जैली और कस्टर्ड	एक कटोरी	104
खीर	एक कटोरी	332
सेवइयां	एक कटोरी	249
सूजी की खीर	एक कटोरी	267
श्रीखंड	आधी कटोरी	382
गुलाब जामुन	दो पीस	387
संदेश	दो पीस	140
जलेबी	100 ग्रा.	494
केक		
दो तह वाला, जिसके ऊपर आइसिंग हो	एक	345
¼ इंच केक जिसके ऊपर फल हो	एक	125
आइसक्रीम		
चॉकलेट	छोटा कप	150
वनीला, स्ट्राबैरी	छोटा कप	130
संडे	मध्यम	400

आइसक्रम सोडा, चॉकलेट	300 मि.ली.	270
चॉकलेट बार		
सादा	एक	190
मेवे वाले	(35 ग्राम)	278
स्नैक्स		
पकोड़े	8 पीस	280
बेसन का चीला	एक	222
दही-वड़ा	दो पीस	343
वड़ा	दो पीस	138
मसाला डोसा	एक	205
नारियल डोसा	एक	312
प्याज़ का डोसा	एक	409
इडली	दो	132
कचोड़ी	दो	383
आलू का बोंडा	दो	200
समोसा	एक	207
पनीर युक्त पीजा	एक	1440
आलू के चिप्स	एक प्लेट	108
पेय पदार्थ		
कोला ड्रिंक्स	300 मि.ली.	140
कार्बोनेटिड ड्रिंक्स	200 मि.ली.	100
चाय/काफी (बिना दूध और चीनी के)	एक कप	0
चाय/काफी (2 बड़े चम्मच दूध और 2 चम्मच चीनी के साथ)	एक कप	90
हॉट चॉकलेट	एक कप	200
नमकीन मेवा		
बदाम	10	130
काजू	10	60
मूंगफली	10	60

शब्द परिचय

अंडकोश: (Scrotum) मुलायम थैलीनुमा रचना जो पतली भित्तियों वाली पेशीय ऊतकों से बनी होती है और दो हिस्सों में बंटी हुई होती है। उसके प्रत्येक अंग में एक-एक अंडग्रंथि होती है। इसका प्राथमिक कार्य अंडग्रंथियों के लिए उत्तम तापमान बनाए रखना है। यह तापमान सामान्य शारीरिक तापमान से एक या दो डिग्री कम होता है।

अन्तःस्तर : (Endoderm) शिशु-रचना के समय बिलकुल शुरू में भ्रूण में तीन स्तर होते हैं। अन्तःस्तर इनमें सबसे अंदर की तह होती है। इसी की कोशिकाओं से पाचन प्रणाली के अंग और फेफड़ों की रचना होती है।

अपरा = गर्भकमल : (Placenta) वह संरचना जिसकी मदद से गर्भस्थ शिशु मां से पोषण पाता है। इसकी रचना भ्रूण के ऊतकों से होती है। यह रक्त वाहिकाओं के घने जाल से बनी होती है, और शिशु की नाभि शिरा और नाभि धमनियां इसी से जुड़ी होती हैं। अपरा गर्भाशय की अंदरूनी तह से मज़बूती से जुड़ी होती है। फिर भी दोनों के बीच रक्त का सीधा आदान-प्रदान नहीं होता। मां के रक्त से अपरा में ऑक्सीजन और दूसरे ज़रूरी पोषक तत्त्व विसरण (डिफ्यूजन) प्रक्रिया से पहुंचते हैं। इसी प्रकार कार्बनडायऑक्साइड और दूसरे उत्सर्जन पदार्थ गर्भस्थ शिशु से पलट दिशा में मां के रक्त में पहुंचते हैं। बच्चे के जन्म के कुछ मिनट बाद अपरा गर्भाशय भित्ति से छूट जाती है और योनि से बाहर आ जाती है। इस समय उसका वज़न लगभग एक पाउंड होता है और वह लगभग 6 इंच की एक स्थूल चक्रिका की शक्ल लिए होती है। शिशु की श्वसन, पोषण और उत्सर्जन संबंधी ज़रूरतें पूरी करने के साथ-साथ अपरा मां के लिए एक अंतस्रावी ग्रंथि के रूप में भी कार्य करती है। इसमें बनने वाला प्रोजेस्टेरोन हार्मोन गर्भ की रक्षा करता है।

अपरा, सम्मुखी : (Placenta, praevia) अपरा की एक असामान्य स्थिति जिसमें अपरा गर्भाशय के ऊपरी भाग में न स्थित होकर गर्भाशय मुख की ओर स्थित होती है। इस कारण

यह जन्म के समय बाधा उत्पन्न करती है। गर्भाशय से समय से पहले अलग हो जाने पर इससे प्रसव पूर्व या प्रसव के समय अचानक योनि से तेज़ रक्तस्राव शुरू हो सकता है। यह एक आपात स्थिति है जिसमें तुरंत सीज़ेरियन आपरेशन करना पड़ सकता है।

अंडग्रंथि : (Testis) शिश्न के नीचे दोनों अंडकोशों में छोटे गोलक के समान एक-एक अंडग्रंथि पायी जाती है। इसका काम शुक्राणुओं का निर्माण करना है और यह पुरुष अंतःस्रावी ग्रंथि का भी कार्य करती है। अंडग्रंथि में ही यौन हार्मोन बनते हैं जो पुरुष के यौन गुणों के लिए आवश्यक है।

अनीमिया : (Anaemia) रक्त में हीमोग्लोबिन की कमी। इससे रक्त की ऑक्सीजन-वाहन क्षमता कम हो जाती है। चेहरा निस्तेज और पीला पड़ जाता है, ज़्यादा दौड़-धूप नहीं हो पाती, जल्दी थकान हो जाती है और हीमोग्लोबिन बहुत अधिक घटने पर सांस फूलने लगता है और दिल पर ज़ोर पड़ता है। अनीमिया अनेक कारणों से हो सकता है। गर्भवती माताओं में यह आमतौर पर शरीर में लौह तत्त्व की कमी आने से होता है। यह विकार फोलिक एसिड की कमी से भी हो सकता है।

ऑब्स्टेट्रिक फोरसैप्स : (Obstetric forceps) एक तरह का चिमटीनुमा शल्य यंत्र जिसकी मदद से डॉक्टर प्रसव के समय योनि में आए शिशु का सिर सुरक्षित ढंग से पकड़कर शिशु को जन्म लेने में मदद करती हैं। इसे सन् 1600 में अंग्रेज़ प्रसूति विशेषज्ञ डॉ. पीटर चैम्बरलैन ने विकसित किया था।

अल्ट्रासाउंड : (Ultrasound) उच्च फ्रीक्वेंसी की ध्वनि तरंगें जिन्हें आदमी सुन नहीं सकता। इनका प्रयोग आजकल कई तरह के रोगों के निदान में किया जाता है। ये ध्वनि तरंगे बिल्कुल सुरक्षित समझी जाती हैं और इसीलिए गर्भस्थ शिशु का आकलन करने के लिए भी इनका इस्तेमाल होता है।

अस्थानी गर्भरोपण = गर्भाशय बाह्य गर्भ : (Ectopic Pregnancy) जब संतान-बीज गर्भाशय में रोपित होने की बजाय, कहीं और अपना घरौंदा बना लेता है। अधिकांश मामलों में यह अस्थानी गर्भरोपण डिंबवाही नली में होता है। कुछ में डिंबाशय में, कुछ में गर्भाशय-ग्रीवा में तो कुछ में गर्भ उदर में भी रोपित हो जाता है। इन स्थितियों में संतान बीज प्रायः 2-3 माह तक ही बढ़ता है उसके बाद अपने से मर जाता है या उसके दबाव के कारण डिंबवाही नली अचानक फट जाती है और योनि से तेज़ रक्तस्राव होने लगता है। यह एक आपात स्थिति है जिसमें मां का जीवन बचाने के लिए तत्काल आपरेशन की जरूरत होती है।

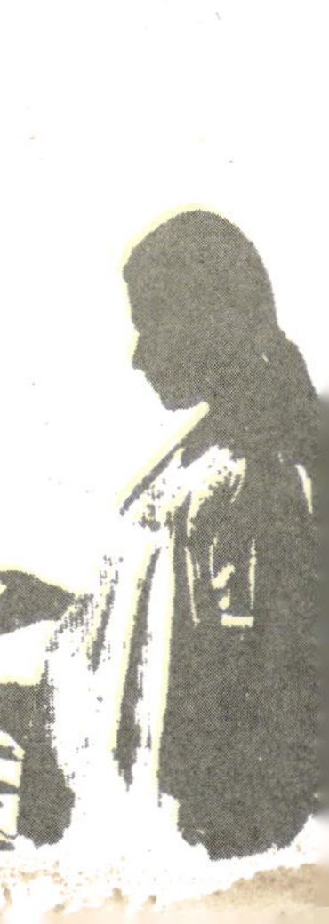

अधिवृषण : (Epididymis) पुरुष अंडग्रंथि के ऊपरी पिछले हिस्से में कसे हुए छल्ले की तरह की नलिका। यह नवविकसित शुक्राणुओं के परिपक्वन और संग्रहण कक्ष के रूप में कार्य करती है।

आई.यू.डी. : पूरा नाम—इंट्रा युटराइन कोंट्रासेप्टिव डिवाइस (Intra-Uterine Contraceptive Device) गर्भ-निरोध के लिए गर्भाशय में लगाई जानेवाली कोई युक्ति। कॉपर-टी इसका एक उदाहरण है।

ऑक्सीटोसिन : (Oxytocin) पीयूष ग्रंथि के पश्च पिण्डक से स्रवित होने वाला हार्मोन। इसी हार्मोन से प्रेरित होकर गर्भाशय की पेशियों में प्रसव के समय संकुचन की क्रिया शुरू होती है। इस हार्मोन का दूसरा काम शिशु स्तनपान के समय स्तनग्रंथियों से दूध के स्रवण में मदद करना है।

आतशक = उपदंश : अंग्रेज़ी में सिफलिस; आम लेकिन खतरनाक रतिजरोग जो *ट्रपोनिमा पैलिडम* नामक सूक्ष्म बैक्टीरिया से होता है। यूरोप में यह रोग कोलंबस के साथियों ने 'अमरीका की खोज' करने के बाद फैलाया।

ऑब्स्टेट्रिशन : (Obstetrician) धात्री विद्या में निपुण विशेषज्ञ।

ऑब्स्टेट्रिक्स : (Obstetrics) प्रसूति विज्ञान। गर्भावस्था और प्रसव के दौरान की जाने वाली चिकित्सकीय देखरेख।

इक्टरस = पीलिया : (Icterus) शरीर में पित्त रंगद्रव्यों की कुल मात्रा में असामान्य वृद्धि से उपजा लक्षण।

इन-विट्रो-फर्टिलाइज़ेशन (आई.वी.एफ.) : (In vitro fertilization) प्रयोगशाला में अनुकूल परिस्थितियां पैदा कर डिंब व शुक्राणु का मिलाप कराने की क्रिया, जिससे संतानहीन दंपतियों को संतान-सुख दिया जा सकता है।

ईस्ट्रोजेन : (Estrogen) स्त्री में पाया जाने वाला प्राकृतिक यौन हार्मोन जिसका निर्माण मुख्यतः डिंबग्रंथियों में और थोड़ी मात्रा में एड्रिनल ग्रंथियों में होता है। यह हार्मोन नारी के जनन अंगों को सबल बनाता है, मासिक धर्म के बाद गर्भाशय की आंतरिक परत को बढ़ने के लिए प्रेरित करता है तथा नारी के स्वभावगत सौंदर्य का प्रेरक है।

उपदंश : (Syphilis) देखें आतशक।

एक्लैंपसिया (गर्भाक्षेपक) : (Eclampsia) गर्भावस्था के अंतिम चरण में होने वाली एक गंभीर जटिलता जिसमें मां को दौरे पड़ने लगते हैं और उसकी स्थिति नाजुक हो जाती है। यह रुग्णता गर्भस्थ शिशु और गर्भवती मां दोनों के लिए घातक साबित हो सकती है।

एच.एस.जी. : पूरा नाम हिस्टरो-सेलपिंगोग्राफी (Hystero-Salpingography); गर्भाशय-ग्रीवा से दवा डालकर की जाने वाली गर्भाशय और डिंबवाही नलियों की विशेष एक्स-रे जांच।

एड्रिनल ग्रंथि : (Adrenal gland) पेट में गुर्दों के ठीक ऊपर स्थित हार्मोन प्रणाली की एक ग्रंथि जो कई किस्म के हार्मोन और महत्त्वपूर्ण जैव रसायन बनाती है।

एड्स : पूरा नाम एक्वायर्ड इम्यूनो डेफिशिएंसी सिन्ड्रॉम। एच.आई.वी. वायरस से पैदा होनेवाला जानलेवा रोग जिसमें शरीर की रोग बचाव प्रणाली नष्ट हो जाती है और शरीर छुतहा रोगों से लड़ने के काबिल नहीं रहता।

एंडोस्कोपी : (Endoscopy) अंदर के खोखले शारीरिक अंगों की भीतरी जांच, जिसके लिए कई प्रकार के नलीनुमा उपकरण (एंडोस्कोप) विकसित किए गए हैं जिनके अगले किनारे पर सूक्ष्म प्रकाश-व्यवस्था का बंदोबस्त रहता है ताकि अंग के भीतरी दर्शन किए जा सकें।

एरिथ्रोसाईट सैडिमेंटेशन रेट : (ESR) यह रक्त की एक महत्त्वपूर्ण जांच है। इसमें रक्त के नमूने को विशेष शीशे की नली में पलट कर एक घंटे बाद यह जांच की जाती है कि कितनी लाल रक्त कोशिकाएं रक्त से छंट कर तलछट में जा पहुंची हैं। इस दर का बढ़ना संकेत करता है कि शरीर में या तो कहीं कोई संक्रमण है या सूजन है या फिर अनीमिया है। ई.एस.आर. की क्रमिक जांच से यह भी पता लगाया जा सकता है कि रोग का रुख क्या है--वह अधिक गंभीर होता जा रहा है या ठीक होने की ओर है।

एल्ब्यूमिन : (Albumin) एक प्रकार का प्रोटीन। यह मानव रक्त में भी पाया जाता है। कई प्रकार के शारीरिक विकारों में यह घटता-बढ़ता है जिसकी जानकारी एक सामान्य रक्त जांच से प्राप्त की जा सकती है। मूत्र में एल्ब्यूमिन का होना यह संकेत करता है कि गुर्दे ठीक से काम नहीं कर रहे हैं।

कैंडीडा : (Candida) एक प्रकार का फफूंद, जो शरीर के कई आंतरिक अंगों में पैठ करके रोग पैदा कर देता है।

कृत्रिम गर्भाधान : आर्टिफिशियल इनसेमिनेशन (Artificial Insemination) पुरुष के वीर्य में शुकाणुओं की कमी होने पर स्त्री के भीतर पिचकारी से वीर्य पहुंचाकर

गर्भाधान करने का प्रयास। यह दो प्रकार से किया जाता है (1) आर्टिफिशियल इनसेमिनेशन हस्बेंड (ए.आई.एच.) जिसमें पति का वीर्य ही काम में लाया जाता है; और (2) आर्टिफिशियल इनसेमिनेशन डोनर (ए.आई.डी.) जिसमें दंपति की इच्छा से पर-पुरुष का वीर्य लेकर गर्भाधान की कोशिश की जाती है।

कैरोटीन : (Carotene) गाजर और कई दूसरी सब्ज़ियों सहित अंडे की ज़र्दी और दूध में मिलने वाला एक रंगद्रव्य जिसे शरीर विटामिन 'ए' में परिवर्तित कर लेता है।

कीगल (डॉ.) : (Kegel) चिकित्सा-विशेषज्ञ जिसने योनि की मांसपेशियों को कसने के लिए सरल व्यायाम बताए। ये व्यायाम कीगल की 'पेल्विक फ्लोर एक्सरसाइज़' के नाम से पूरी दुनिया में प्रचलित हैं।

कोशिका : (Cell) शरीर की सबसे छोटी इकाई, जो अपने में समर्थ होती है। अनेक कोशिकाएं आपस में मिलकर किसी एक अंग की रचना करती हैं। कई अंग आपस में मिलकर कोई तंत्र विशेष बनाते हैं और उनसे मानव शरीर बनता है।

क्लोनिंग : (Cloning) प्रयोगशाला में किसी एक कोशिका को जीन-इंजीनियरी द्वारा हू-ब-हू पुनरुत्पादित करना। इसमें यह पूरा ध्यान रखा जाता है कि प्रत्येक कोशिका का डी.एन.ए. क्रम समरूप रहे। पुनरुत्पादन की यह प्रक्रिया पूर्णतः अलैंगिक (asexual) होती है।

गैमीट : (Gamete) डिंब या शुक्राणु।

गर्भद्रव (एम्नियोटिक फ्लूइड) : (Amniotic Fluid) गर्भ को घेरनेवाली थैली में उपस्थित द्रव, जो गर्भ को सुरक्षा प्रदान करता है।

गर्भनाल : (Umblical cord) गर्भ से अपरा तक जाने वाली नाल जिसमें दो धमनियां और एक शिरा होती है। उनके चारों ओर स्वच्छ जेलेटिनी पदार्थ और एक पतली झिल्ली लिपटी होती है। जन्म के तत्काल बाद गर्भनाल पर धागा कस दिया जाता है और अपरा की तरफ जाने वाला इसका भाग काट कर अलग कर दिया जाता है। कुछ ही दिनों के बाद नाल का बचा हुआ ठूंठ भी स्वयं ही सूख कर गिर जाता है।

गर्भाशय : (Uterus) पेशी से बना हुआ और भीतर से पोला नाशपाती के आकार का अंग। यह स्त्री की श्रोणिगुहा में स्थित होता है। निषेचित डिंब इसी में आकर अपना नीड़ बनाता है और विकसित होकर शिशु का रूप धारण करता है।

गर्भाशयी अंतःपर्त : (Endometrium) गर्भाशयगुहा की अंदरूनी सतह।

गर्भस्राव : (Miscarriage) गर्भ का पहले 28 हफ़्तों में गिर जाना। यह स्वयं ही से हो जाए तभी इसे गर्भस्राव कहते हैं। उसे किसी विधि से गिराया जाए तब उसे गर्भपात (abortion) कहना अधिक उचित है।

ग्लूकोस : (Glucose) शुगर का एक असंयुक्त रूप। यह शरीर में ऊर्जा का मूलभूत स्रोत है।

गर्भावधि : (Gestation) गर्भावस्था का कुल समय। इसे गर्भधारण के समय से गिना जाए तो यह औसतन 38 हफ्ते की होती है। लेकिन आमतौर पर इसकी गणना आखिरी मासिक धर्म के पहले दिन से की जाती है तब यह 40 हफ़्ते की होती है।

गर्भाशय-ग्रीवा : सरविक्स (Cervix); गर्भाशय का निचला संकरा हिस्सा। इसका मुंह योनि में खुलता है और अपने ऊपरी भाग में यह गर्भाशय-शरीर में मिल जाता है।

गर्भरोपण : (Implantation) निषेचित डिंब की गर्भाशय की अंदरूनी सतह से जुड़ने की क्रिया। यह क्रिया डिंब निषेचन के पांचवें से आठवें दिन संपन्न होती है।

गर्भस्थ शिशु : (Foetus) नौ हफ़्ते के बाद का गर्भ। अब यह उस अवस्था में आ चुका होता है कि इसका मानव रूप पहचाना जा सके।

गुणसूत्र : क्रोमोसोम (Chromosome); जींस का बृहद् रूप। मनुष्य के शरीर में सामान्य रूप से प्रत्येक कोशिका में 23 गुणसूत्रीय जोड़े उपस्थित होते हैं, जिनमें से एक जोड़ा लिंग निर्धारित करता है। अतएव पुरुष में 'एक्स-वाई' और स्त्री में 'वाई-वाई' यौन-गुणसूत्रीय जोड़ा पाया जाता है।

जन्मविष्ठा : (Meconium) गर्भस्थ शिशु की आंत में उपस्थित मल जो मुख्यतः पित्त और श्लेषमा से बना होता है। इसका रंग हरा होता है और यह द्रव रूप में होता है। जन्म के शीघ्र बाद शिशु इसे मलद्वार से त्याग कर देता है। प्रसूति के दौरान गर्भद्रव में जन्मविष्ठा दिखाई दे तो यह संकेत करता है कि गर्भस्थ शिशु का जीवन संकट में है।

जनन ग्रंथि : (Gonads) प्राथमिक जनन अंग, मायने स्त्रियों में डिंबग्रंथियां और पुरुष में अंडग्रंथियां।

जीन : (Gene) गुणसूत्र; आनुवंशिकता की आधारभूत इकाई जिससे माता-पिता और पूर्वजों के गुण व अवगुण पीढ़ी-दर-पीढ़ी जीवित रहते हैं।

जीवाणु नाशक : (Antiseptic) सूक्ष्म जीवियों को नष्ट कर सकने वाला रसायन।

जेनेटिक : (Genetic) आनुवंशिक; जींस से संबंधित।

टॉर्च टेस्ट : (Torch Test) शरीर में टॉक्सोप्लास्मोसिस, रूबेला, सायटोमिगेलो वायरस और हर्पीज़ वायरस की उपस्थिति का पता लगाने वाली जांच।

टैस्टोस्टेरॉन : (Testosterone) पुरुष में बनने वाला प्रमुख यौन हार्मोन। यह अंडग्रंथियों में बनता है।

टेस्ट ट्यूब बेबी : परखनली शिशु; प्रजनन-तकनीक जिसमें शुक्राणु और डिंब का मिलाप कराकर संसेचित डिंब को संतानेच्छुक स्त्री की कोख में रोपित किया जाता है ताकि उसे संतान का सुख प्राप्त हो सके।

टेटनस : *क्लोसट्रिडियम टैटेनाई* नामक बैक्टेरिया के संक्रमण से होने वाला गंभीर रोग जिसमें पेशियों में ऐंठन आ जाती है और रोगी को दौरे पड़ने लगते हैं। प्रसव के समय साफ-सफाई के प्रति असावधानी बरतने से भी यह गंभीर रोग मां और नवजात शिशु को घेर सकता है।

टेट्रासाइक्लीन : (Tetracycline) एक प्रकार का एंटिबायोटिक, जो कि एक फफुंद *स्टैप्टोमाइसिस ओरियोफेशियंस* से तैयार किया जाता है। गर्भावस्था में इसे नहीं लेना चाहिए; चूंकि इसे लेने से गर्भस्थ शिशु की दांतुलियों और हड्डियों पर बुरा असर होता है।

टीकाकरण : (Immunisation) रोगाणुओं और विषाणुओं की रोककारक क्षमता नष्ट कर उनसे ही कई प्रकार के रोग बचावकारी टीके तैयार किए जाते हैं। इन्हें उपयुक्त उम्र पर लगवाने से शरीर कई प्रकार के संक्रामक रोगों से बचा रहता है।

ट्राईकोमोनियासिस : (Trichomoniasis) एक प्रकार का योनि-संक्रमण, जिसमें योनि से स्राव जाने के साथ-साथ खुजली होती है। यह *ट्रायकोमोनास वैजिनैलस* नामक प्रोटोजाआ के संक्रमण से होता है।

ड्रग : (Drug) आम बोलचाल की भाषा में ड्रग शब्द का प्रयोग नशीले पदार्थों के लिए किया जाता है, लेकिन तकनीकी दृष्टि से कोई भी ऐसा पदार्थ जो शरीर पर अपना प्रभाव दिखाए, रोगी को लक्षणमुक्त करे या शारीरिक क्रियाओं में बदलाव लाए, वह ड्रग कहलाता है।

डाउन सिन्ड्रोम : (Down's syndrome) एक प्रकार का आनुवंशिक विकार, जिसमें शिशु का रूप कुछ-कुछ मंगोलवासियों की तरह दिखाई देता है। मंगोलॉयड विकार की उत्पत्ति डिंब में

छूटे जीनगत दोष से होती है। यह विकार क्रोमोजोम-21 से संबद्ध है। इसमें बच्चे में क्रोमोजोम-21 जोड़े में होने की बजाय तीन की संख्या में होता है। यह विकार जीवित जन्म पाने वाले 700 शिशुओं में से एक में देखा जाता है, लेकिन 35 वर्ष से अधिक उम्र की माताओं के बच्चों में यह दर बढ़ जाती है।

मंगोलॉयड बच्चे काफी दोस्ताना और खुशमिज़ाज़ होते हैं। लेकिन उनकी मानसिक योग्यता कुछ कम होती है जिसके कारण उन्हें विशेष स्कूलों में शिक्षा देनी पड़ती है।

डायबिटीज : (Diabetes) अग्न्याशय में बनने वाले इन्सुलिन हार्मोन की कमी से होने वाला रोग, जिसमें रक्त शर्करा बढ़ जाती है। इसके अनेक दुष्परिणाम होते हैं—पेशाब में ग्लूकोस ज़ाया जाने लगता है, शरीर का चयापचय बिगड़ जाता है, अधिक मात्रा में मूत्र त्याग होने लगता है और पानी की ज़रूरत बढ़ने से बार-बार प्यास लगती है। समय से रोग को नियंत्रित न किया जाए तो शरीर के लगभग सभी महत्त्वपूर्ण अंग इसके कारण रुग्ण हो उठते हैं।

डायाफ्राम (मध्यच्छद) : (Diaphragm) पेट को छाती से अलग करने वाली पेशी। इसके तंतु पीठ की कशेरुकाओं, निचली पसलियों और वक्षास्थी के निचले छोर से जन्म लेते हैं और आपस में जुड़कर ये एक गुम्बदनुमा आकार ले लेते हैं। इस पेशी के कार्य करने से छाती का आकार फूल कर बढ़ जाता है और फेफड़ों में हवा की आवाजाही के लिए अतिरिक्त जगह पैदा हो जाती है।

डिंब : (Ovum) जनन-कोशिका; स्त्री के प्रजनन-काल में हर माह डिंबग्रंथि से एक या अधिक डिंब उत्सर्जित होते हैं।

डिंब उत्सर्जन : ओव्यूलेशन (Ovulation); डिंबग्रंथि से पका हुआ तैयार डिंब छूटने की क्रिया। सामान्य रूप से यह क्रिया मासिक चक्र के मध्य में घटित होती है।

डिंबग्रंथि=डिंबाशय : (Ovary) बादाम के आकार और नाप की दायीं और बायीं डिंबग्रंथियां गर्भाशय के दोनों ओर श्रोणिगुहा में स्थित होती हैं। जन्म के समय इनमें 2,00,000 से 4,00,000 अपरिपक्व डिंब उपस्थित होते हैं। स्त्री के पूरे प्रजनन काल में इनमें से कुछ ही परिपक्व हो पाते हैं। शेष नष्ट हो जाते हैं।

डिंबवाही नलिका : (Fallopian tube) गर्भाशय के ऊपरी, बाहरी भाग से दोनों तरफ एक-एक डिंबवाही नलिका निकलती है जिसका दूसरा छोर अपनी-अपनी ओर की डिंबग्रंथियों के पास उदर में खुलता है। यहां तक पहुंचने में शुक्राणुओं को 65-70 मिनट लगते हैं और डिंब

से उनका मिलन किसी एक डिंबवाहिनी नलिका में ही होता है।

डी. एंड सी. : (D & C) पूरा नाम—डिलाटेशन एंड क्यूरेटाज; गर्भाशय का मुंह चौड़ा कर भीतर से सतही परत खुरचकर सफाई करनेवाला छोटा-सा ऑपरेशन।

थैलीडोमाईड : (Thalidomide) एक शामक औषध जो पहली बार सन् 1958 में जर्मनी में गर्भवती माताओं में बेचैनी और अनिद्रा दूर करने के लिए प्रयोग की गई थी। लेकिन 1961 में इसे निषिद्ध कर दिया गया, क्योंकि जिन माताओं ने यह दवा ली थी उनके बच्चों में गंभीर किस्म के जन्मजात दोष देखे गए। चिकित्सा जगत के लिए यह एक बहुत बड़ा सबक था। इस बड़ी दुर्घटना के बाद से गर्भावस्था में दवा देने से पहले उसके सुरक्षित होने के प्रमाण प्राप्त करना जरूरी हो गया।

न्याच्छ : (Birthmark) त्वचा में उपस्थित जन्मजात विकृति जिसके अनेक रूप हो सकते हैं। इसका सबसे आमफहम रूप तिल या मस्सा है जो त्वचा में रंगद्रव्य कोशिकाओं के किसी एक स्थान पर घने हो जाने से पैदा होता है। कुछ तिलों में छोटी-छोटी कई रक्तवाहिकाएं भी खुलती देखी जा सकती हैं।

निदान : (Diagnosis) सही रोग तक पहुंचना। किसी भी रुग्णता के सही इलाज के लिए पहले रोग का ठीक-ठीक पता लगाना जरूरी होता है। इसी से सही इलाज सुनिश्चित हो पाता है। रोगी के जांच-परीक्षण इसी उद्देश्य से किए जाते हैं।

निषेचन : (Fertilisation) डिंब और शुक्राणु का मिलन।

निषेचनज़ : (Zygote) पुरुष और स्त्री की जनन कोशिकाओं के मेल से बनी कोशिका। निषेचित डिंब।

प्रसव : (Delivery) गर्भवती स्त्री द्वारा शिशु को जन्म देने की क्रिया।

पीयूष ग्रंथि : (Pituitary gland) मस्तिष्क तल में स्थित एक छोटी अंडाकार अंतःस्रावी ग्रंथि। यह शरीर की सबसे महत्त्वपूर्ण अंतःस्रावी ग्रंथि है, जिसमें बनने वाले विभिन्न हार्मोन शरीर की अन्य सभी अंतःस्रावी ग्रंथियों को नियंत्रित करते हैं। इस ग्रंथि के दो पिंडक होते हैं : अग्र पिंडक और पश्च पिंडक। अग्र पिंडक में ही गॉनैडोट्रोपिन हार्मोन बनते हैं जो स्त्री में डिंबग्रंथियों और पुरुष में अंडग्रंथियों को समुचित रूप से कार्य करने के लिए प्रेरित करते हैं।

पेशी ऐंठन : (Cramp) पेशियों में दर्द की लहर के साथ आया खिंचाव।

पैरासिटामोल : (Paracetamol) बुखार और दर्द को दूर करने के लिए दी जाने वाली एक आम दवा।

पैसरी : (Pessary) योनि में रखी जाने वाली ओषधि या जेलेटिन से बना रिंग।

पोलिप : (Polyp) श्लेष्मीय सतह से बनी गांठ।

मूत्राशय शोथ : (Cystitis) पेशाब की थैली में आई सूजन, जो आमतौर से रोगाणु संक्रमण से उत्पन्न होती है।

प्रधात : (Shock) शरीर की वह आपात अवस्था जिसमें रक्तचाप अचानक बहुत कम हो जाता है और शरीर के लिए रक्त संचरण बनाए रखना भी मुश्किल हो जाता है।

पुट्टिका उद्दीपक हार्मोन : (Follicle stimulating hormone) पीयूष ग्रंथि में बनने वाला एक हार्मोन जो डिंबग्रंथि में डिंब को परिपक्व होने के लिए प्रेरित करता है।

पुरस्थ ग्रंथि : (Prostate gland) मूत्राशय की गर्दन के ठीक नीचे मूत्र मार्ग को घेरती हुई वह ग्रंथि जो एक पतला दूधिया क्षारीय द्रव स्रवित करती है। यह द्रव ही वीर्य का मुख्य अंश होता है।

प्रजननक्षम : (Fertile years) नारी जीवन के वह साल जिनमें वह गर्भधारण करने के योग्य होती है।

प्रासवीय=प्रसवजन्य : (Puerperal) शिशुजन्म से संबंधित। प्रसवजन्य ज्वर का अर्थ है नवप्रसूता को किसी भी कारण से हुआ तेज बुखार। आमतौर से यह ज्वर प्रसव के समय जन्म-पथ के संक्रमण से उत्पन्न होता है।

पोस्ट मेच्योरिटी : (Post maturity) 40 हफ़्ते पूरे हो जाने के बाद भी शिशु का गर्भ में बने रहना। एक-दो हफ़्ते ऊपर होने के बाद से ही शिशु के जीवन पर खतरा मंडराने लगता है चूंकि अपरा अब उसका पोषण कर पाने में असमर्थ साबित होने लगती है। ऐसे में या तो कोई कृत्रिम विधि अपना कर प्रसव को प्रेरित किया जाता है या सीज़ेरियन आपरेशन द्वारा बच्चे को जन्म दिया जाता है।

प्रोलैक्टिन : (Prolactin) पीयूष ग्रंथि के अग्र पिंडक में बनने वाला हार्मोन जो प्रसूति के बाद मां में दूध बनने की क्रिया के लिए आवश्यक है।

प्रोलैप्स : (Prolapse) किसी अंग का अपने नैसर्गिक स्थान से नीचे की ओर खिसक जाना।

यह स्थिति अंग विशेष को आलंबन देने वाले ऊतकों के शिथिल हो जाने से पैदा होती है।

प्रोजेस्टेरोन : (Progestrone) डिंबग्रंथि में, डिंब-उत्सर्जन के बाद, बनने वाला वह हार्मोन जिसके प्रभाव से गर्भाशय की आंतरिक सतह संसेचित डिंब की प्रतीक्षा में जुट जाती है। गर्भधारण होने के बाद इस हार्मोन के बनते रहने से मासिक-चक्र रुका रहता है। गर्भावस्था के शुरू के महीनों में यह हार्मोन डिंबग्रंथि में और चौथे महीने से यह अपरा में बनता है। यौनविकसन की क्रिया पूरी करने में भी यह हार्मोन ईस्ट्रोजेन का हाथ बंटाता है।

प्रसूति-पूर्व : (Antepartum) शिशु के जन्म से पहले।

प्रसूति-पूर्व रक्तस्राव : (Antepartum haemorrhage) शिशु के जन्म से पहले गर्भाशय से होने वाला रक्तस्राव। यह स्थिति अपरा के गर्भाशय से अलग हो जाने से पैदा होती है।

प्रतिजीवाणु औषध : (Antibiotic) दवाओं का वह विशेष वर्ग जो कई प्रकार के जीवाणुओं को मात दे पाने की ताकत रखता है। शुरू-शुरू में इन्हें बनाने के लिए सूक्ष्मजीवी ही प्रयोग में लाए जाते रहे लेकिन आज इनका निर्माण कृत्रिम रूप से दवा निर्माण फैक्टरियों में किया जाता है।

प्रासविक परिकाल : (Perinatal) गर्भावस्था के 28वें हफ़्ते से बच्चे के जन्म के एक महीने बाद तक की अवधि।

फोकोमिलिया : (Phocomelia) एक गंभीर जन्मजात दोष जिसमें बांहें और टांगें बनने से रह जाती हैं जिससे हाथ कंधों से और पैर सीधे ही कूल्हों से जुड़े होते हैं। 1960 के दशक में जर्मनी में जब गर्भवती स्त्रियों को थैलिडोमाइड नामक दवा दी गई थी, तब इस विकार के सैकड़ों मामले सामने आए थे।

फोलिक एसिड : (Folic acid) विटामिन 'बी' वर्ग का एक विटामिन जो हरी पत्तेदार सब्ज़ियों से प्राप्त किया जा सकता है। गर्भावस्था के शुरू के महीनों में भ्रूण के स्वस्थ विकास के लिए गर्भवती स्त्री के शरीर में इसका पर्याप्त मात्रा में होना अनिवार्य है।

बवासीर : (Haemorrhoids) गुदा-द्वार के पास, गुदा-छिद्र से लगभग एक इंच ऊपर, फूली हुई शिराएं जिन्हें अर्श भी कहा जाता है।

बार्थेलिन ग्रंथियां : (Bartholin's Glands) बड़े भगोष्ठों के भीतरी भाग में, नीचे की तरफ, स्थित ग्रंथियां जिनमें बना चिकनाईयुक्त लेसदार पदार्थ कामुक क्षणों में योनि को स्निग्धता प्रदान करता है।

बी.सी.जी. : (B.C.G.) तपेदिक की रोकथाम के लिए दिया जाने वाला टीका। इसका निर्माण तपेदिक के बैक्टेरिया की रोगकारक क्षमता नष्ट करके किया जाता है। यह सबसे पहले पेरिस के पाश्चर इंस्टीट्यूट में सन् 1906 में डॉ. लिओन कामेट और डॉ. कैमिल गुआरिन द्वारा तैयार किया गया था। मानव टीकाकरण के लिए यह सन् 1922 से प्रचलन में है। लेकिन इसकी उपयोगिता संदिग्ध ही मानी जाती है।

ब्रीच : (Breech) नितंब।

ब्रीच डिलीवरी : (Breech delivery) जब जन्म के समय शिशु उल्टा होता है और सिर से आने की बजाय नितंब की ओर से आता है। इससे मां ओर बच्चे दोनों को ही कठिनाई होती है और कई मामलों में सीजेरियन काट द्वारा बच्चे को जन्म देने की ज़रूरत पड़ती है।

भगनासा : क्लाइटोरिस (Clitoris); मूत्रछिद्र से तकरीबन एक इंच ऊपर मटर के दाने जितनी उभरी हुई घुण्डी जो पुरुष-लिंग का पर्याय है और अत्यंत चेतनशील है।

भगोष्ठ, बड़ : लेबिया मेजोरा (Labia majora); होठ के समान दिखनेवाले बाह्य जननेंद्रियों के प्रकट उपांग।

भगोष्ठ, लघु : लेबिया माइनोरा (Labia minora); बड़े भगोष्ठों के भीतर और ठीक नीचे स्थित उपांग जो अत्यंत संवेदनशील होते हैं।

भग : (Vulva) स्त्री का बाहृय यौन अंग।

भ्रूण : (Embryo) संतान-बीज से विकसित हो रहा वह जीव जो अपनी आरंभिक अवस्था में होता है। मानव जैविकी में दो महीने तक का गर्भ भ्रूण कहलाता है।

मेस्टाइटिस : (Mastitis) स्तन की सूजन।

मूलाधार : (Perineum) जांघों और कुल्हों के बीच का वह क्षेत्र जिसमें बाहृय जनन अंग और मलद्वार स्थित होते हैं। प्रसूती विज्ञान में इस संज्ञा का प्रयोग मुख्य रूप से तंतु और मांसपेशियों से बने उस सेतु के लिए किया जाता है जो जनन अंगों और मलद्वार के बीच स्थित है। प्रसव के समय इस भाग को क्षति पहुंचने की प्रबल आशंका रहती है।

मूत्र-मार्ग: (Urethra) वह नलिका जो मूत्राशय से मूत्र को शरीर से बाहर ले जाती है।

मिथ्यागर्भ : (Pseudocyesis) किसी-किसी स्त्री को गर्भवती होने की इतनी उत्कट इच्छा होती है कि गर्भ रुके बगैर ही उसमें गर्भवती होने के लक्षण दिखने लगते हैं। यह पूरी स्थिति

भावना-जन्य होती है और स्त्री के अंतस् की भावनाएं ही पीयूष ग्रंथि को सगर्भता के हार्मोन बनाने के लिए विवश कर देती हैं। इसी से स्त्री में गर्भ रुकने जैसे शारीरिक लक्षण उभर आते हैं।

मोनिलिया : (Monilia) देखें कैन्डिडा।

मिरगी : (Epilepsy) एक खास प्रकार के विकारों का समूह जिसमें रोगी को समय-समय पर दौरे पड़ते हैं। यह दौरे मस्तिष्क के किसी एक भाग में अचानक तीव्र विद्युत गतिविधि उठने और इस गतिविधि के मस्तिष्क के अन्य भागों में फैलने से पैदा होते हैं। आमतौर पर दौरे के समय बेहोशी आ जाती है, शरीर असामान्य हरकत करता है और खुद पर नियंत्रण नहीं रहता। कुछ दौरों में संज्ञा का ही ह्रास होता है।

मूत्राशय : (Urinary bladder) पेशाब की वह थैली जिसमें गुर्दों से आने वाला मूत्र इकट्ठा होता है और समय-समय पर शरीर से बाहर कर दिया जाता है।

योनि : (Vagina) नीचे भग पर खुलने वाला यह मार्ग ऊपर गर्भाशय-ग्रीवा तक जाता है। यह मलाशय के ऊपर और मूत्राशय के नीचे अवस्थित होता है और वयस्क स्त्री में इसकी गहराई तीन से चार इंच होती है।

युग्म : (Twin) जुड़वां बच्चा।

यू.टी.आई. : पूरा नाम यूरिनरी ट्रेक्ट इंफेक्शन। मूत्रीय प्रणाली का संक्रमण जिसमें पेशाब में जलन होती है और ठंड लगकर बुखार चढ़ता है।

रक्तचाप : (Blood pressure) वह दाब जिसके साथ हृदय खून को धमनियों में पंप करता है। दिल की प्रत्येक धड़कन के साथ यह दाब घटता और बढ़ता रहता है। हृदय संकुचन की स्थिति में दाब अपनी अधिकतम सीमा को छूता है और सामान्यतः 120 mm Hg तक पहुंच जाता है। धड़कनों के बीच दिल जिस समय सुस्ताता है, उस समय रक्तदाब न्यूनतम होता है। सामान्य रूप से उस समय यह 80 mm Hg पर होता है।

रक्त वर्ग : (Blood group) लाल रक्त कोशिकाओं के पतले खोल की रसायनिक संरचना अलग-अलग व्यक्तियों में अलग-अलग होती है। खोल पर अनेक संघटक होते हैं और प्रत्येक संघटक के कई रूप होते हैं। कोई एक संघटक और उसके विभिन्न रूप ही रक्त वर्ग की एक प्रणाली बनाते हैं। क्योंकि संघटक कई प्रकार के हैं, इसीलिए रक्त वर्ग की प्रणालियां भी कई प्रकार की हैं जिनमें 14 प्रमुख हैं।

रक्त वर्ग की विशेष उपयोगिता किसी रोगी में खून चढ़ाते समय है। यदि दाता के खून और रोगी के खून में अंतर हो तो रोगी का शरीर दाता के खून को शत्रु मान कर नष्ट कर देता है।

रक्त वर्ग प्रणालियों में सबसे अधिक ज्ञात प्रणाली ए.बी.ओ. प्रणाली है। इसकी खोज सन् 1900 में वियाना में डॉ. कॉर्ल लैंडस्टीनर ने की थी। इस प्रणाली के आधार पर रक्त ए, बी, एबी और ओ वर्गों में बंटा हुआ है। दूसरी महत्त्वपूर्ण रक्त वर्ग प्रणाली रूहीसस फैक्टर पर निर्भर करती है। यह तत्त्व कुछ लोगों में पाया जाता है, कुछ में नहीं। जिन व्यक्तियों में यह उपस्थित होता है, उन्हें रूहीसस पॉज़ीटिव और जिनमें यह नहीं होता उन्हें रूहीसस नैगेटिव कहा जाता है। रूहीसस रक्त वर्ग की भी खोज डॉ. लैडस्टीनर ने ही की थी। यह खोज सन् 1940 में हुई। मां और गर्भस्थ शिशु के बीच रूहीसस वर्ग के मेल न खाने से गर्भस्थ शिशु में गंभीर जटिलताएं उत्पन्न हो सकती हैं।

रेचक : (Laxative) पेट साफ करने के लिए दी जानेवाली तेज दवा।

रतिज रोग : (Venereal disease) काम-क्रीड़ा के समय यौन साथी से लगने वाले रोग। यह कई प्रकार के हैं, जिनमें गोनोरिया और उपदंश (सिफलिस) बैक्टेरियाजन्य हैं तथा एंटीबॉयटिक दवाओं से साध्य भी है; दूसरी तरफ ह्यूमन इम्यूनो डेफिशिएंसी (एच.आई.वी.) वायरस से उपज़ने वाला रोग एड्स है जो अभी तक असाध्य ही बना हुआ है।

रुबेला (जर्मन मीज़ल्स) : (Rubella) विषाणु-जन्य संक्रमण जिसमें हल्का बुखार आता है, कान के पीछे गांठें उभर आती हैं और चेहरे पर गुलाबी दाने निकल आते हैं। गर्भावस्था की पहली तिमाही में गर्भवती स्त्री को यदि यह संक्रमण हो जाए तो गर्भस्थ शिशु पर बहुत बुरा असर पड़ता है। इसके फलस्वरूप उसके कई अंग-अवयव विकारमय हो सकते हैं। गर्भस्थ शिशु की मृत्यु भी हो सकती है और अपने से ही गर्भस्राव हो सकता है। इस स्थिति से बचने के लिए यह ज़रूरी है कि कन्याओं को बचपन में ही जर्मन मीज़ल्स की रोकथाम का टीका लगा दिया जाए।

लम्बर : (Lumbar) कमर का वह भाग जो पसलियों से नीचे और श्रोणि से ऊपर स्थित होता है। इस क्षेत्र में पांच कशेरुकाएं होती हैं, जिनसे इस भाग की रीढ़ बनती है।

ल्यूटीनाइजिंग हार्मोन : (Leuteinising hormone) पीयूष ग्रंथि के अग्र पिंडक से स्रवित होने वाला हार्मोन। स्त्री में इसका मुख्य कार्य मासिक चक्र के मध्य में डिंबाशय से पके हुए डिंब का उत्सर्जन करना है। पुरुष में यह अंडग्रंथियों की अंतराली कोशिकाओं से टेस्टोस्टेरॉन के

स्रवण को प्रेरित करता है।

लेपरोस्कोप : दूरबीननुमा यंत्र जिसका प्रयोग भीतरी अंगों की जांच और सर्जरी करने के लिए किया जाता है। यह यंत्र पेट में आधे इंच का छोटा-सा छेद बनाकर भीतर पहुंचाया जाता है।

वयः संधिकाल : (Puberty) वह उम्र जिसमें बालक-बालिकाओं के प्रजनन अंग सयाने होकर कार्य करना शुरू कर देते हैं। वयः संधि काल की शुरुआत पीयूष ग्रंथि से स्रवित होने वाले गोनैडोट्रोपिन हार्मोन की प्रेरणा से होती है। इसके बाद बालिका और बालक में क्रमशः डिंब और शुक्राणुओं की रचना होने लगती है और उनके शरीर में भी वयस्क होने के परिवर्तन आ जाते हैं।

वाल्व : (Valve) शरीर की कुछ आंतरिक नलिकाओं और हृदय सरीखे अंगों में नैसर्गिक ऊतकों के वाल्व बने होते हैं। इनका कार्य उन नलिकाओं या अंगों में प्रवाहित होने वाले पदार्थ को एक ही दिशा में आगे बढ़ने देना है और लौटने से रोकना है।

विषालुता : (Toxaemia) एक गंभीर किस्म का विकार जो गर्भवती महिलाओं को गर्भावस्था के आखिरी कुछ महीनों में हो सकता है। इसमें शरीर में जगह-जगह सूजन आ जाती है, मूत्र में प्रोटीन जाने लगती है और रक्तचाप प्रचण्ड रूप से बढ़ जाता है।

वी.डी.आर.एल. टेस्ट : (V.D.R.L. Test); रतिजरोग सिफलिस का पता लगाने के लिए किया जानेवाला रक्त-परीक्षण।

स्कर्वी : (Scurvy) विटामिन 'सी' की कमी से उपजा रोग जिसमें कोशिकाओं, खासकर संयोजी ऊतक और अति सूक्ष्म रक्तनलिकाओं को बांधे रखने वाला पदार्थ दोषयुक्त हो जाता है। स्कर्वी में मसूढ़ों से खून आने लगता है, त्वचा, हड्डियों और जोड़ों में अपने से रक्तस्राव होने लगता है, दांत हिलने लगते हैं और शरीर की संक्रामक रोगों से जूझ सकने की ताकत कमज़ोर पड़ जाती है।

स्तन मंडलाग्र : (Areola) स्तन के मुख के आसपास का घेरा।

सीज़ेरियन काट (सैक्शन): (Caesarean section) गर्भावस्था के पूरे होने पर बच्चे को जन्म देने के लिए किया जाने वाला आपरेशन। इसमें पेट के निचले हिस्से में काट लगाकर सर्जन गर्भाशय के भीतर तक पहुंचता है और गर्भाशय से शिशु को बाहर निकालकर गर्भाशय और उसके ऊपर के ऊतकों को कुशलता के साथ वापस सिल देता है। सीज़ेरियन सैक्शन उन खास-खास स्थितियों में किया जाता है जिनमें या तो बच्चे का जीवन या मां का जीवन खतरे

में होता है या जनन मार्ग में कहीं कोई ऐसी बाधा होती है कि प्राकृतिक प्रसव नहीं हो सकता।

सूखा रोग : (Rickets) विटामिन 'डी' की कमी से उत्पन्न होने वाला रोग जिसमें अस्थियों का समुचित विकास नहीं हो पाता। यह बाल्यपन का रोग है, और उन बच्चों को खासतौर पर होता है जिन्हें सूर्य की रौशनी नहीं मिल पाती और ठीक से भोजन नहीं मिलता। कुछ मामलों में यह गुर्दों के आनुवंशिक विकार से भी हो सकता है। सूखा रोग में हड्डियों में कैल्शियम की कमी हो जाती है। जिन हड्डियों पर शरीर का वज़न पड़ता है, वे विरूपित हो जाती हैं। कन्याओं में सूखा रोग का विशेष महत्त्व है क्योंकि बड़े होकर मां बनने के समय इसके कारण उन्हें सामान्य प्रसव में कठिनाई आ सकती है।

सूजाक : अंग्रेज़ी में गोनोरिया; आम रतिजरोग जो *नीसीरियाई गोनोरी* नामक सूक्ष्म बैक्टीरिया से होता है।

शिश्न : (Penis) पुरुष का मैथुन अंग। यह छोटी रक्त वाहिकाओं और स्नायुओं से युक्त स्पंजी ऊतकों से बना होता है। इसमें उत्थानक्षम ऊतकों के तीन स्तंभ होत हैं। दो कॉर्पस कैवर्नोसा अगल-बगल स्थित होते हैं और उनके पीछे कॉर्पस स्पॅन्जिओसम होता है। कॉर्पस स्पॅन्जिओसम का आखिरी छोर आकार में काफी बड़ा हो कर एक कोणीय सिरा (शिश्नमुंड) बनाता है। शिश्नमुंड के आखिरी सिरे पर मूत्रमार्ग का छिद्र होता है, जिससे होकर शरीर से मूत्र और शुक्र दोनों बाहर आते हैं। चर्म का एक ढीला वलन, जिसे प्रीप्यूस या अग्रचर्म कहते हैं, शिश्नमुंड को आवरण की तरह घेरे रहता है। इसे मोड़ कर पीछे सरका कर शिश्नमुंड को अनावरित किया जा सकता है।

शुक्रप्रवाहिनी : (Vas deferens) पुरुष में वीर्य को अधिवृषण से उत्सर्जन नली तक ले जाने वाली प्रमुख नलिका, जिसकी कुल लंबाई 16 से 17 इंच होती है।

शुक्राशय : (Seminal vesicles) पुरस्थ ग्रंथि के दोनों तरफ ठीक ऊपर की ओर दो शुक्राशय होते हैं। इनमें शुक्राशयी द्रव की रचना होती है। यह द्रव शुक्राणुओं का पोषण करता है और उन्हें गतिशील बनाता है। इसमें तैर कर शुक्राणु मूत्र मार्ग तक पहुंचते हैं।

शुक्राणु : (Sperm) पुरुष की जनन-कोशिकाएं।

श्रोणि : (Pelvis) रीढ़ के निचले भाग और दोनों ओर के कुल्हों की हड्डियों से बना वह ठोस घेरा जिसमें स्त्री के आंतरिक जनन अंग और मूत्राशय तथा मलाशय स्थित होते हैं। अस्थि संरचना की दृष्टि से यह भाग त्रिकास्थि की पांच कशेरुकाओं, गुदास्थि और नितंबास्थि के मेल

से बना होता है। इसके अग्र भाग में नितंब अस्थियां एक दूसरे से बिलकुल सटी होती हैं और उन्हें ठोस संयोजी ऊतक आपस में बांधे रखते हैं। पुरुष में यह जोड़ बिलकुल दृढ़ होता है और उसमें लोच नहीं होती। लेकिन स्त्री में यह कुछ-कुछ परिवर्तनीय होता है ताकि प्रसव के समय शिशु आसानी से जन्म ले सके।

श्रोणि का विरूपित होना स्त्री के लिए प्रसव के समय कठिनाई पैदा करता है। यदि श्रोणि पात्र बहुत छोटा हो या बचपन के सूखा रोग से उसमें कोई विरूपन आ गया हो तो मां के जननमार्ग से बच्चे का प्राकृतिक जन्म हो पाना मुश्किल हो जाता है। ऐसे में सीज़ेरियन आपरेशन करने की ज़रूरत पड़ती है।

हर्पीज़ : (Herpes) एक प्रकार का विषाणु जिसके कि दो प्रमुख रूप हैं : हर्पिज़ ज़ोस्टर और हर्पिज़ सिम्पलैक्स।

हर्पीज़ जोस्टर : (Herpes zoster) यह वही विषाणु है जिससे चिकनपाक्स निकलती है। कई लोगों में यह विषाणु इसके बाद भी भीतर तंत्रिकीय ऊतकों में छिपा रहता है और कई साल बाद अचानक उग्र होकर किसी एक तंत्रिका के क्षेत्र में वेदनापूर्ण चिनकपाक्स जैसे दानों के रूप में प्रकट हो उठता है।

हर्पीज़ सिम्पलैक्स: (Herpes simplex) जिसमें मुंह के आसपास के क्षेत्र में और कभी-कभी दूसरी श्लेष्मला झिल्लियों में छाले निकल आते हैं। कई लोग इस विषाणु का बोझ जीवन-पर्यंत ढोते हैं, फिर भी उन्हें कोई तकलीफ़ नहीं होती। अक्सर बहुत गर्म और ठंडे मौसम में ये छाले अचानक उग्र हो जाते हैं। दूसरे संक्रमणों के होने पर भी ये इसी प्रकार का व्यवहार दर्शा सकते हैं।

हार्मोन : (Hormone) शरीर की अंतस्स्रावी ग्रंथियों में बनने वाला विशेष पदार्थ, जो अन्य अंगों के कामकाज को नियमित करता है।

हायालीन मैम्ब्रेन डिज़ीज : (Hyaline membrane disease) नवजात शिशु में फेफड़ों को घेरे रहने वाली पारदर्शक झिल्ली की अपरिपक्वता से उत्पन्न हुआ श्वास रोग। इसमें बच्चा ठीक से सांस नहीं ले पाता और उसे बचाने का एकमात्र उपाय झिल्ली की परिपक्वता बढ़ाने वाला एक टीका देना है। ऐसे में बच्चे को अस्पताल में भर्ती कर नली से ऑक्सीजन दी जाती है।

हाईड्रोसेफलस (जलशीर्ष) : (Hydrocephalus) कपाल और मेरु दंड में मस्तिष्क और मेरु

रज्जू के बीच एक द्रव का संचार बना रहता है। इस द्रव की मात्रा बढ़ने पर बच्चे का सिर फूलकर बड़ा हो जाता है। इससे मस्तिष्कीय कोशिकाओं पर दबाव पड़ता है और मस्तिष्क का ठीक से विकास नहीं हो पाता। उपचार के लिए द्रव की निकासी का नया रास्ता बनाने क लिए आपरेशन किया जाता है ताकि सिर के भीतर का दाब कम हो सके।

हाइपरटेंशन : (Hypertension) उच्च रक्तचाप।

हाइपोग्लाइसीमिया : (Hypoglycaemia) रक्त में शर्करा की मात्रा जब सामान्य स्तर से कम हो जाती है। ऐसे में असामान्य थकान महसूस होने लगती है, तेज भूख लग सकती है, पसीना छूटने लग सकता है, कंपकंपी आ सकती है और यदि शर्करा का स्तर बहुत कम हो जाए तो व्यक्ति बेहोश भी हो सकता है। यह स्थिति तात्कालिक डॉक्टरी इलाज न मिलने पर घातक भी बन सकती है।

हीमोग्लोबिन : (Haemoglobin) लाल रक्त कोशिकाओं में पाया जाने वाला लाल रंग-द्रव्य। यह ग्लोबिन नामक प्रोटीन और लोह तत्व से बना होता है। रक्त की ऑक्सीजन वाहन करने की क्षमता मुख्यतः इसी पर निर्भर करती है। फेफड़ों से ऑक्सीजन लेकर शरीर के सभी अंगों की कोशिकाओं तक उसे पहुंचाने का कार्य हीमोग्लोबिन का ही है।

ऋतुस्राव : प्रजननकाल के दौरान स्त्री में होने वाला मासिक धर्म।

संदर्भ ग्रंथ

- एम.के. कृष्णा मेनन एवं बी. पलानीअप्पन (संपादित) : **मुदालियर एंड मेनन क्लिनिकल ऑब्सटेट्रिक्स** (1994)। ओरियंट लांगमेन लिमिटिड, हैदराबाद।
- ओ.पी. घई : **इसेंशियल पिडिएट्रिक्स**, चौथा संस्करण (1996)। इंटरप्रिंट, नई दिल्ली।
- के. पार्क : **पार्क टैक्स्टबुक ऑफ प्रीवेंटिव एंड सोशल मेडिसिन** (1997)। बनारसीदास भनोट पब्लीशर्स, जालंधर।
- एस.एन. दफ्तरी एवं एस. चक्रवर्ती (संपादित) : **हालैंड एंड ब्रुस मेनयुल ऑफ आब्सटेट्रिक्स,** सोलहवां संस्करण (1998) बी.आई. चर्चिल लिविंगस्टोन, नई दिल्ली।
- भारतीय आयुर्विज्ञान अनुसंधान परिषद : **न्यूट्रिशनल रिक्वयरमेंट्स एंड रिकंमेंडेड डायटिरी अलाउंसेस फॉर इंडियन्स** (1998)। नई दिल्ली।
- यतीश अग्रवाल : **बॉडी टॉक—द गुड हेल्थ गाइड,** प्रथम संस्करण (2000)। रूपा एंड कंपनी, नई दिल्ली।
- स्वास्थ्य एवं परिवार कल्याण मंत्रालय, भारत सरकार : **वार्षिक रिपोर्ट** (1999-2000)। भारत सरकार प्रेस।
- डी.सी. दत्ता : **टेक्स्ट बुक ऑफ ऑब्सटेट्रिक्स,** तीसरा संस्करण (1995)। न्यू सेंट्रल बुक ऐजेंसी प्राइवेट लिमिटेड, कलकत्ता।